中国农村卫生健康发展历程
与现代化治理研究

刘　莉◎著

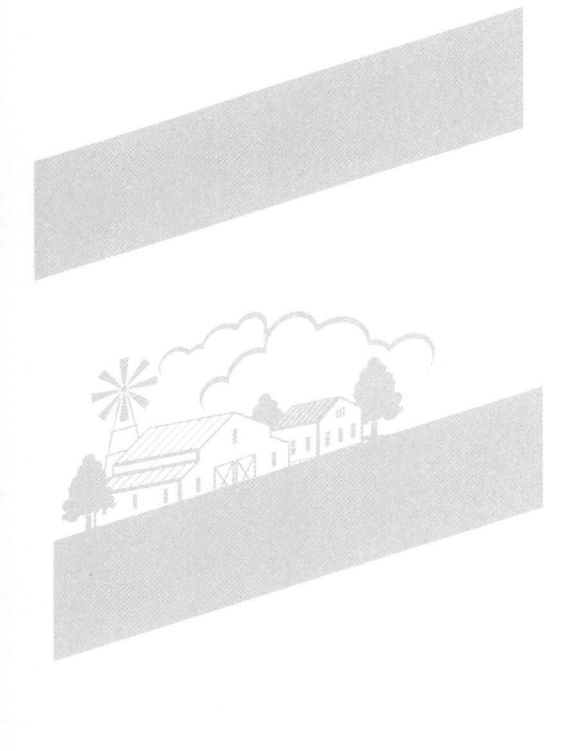

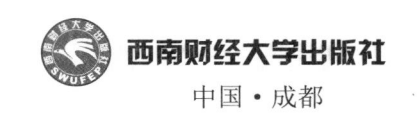
西南财经大学出版社

中国·成都

图书在版编目(CIP)数据

中国农村卫生健康发展历程与现代化治理研究/刘莉著.--成都:西南财经大学出版社,2024.7.
ISBN 978-7-5504-6243-4

Ⅰ.R199.2

中国国家版本馆 CIP 数据核字第 2024X4W023 号

中国农村卫生健康发展历程与现代化治理研究

ZHONGGUO NONGCUN WEISHENG JIANKANG FAZHAN LICHENG YU XIANDAIHUA ZHILI YANJIU

刘莉　著

策划编辑:石晓东
责任编辑:石晓东
责任校对:陈何真璐
封面设计:墨创文化
责任印制:朱曼丽

出版发行	西南财经大学出版社(四川省成都市光华村街 55 号)
网　　址	http://cbs.swufe.edu.cn
电子邮件	bookcj@swufe.edu.cn
邮政编码	610074
电　　话	028-87353785
照　　排	四川胜翔数码印务设计有限公司
印　　刷	四川煤田地质制图印务有限责任公司
成品尺寸	170 mm×240 mm
印　　张	15
字　　数	353 千字
版　　次	2024 年 7 月第 1 版
印　　次	2024 年 7 月第 1 次印刷
书　　号	ISBN 978-7-5504-6243-4
定　　价	85.00 元

前言

农村是国家和社会发展的重要组成部分，具有不可替代的重要性。实现全面建设社会主义现代化国家的目标，需要注重农村发展，提高农民群众的幸福感和获得感，推动乡村振兴战略的实施。中国农村卫生健康事业的振兴与发展是健康中国战略和乡村振兴战略落地见效的健康保障和民生保障。其作用主要体现在以下五个方面：一是保障农民健康权益。农村卫生健康事业发展是保障农民健康权益的基础。农民作为农村地区的主要人口群体，他们的身体健康状况直接关系国家的人口健康水平和农村社会稳定。加强农村卫生健康事业建设，可以提供优质的医疗服务和公共卫生保障，满足农民的基本健康需求。二是推动农村经济发展。农村卫生健康事业对于促进农村经济发展具有重要推动作用。农民的健康状况直接关系到他们的劳动能力和生产效率。提供良好的医疗服务和健康教育，可以预防和控制疾病，降低农民患病率和残疾率，提高劳动生产率，促进农业生产和农村经济的发展。三是保障粮食安全和农产品质量安全。农村卫生健康事业直接关系粮食安全和农产品质量安全。加强农田环境卫生管理、农药使用合理化、农产品质量安全监测等，可以确保农产品的质量和安全，提高人民群众对于农产品的信心和满意度。四是促进城乡协调发展。农村卫生健康事业是促进城乡协调发展的重要手段。农村地区在医疗资源、医疗服务等方面与城市存在较大差距，加强农村卫生健康事业，可以缩小城乡差距，促进城乡协调发展，实现全民共享健康福祉。五是实现乡村振兴战略目标。农村卫生健康事业是乡村振兴战略的重要组成部分。乡村振兴战略要求构建美丽宜居的乡村环境，提供优质的公共服务。加强农村卫生健康事业，能够改善农村卫生环境，提高农民的生活质量和幸福感，推动乡村振兴战略的实施。

然而，目前我国农村卫生健康事业还存在着亟须解决的若干问题。一是基础设施薄弱。部分农村地区的卫生设施和基础设施相对欠缺，医疗机构设施简陋，医疗设备和药品供应不足，导致卫生服务的不便利性和低效率。二是医疗人才缺乏。农村地区医务人员数量不足且专业水平相对较低，医生、护士等医务人员流动性大，农村医疗队伍结构不合理，年轻医务人员不愿意到农村工作，使农村地区缺乏稳定的医疗人才支持。三是医疗资源不均衡。大部分医疗资源集中在城市地区，农村地区医疗资源匮乏，导致农村居民看病难、看病贵问题没有得到根本解决，医疗服务质量有待提高。四是卫生健康宣传教育不足。部分农村地区居民卫生知识水平相对较低，对于疾病的预防和卫生环境的改善意识不足，卫生行为不规范，在一定程度上降低了农村地区居民的健康水平。五是医保覆盖面窄。部分农村地区医保覆盖面相对较窄，部分农村居民无法享受到应有的医疗保障，医疗费用负担重。基于此，政府和社会各界应重视农村卫生健康事业，加强组织和管理，用现代化健康治理手段进行综合治理和机制创新，推动农村卫生健康事业持续健康发展，以保障农民健康权益并维护社会稳定。

刘莉

2024 年 1 月 31 日

目录

第一章　农村卫生健康治理现代化的理论阐释 / 1

    第一节　基本内涵 / 1

    第二节　理论基础 / 4

    第三节　价值意义 / 11

第二章　中国卫生健康初步发展时期（1949—1977 年） / 13

    第一节　制度安排 / 14

    第二节　卫生服务体系发展 / 20

    第三节　服务提供 / 32

    第四节　健康水平 / 37

    第五节　小结 / 40

第三章　中国卫生健康调整发展时期（1978—2002 年） / 41

    第一节　制度安排 / 42

    第二节　卫生服务体系发展 / 49

    第三节　服务提供 / 54

    第四节　健康水平 / 57

    第五节　小结 / 59

第四章　中国农村卫生健康改革发展时期（2003—2011 年）/ 62

　　第一节　制度安排 / 63

　　第二节　卫生服务体系发展 / 74

　　第三节　服务提供 / 79

　　第四节　健康水平 / 84

　　第五节　小结 / 87

第五章　中国农村卫生健康新时代发展时期（2012 年至今）/ 89

　　第一节　制度安排 / 90

　　第二节　卫生服务体系发展 / 107

　　第三节　服务提供 / 112

　　第四节　健康水平 / 118

　　第五节　小结 / 125

第六章　中国农村卫生健康治理面临的现实制约 / 127

　　第一节　健康治理环境上：局部"乡村衰落"导致乡村健康治理环境
　　　　　　欠佳 / 128

　　第二节　健康治理模式上：传统高度行政化的治理模式导致治理机制
　　　　　　不活不畅 / 138

　　第三节　健康资源配置上：数量不足、结构不合理与效率低下导致
　　　　　　资源难盘活优化 / 143

　　第四节　健康服务提供上：治病为主的服务提供方式尚未扭转导致
　　　　　　忽视健康需求 / 147

**第七章　国内外农村卫生健康治理现代化的实践探索和经验
　　　　　启示 / 150**

　　第一节　国外地区 / 150

　　第二节　国内地区 / 155

**第八章　新形势下推进农村卫生健康治理现代化的发展思路和
价值追求** / 169

第一节　五大发展思路 / 169

第二节　五个价值追求 / 174

第九章　中国农村卫生健康治理现代化路径 / 178

第一节　农村卫生健康治理主体：由"单一碎片化治理"向"多元
主体协同共治"转变 / 180

第二节　农村卫生健康治理理念：由"以治病为中心"向"以人民
健康为中心"转变 / 185

第三节　农村卫生健康治理方式：由"注重保障基本"向"强调增强
基层"转变 / 192

第四节　农村卫生健康治理方向：由"聚焦健康事业"向"事产联动
发展"转变 / 198

第十章　政策建议 / 202

第一节　构建农村健康治理现代化组织体系 / 202

第二节　加强农村健康治理现代化制度供给 / 205

第三节　完善农村健康治理现代化保障机制 / 210

第十一章　结束语 / 217

第一节　中国农村健康发展与农村经济社会发展密切联系 / 217

第二节　农村健康治理水平取决于农村社会治理水平 / 218

第三节　农村健康治理的核心要义是落实大健康理念 / 219

第四节　农村健康治理现代化的本质是推进人的现代化 / 220

参考文献 / 221

第一章 农村卫生健康治理现代化的理论阐释

第一节 基本内涵

一、治理

治理是指通过组织、协调和管理等手段，对一个社会、组织或系统进行管理和运作，以达到预期目标并解决问题的过程。治理旨在促进社会秩序的形成和发展，保障公共利益的实现，提高效率和效益，改善社会生活和环境。治理的特点包括：一是综合性。治理是一种复杂的多元过程，需要多方参与、协同合作。它涉及多个利益相关者，包括政府、市民社会组织、企业、专家学者等，以形成具有广泛代表性的决策机制和参与平台。二是可持续性。治理是一个长期的过程，目的是通过制度建设和长期机制来解决社会问题和挑战，使社会稳定发展，并且能够适应不同阶段的需要和变化。三是参与性。治理强调广泛参与和民主决策，在政府、市民社会组织和市民等各方之间建立良好的合作关系，并充分尊重和倾听各方的意见和诉求。四是透明度。治理追求信息的透明和公开，努力确保决策过程的公正性、公开性和可追溯性，增加决策的合法性和可信度。五是效能性。治理注重有效管理和执行政策、计划和措施，以实现预期目标，并提高社会效益和个体福祉。

治理包括政府治理、企业治理、社会治理等多个层面。其中，政府治理是最基本和核心的治理形式，通过制定法律、政策和规章，管理公共事务和资源，维护社会秩序，实现公共利益；企业治理是指企业内部对组织结构、经营活动和利益相关方关系进行管理和监督，保障股东权益和企业持续发展；社会治理是指社会各方通过参与、协商和合作等方式，共同解决社会问题和推动社会进步。

总之，治理是一种组织和管理的过程，旨在解决问题、实现目标，通过参与、合作和协调等方式，提升社会效能和个体福祉。

二、治理现代化

治理现代化是指在适应当前时代背景和需求的基础上，对传统的治理方式和机制进行改革和升级，使之符合现代社会的要求和挑战。它强调以科技创新、信息化、法治建设等手段，提高政府、组织和社会的治理能力和水平，实现更加高效、公正、智慧和可持续的治理。治理现代化的核心特征包括：一是信息化。借助先进的信息技术，建立和完善信息采集、传输、处理和共享体系，实现信息的快速获取和准确分析，为决策提供科学依据，提高治理的精准性和效率。二是法治化。强调建立健全法律体系和规章制度，推动政府、企业和社会行为的规范化，保障公平正义和权益，提升治理的合法性和可信度。三是参与性。强调广泛的社会参与和民主决策，建立多元化的利益关系平衡机制，充分尊重和倾听各方意见，通过公开透明的方式实现治理的合作共治，增强社会凝聚力和公共信任。四是效能化。注重公共资源的合理配置和优化利用，提高政府和组织的管理效能，推动决策科学化、决策执行落地化，提升治理的绩效和社会经济效益。五是创新性。鼓励创新思维和实践，积极引入前沿科技、管理理念和方式方法，推动改革和创新，培育创新人才，适应社会发展的新情况、新问题和新挑战。

治理现代化是对传统治理模式的转型和升级，旨在提高治理的适应性、灵活性和响应速度，推动政府、组织和社会的发展与进步。它要求各个方面在制度、机制、理念和方法上不断创新和优化，以适应社会变革和需求的发展。

三、健康治理与农村健康治理现代化

健康是促进人全面发展的必然要求，是经济社会发展的基础条件。习近平总书记强调："现代化最重要的指标还是人民健康，这是人民幸福生活的基础。"健康治理（health governance）是一个国家、一个地区、一个民族卫生健康领域达到善治（good governance）的过程。目前，国内不少学者已经对健康治理内涵作出界定。李昶达、韩跃红认为，健康治理是运用一系列的政治、法律与制度手段，以正式与非正式相结合的网络化方式，分配健康治理参与者的权与责，体现公平、尽责、透明、开放、合作等基本价值准则，达到改善健康、促进健康、维持健康的连续过程①。任洁、王德文认为，健康治理是多元治理主体为应对各种健康问题、实现健康福祉最大化而进行的持续互动过程②。郭建、黄志斌指出，健康治理区别于其他类型治理的特点在于以健康促进为焦点，通常表现为由多个行动主体参与、以责任为纽带共同致力于提升国家卫生服务质量和国民生命健康水平的行动和过程③。农村健康治理是国家健康治理的"神经末梢"，也是健康中国战略实施的关键环节，直接影响广大乡村居民的获得感、幸福感、安全感。目前，我国从单一领域分析乡村地区健康促进、医疗服务、公共卫生、人居环境整治等文献较多，但从综合整体视角专门研究农村健康治理的文献较少，对农村健康治理的定义尚不统一。比如，杨团指出，农村健康治理是指农村各级政府、各类组织和农村居民为了最大限度地增加共同的健康利益而进行的协商与合作④。刘起提出，农村地区健康治理是以农村地区为平台进行的公共卫生政民双向互动引导与管理，从而实现环境以及居民健康发展的和谐状态的实践⑤。在健康中国战略和乡村振兴战略实施背景下，农村健康治理的最终指向为健康农村。张检等指出，健康农村是从农村规划、建设到管理多角度体现"以人的健康为中心"，具备健康人群及促进人群健康发展的健康环境和健康社会，并以"健康"为生产要素推动生态、生产、生活系统全面协调发展的农村有机整体⑥。梁海伦、陶磊将健康乡村定义为：使农村居民处于健康状态且农村环境能够

---

① 李昶达，韩跃红. 国外健康治理研究综述 [J]. 昆明理工大学学报（社会科学版），2017，17（6）：54-60.

② 任洁，王德文. 健康治理：顶层设计、政策工具与经验借鉴 [J]. 天津行政学院学报，2019，21（3）：86-95.

③ 郭建，黄志斌. 中国健康治理面临的主要问题及对策 [J]. 中州学刊，2019（6）：68-72.

④ 杨团. 农村社会健康治理的思路 [J]. 中国卫生政策研究，2008，1（3）：15-21.

⑤ 刘起. "健康中国2030"规划下的农村健康治理探析 [J]. 农村经济与科技，2021，32（8）：192-193.

⑥ 张检，何中臣，唐贵忠. 乡村振兴视域下健康乡村的内涵、建设现状与路径选择 [J]. 重庆行政，2020，21（4）：54-56.

长期支持农村居民的生理、心理、社会等方面都处于良好状态①。白描提出,健康农村即通过健全农村医疗与保障体系、提高医疗服务供给能力、实现农村居民身体和心理健康、倡导健康生活方式以及改善农村人居环境,实现农村全面健康发展②。在充分借鉴现有研究成果的基础上,我们认为农村健康治理是指通过理顺人、事、物之间的关系,调动一切可以调动的力量,系统干预影响农村居民健康的危险因素,力求人的健康、社会的健康、环境的健康。

第二节 理论基础

农村健康治理现代化的理论基础涵盖社会治理理论、卫生服务管理理论、公共卫生理论、可持续发展理论、医学社会科学理论和政策科学理论等多个方面。这些理论为农村健康治理提供了指导原则和方法论,有助于推进农村健康治理的现代化进程。

一、社会治理理论

农村健康治理现代化以社会治理理论为基础。社会治理理论关注社会组织、社会参与和社会调节等方面,强调政府、市场和社会力量的合理结合。在农村健康治理中,社会治理理论提供了组织农村居民、实现多元参与和协调各方利益的理论支持。

社会治理理论的主要内容为:一是综合治理理论。综合治理理论强调社会治理是一个系统工程,需要综合运用政府、市场、社会组织和公众等各种力量,通过协调和整合各方资源,解决社会问题。它倡导建立多元共治的治理机制,形成政府、市场、社会和个人之间的协同合作。二是社会合作理论。社会合作理论认为社会治理需要各方面的合作和参与。它强调社会治理是一种协商、协调和合作的过程,需要政府、市场和社会各界共同参与,通过合作解决社会问题,实现社会目标。三是公众参与理论。公

---

① 梁海伦,陶磊.健康乡村建设:逻辑、任务与路径 [J].卫生经济研究,2022,39 (3):
1-5.

② 白描.乡村振兴背景下健康乡村建设的现状、问题及对策 [J].农村经济,2020 (7):
119-126.

众参与理论强调公众参与是社会治理的重要手段和途径，认为公众具有知识、经验和利益，应该参与并影响决策过程，通过公众参与提高决策的科学性、民主性和合法性。四是社会创新理论。社会创新理论关注社会变革和社会问题的解决，认为社会治理需要不断推动社会创新，引入新的理念、方法和技术，推动社会制度、机制和文化的变革，以适应社会发展和解决社会问题。五是网络治理理论。网络治理理论关注互联网和信息技术对社会治理的影响，认为互联网和信息技术可以改变传统的治理模式和机制，促进信息共享、协同合作和民众参与，实现社会治理的创新和提升。六是社会风险治理理论。社会风险治理理论强调预防和应对社会风险，研究社会风险的形成机制和扩散规律，提出风险评估、风险管理和风险沟通等策略和方法，以减少和控制社会风险对社会稳定和公众安全的影响。这些内容相互交叉和影响，共同构成了社会治理理论的重要内容。在实践中，社会治理理论为社会治理体系的建设和社会问题的解决提供了理论指导和方法支持。

社会治理理论的主要特征包括：一是多元性和综合性。社会治理理论强调社会问题的复杂性和多样性，认为社会问题的解决需要多方参与和综合施策。它注重整合政府、市场、社会组织和公众等各种力量，形成协调合作的治理格局。二是协同性和共治性。社会治理理论倡导政府、市场、社会组织和公众之间的协同合作和共同参与，强调各方主体之间的互动和相互依赖。三是网络化和信息化。社会治理理论认为信息技术的发展对社会治理具有重要作用。它强调建立信息共享和沟通协调的网络平台，促进信息的流通和社会各方的互动。四是公正性和民主性。社会治理理论强调社会公正和民主原则的重要性。它呼吁要保障公民权利，促进社会公平和正义，让公众参与决策过程。五是创新性和适应性。社会治理理论强调创新思维和灵活应对。它认为社会治理需要不断创新，适应社会变革和问题变化的需求，采取新的管理方式和方法。总之，社会治理理论的主要特征是多元性和综合性、协同性和共治性、网络化和信息化、公正性和民主性、创新性和适应性。这些特征反映了社会治理理论在认识和解决社会问题方面的特殊价值和指导意义。

二、卫生服务管理理论

卫生服务管理理论关注如何有效和高效地管理卫生服务系统。它涵盖卫生组织、资源分配、人员管理、质量控制等方面的内容，以确保卫生服务的可及性、质量和效益。健康治理现代化强调建立科学的管理体系，推动医疗机构的规范化运营和信息化管理，提升卫生服务的综合能力。

卫生服务管理理论主要涵盖以下五个方面的内容：一是组织与管理理论。该理论关注卫生组织和机构的组织结构、管理模式和运作机制。它强调建立科学有效的管理体系，包括明确的组织架构、合理的权责分配、顺畅的信息流动以及规范的决策和沟通机制。这有助于提高卫生服务的组织效能，确保各级卫生机构的协调运行和高效运营。二是质量管理理论。质量管理理论关注卫生服务的质量控制和改进。它强调建立质量管理体系，包括质量政策、质量标准、质量评估和质量改进等环节。这有助于监测和评估卫生服务的质量水平，发现和纠正问题，提高医疗服务的安全性、有效性和满意度。三是资源管理理论。资源管理理论关注卫生资源的合理配置和利用。它涉及人力资源、物资设备、财务预算等方面的管理。该理论强调有效的资源规划、合理的资源分配和优化的资源利用，以达到卫生服务的公平性、可及性和效率性。四是绩效管理理论。绩效管理理论关注卫生服务机构的绩效评估和绩效改进。它强调建立科学的绩效评价指标体系，定期进行绩效评估和监测，并根据评估结果采取措施改进绩效。这有助于推动卫生服务机构的持续改进和组织学习，提高服务质量和效果。五是信息管理理论。信息管理理论关注卫生信息系统的建设和运用。它强调利用信息技术和信息系统，实现卫生信息的采集、传输、存储和利用。该理论强调建立完善的信息管理体系，促进信息共享和数据应用，提高决策的科学性和决策效率。应用卫生服务管理理论，可以优化卫生服务的组织管理、质量控制、资源配置、绩效改进和信息管理，以提高卫生服务的效能和质量，满足人民对优质医疗服务的需求。

卫生服务管理理论的主要特征包括：一是综合性。卫生服务管理理论综合应用了组织管理、质量管理、资源管理、绩效管理和信息管理等多个领域的理论和方法。它涵盖了卫生服务机构的各个方面，旨在提高整体管理效能和优化卫生服务的各项指标。二是系统性。卫生服务管理理论关注卫生服务系统的全局性和协调性。它强调卫生组织内部各个环节之间的协作与衔接，以及卫生服务系统与其他相关部门的协同工作。该理论强调系统思维，促进卫生服务机构的整体运行和协同发展。三是现代化。卫生服务管理理论强调现代科学管理理念和方法。它关注信息化、数字化和智能化技术在卫生服务管理中的应用，促进管理过程的规范化、科学化和高效化。该理论强调从传统的经验主义管理向数据驱动、证据导向的管理方式转变。四是持续改进。卫生服务管理理论强调持续改进和组织学习的重要性。它鼓励卫生服务机构进行定期自我评估和外部评估，通过改进措施不断提升绩效和质量水平。该理论倡导建立学习型组织，不断适应变化的环境和需求。五是人本导向。卫生服务管理理论注重对患者和医务人员的关注与尊重。它强调提供安全、高质量、人性化的医疗服务，关注患者体验和医护人员的工作满意度。该理论强调建立良好的医患关系，提高整体医疗服务的效果和满意度。这些特征使得卫生服务管理理论成为指导卫生服务机构现代化管理的重要理论基础，有助于提升卫生健康服务的质量和效率，满足公众对优质医疗的需求。

三、公共卫生理论

农村健康治理现代化依托公共卫生理论。公共卫生理论关注疾病预防、健康促进和健康管理等方面，强调全民健康和公共卫生服务的提供。在农村健康治理中，公共卫生理论提供了保障健康、预防疾病和提供公共卫生服务的指导原则。

公共卫生理论主要包括以下五个方面：一是流行病学理论。流行病学是公共卫生的基础，它研究疾病在人群中的分布、发生和传播规律。流行病学理论提供了评估疾病风险和制定干预措施的科学依据，例如疾病传播链的断裂、暴露因素的识别和解决。二是社会行为学理论。社会行为学理论关注人类行为对健康的影响，研究人们如何接受、采纳和持续执行健康促进行为。理解社会行为学理论有助于设计和推广有效的健康干预措施，如倡导良好的卫生习惯、促进健康教育和改善社会环境。三是卫生经济学理论。卫生经济学理论研究卫生资源配置与利用的经济效益问题，包括医疗服务的需求和供给、卫生资源的优化配置、卫生服务的经济评估等。卫生经济学理论有助于指导公共卫生政策和资源分配，确保有限的资源实现效益最大化。四是社会公正理论。社会公正理论关注健康不平等和社会公平问题，强调在公共卫生实践中应保障每个人的健康权利和机会平等。社会公正理论的应用有助于制定公共卫生政策，缩小不同地区水平的差距。五是健康教育和行为变化理论。健康教育和行为变化理论研究如何通过教育和有效沟通改变人们的健康行为，包括健康信念模型、社会认知理论、阶段理论等，有助于设计和实施健康教育项目，并促使人们采取积极的健康行为。以上仅是公共卫生理论包括的部分理论，公共卫生领域涉及广泛，还有其他理论和概念，它们共同构成了公共卫生学科的理论基础，为公共卫生实践提供了指导和支持。

公共卫生理论的主要特征为：一是全局性与群体导向。公共卫生理论强调关注整个人群或社区的健康，注重预防和控制疾病的发生和传播。它不仅关注个体健康，更注重社会集体的健康状况，通过干预群体层面的因素来改善健康状况。二是多学科综合。公共卫生理论涉及多个学科领域，如流行病学、社会学、心理学、经济学和环境科学等。它通过跨学科合作和综合知识，提供全面的分析和解决公共卫生问题的方法。三是社会环境和结构的重视。公共卫生理论认为社会环境和结构会对健康产生重要影响。它关注社会因素、经济因素、文化因素和政策等对健康的影响，致力于改善社会环境和结构，以促进健康。四是预防导向和干预策略。公共卫生理论强调预防优于治疗的原则。它倡导采取针对疾病风险因素和卫生问题的干预措施，包括健康教育、行为改变、疫苗接种、社会政策制定等，以减少疾病的发生和传播。五是证据驱动和评估导向。公共卫生理论注重基于科学证据的决策和实践。它倡导进行系统性的研究和评估，收集数据、分析证据，以指导公共卫生政策和实践的制定和执行。六是可持续发展和社区参与。公共卫生理论强调可持续发展的原则，并强调社区的参与和自治。它鼓励建立健康促进的社区合作机制，使社区居民能够参与决策制定、资源分配和健康行动，推动社会的整体健康发展。这些特征共同构成了公共卫生理论的核心。公共卫生理论的不断发展，能够适应不断变化的健康挑战和社会需求。

四、可持续发展理论

农村健康治理现代化可以借鉴可持续发展理论。可持续发展理论关注经济、社会和环境的协调发展，强调满足现代需求的同时，不损害未来世代的需求。在农村健康治理中，可持续发展理论提供了平衡经济发展和环境保护、社会福祉的指导原则。

可持续发展理论的一些主要原则和观点为：一是综合性。可持续发展理论认为经济、社会和环境是相互关联和相互依存的，需要综合考虑和平衡发展。它强调要在经济增长、社会公正和环境保护之间寻求协调的关系，避免牺牲某个领域的发展而损害整体的可持续性。二是长期性。可持续发展理论关注长期稳定和远景目标。它强调在决策和行动中考虑未来世代的利益，并避免只关注眼前利益而忽视长远影响。可持续发展理论倡导谨慎管理资源、减少环境损害，以确保未来世代能够继续满足其需求。三是公平与公正。可持续发展理论强调社会公平和公正。它认为可持续发展需要解决贫困、不平等和社会排斥等问题，确保资源和机会的公平分配，并促进人们的平等参与和权利实现。四是拓展发展观念。可持续发展理论呼吁转变发展观念，从单纯追求经济增长转向追求人的全面发展和生态平衡。它强调人与自然的协调发展，倡导生产方式和消费模式的转变，减少资源消耗和环境污染，提高资源利用效率。五是多元参与和合作。可持续发展理论倡导多元参与和合作。它强调政府、企业、非政府组织和公众等各方的共同努力，推动可持续发展的实现。这需要建立包容性的决策过程，鼓励知识共享和技术转让，促进跨界合作和全球合作。可持续发展理论为人们思考和实践可持续发展提供了指导和理论基础。在全球范围内，各国和组织都致力于通过制定政策、制定目标和采取行动，推动可持续发展的实现，以解决当前和未来面临的挑战。

五、医学社会科学理论

农村健康治理现代化能够融入医学社会科学理论。医学社会科学理论关注健康行为、医疗服务和卫生政策等方面，强调社会、文化和心理等因素对健康的影响。在农村健康治理中，医学社会科学理论提供了理解乡村居民健康行为、改善医疗服务和制定卫生政策的依据。

医学社会科学理论的一些主要观点和理论框架如下：一是社会构建主义。医学社会科学理论认为，健康和疾病不仅仅是生物学的结果，也受到社会和文化因素的影响。它强调个体的健康经验是在特定社会背景下被构建和理解的，而不仅仅是自然现象的结果。因此，了解社会因素如何塑造健康和疾病是非常重要的。二是结构功能主义。医学社会科学理论借鉴了结构功能主义的观点，强调社会结构和制度对医学实践和卫生体系的影响。它关注社会规范、权力关系和经济结构等因素对医疗保健的组织、分配和可及性的影响。这种理论框架能够揭示医疗不平等、医疗资源分配和医疗决策中的社会差异。三是社会不平等。医学社会科学理论关注社会不平等在健康和医疗领域中的作用。它强调社会经济地位、种族、性别、年龄等因素如何影响人们的健康状况、医疗保健的使用。这一理论框架帮助我们认识到需要解决和缓解社会不平等对健康产生的负面影响。四是文化和认知。医学社会科学理论探索文化和认知因素对健康行为和医疗选择的影响。它强调文化信仰、价值观、知识和经验如何塑造个体对健康和医疗问题的认知和行动。这一理论框架帮助我们理解不同文化群体之间的医疗实践差异和相似性。五是健康行为。医学社会科学理论关注个体的健康行为和决策过程。它探讨个人对健康风险和预防措施的知识、态度和行为，以及社会因素如何塑造和影响这些行为。了解健康行为背后的社会因素可以指导健康教育的实施、干预政策的制定等。医学社会科学理论为我们理解医学实践与社会因素之间的复杂关系提供了重要的视角和工具。它促进了跨学科的合作和研究，在改善医疗保健服务、降低不平等和提高整体健康水平方面发挥了重要作用。

六、政策科学理论

政策科学理论关注政策制定、实施和评估的过程，强调科学、参与和有效的政策决策。在健康治理现代化中，政策科学理论强调建立健康治理机制、制定卫生健康政策、优化政策实施的流程和方法，以提高治理效能和持续改进卫生健康服务。

政策科学理论的主要内容包括以下五个方面：一是政策形成过程。政策科学理论关注政策形成的过程，研究制定政策的各个环节和参与者之间的相互作用。它涉及议程设置、政策制定、政策实施和政策评估等阶段，探讨政策问题的提出、决策制定、政策选择和政策执行的过程和机制。二是政策分析方法。政策科学理论提供了多种政策分析方法，用于研究政策问题、制定政策方案和评估政策效果。这些方法包括政策评估、成本效益分析、政策模拟和政策比较等，通过理论和实证研究来支持政策决策的科学性和有效性。三是政策影响因素。政策科学理论关注影响政策制定和实施的各种因素。它研究政府决策者、利益相关者、政策环境、社会文化背景和国际因素等对政策的影响和制约。该理论强调政策制定需要考虑多元利益和多重影响因素，从而提高政策制定的科学性和可行性。四是政策评估与反馈机制。政策科学理论强调政策评估和反馈机制的重要性。它研究如何对政策进行监测和评估，收集政策实施效果的信息，并将评估结果反馈给政策制定者。政策评估和反馈机制有助于提高政策决策的透明度和质量，促进政策的持续改进和调整。五是政策理论与实践的对接。政策科学理论旨在连接政策理论和实践。它研究如何将理论知识应用于实际政策制定和实施过程中，建立理论和实践的桥梁。政策科学理论的发展不仅关注学术研究，还关注为政策决策者和从业人员提供实用的指导和方法。研究和运用政策科学理论，可以提高公共政策的科学性、有效性和民主性，提升政策决策的质量和透明度，促进社会发展和公共利益的实现。

政策科学理论的主要特征包括：一是跨学科性。政策科学理论涉及多个学科领域，如政治学、经济学、社会学、法学、管理学等。它借鉴了这些学科的知识和方法，以跨学科的视角研究政策制定和实施的问题，使得政策科学理论更全面、综合。二是实证性。政策科学理论注重对政策问题的实证研究，以事实和数据为基础进行分析和评估。它通过运用科学研究方法、统计分析和案例研究等手段，获取真实的政策信息和效果评估，提供有据可依的决策支持。三是政策过程的关注。政策科学理论关注政策制定、实施和评估的全过程。它研究政策问题的发现、政策制定者的行动、决策的结果和政策的影响等各个环节。政策科学理论强调政策制定过程中的参与者、利益冲突、环境影响等因素对政策的影响。四是政策解释与预测。政策科学理论试图解释现实世界中的政策现象，并对未来政策的走向进行预测。它通过构建理论模型、研究政策趋势和分析政策影响等方法，揭示政策背后的逻辑和规律，并提供对政策影响的合理预期。五是政策建议与改进。政策科学理论旨在为政策制定者和从业人员提供实用的政策建议和改进方案。它通过理论分析、实证研究和案例经验等方式，提供决策支持和政策指导，促进政策的科学性、有效性和可持续发展。这些特征使得政策科学理论成为研究和改进公共政策的重要依据，可以帮助政策制定者更好地应对社会问题、优化政策效果，并推动社会发展。

第三节　价值意义

农村健康治理现代化的意义在于提高农民健康水平、缩小城乡健康差距、推动乡村振兴、构建和谐稳定社会环境，以及加强国家安全和应对公共卫生事件能力。这些都是实现全面建设社会主义现代化国家目标的重要保障和基础。

一、提高农民健康水平

农村健康治理现代化是保障农民健康权益的关键。建立健康档案、提供全面的医疗保健服务、加强健康教育等措施，可以提高农民的健康意识、预防能力和健康素养，降低疾病发生率，提高农民的健康水平和生活质量。

二、缩小城乡健康差距

农村健康治理现代化有助于缩小城乡健康差距。改善乡村的医疗资源配置、提升医疗服务水平、加强基层医疗机构建设等措施，可以让农村居民享受到与城市居民相当的医疗卫生服务，解决农村地区医疗资源不足和服务质量低下的问题。

三、推动乡村振兴

农村健康治理现代化对于乡村振兴战略的实施至关重要。健康是人民的重要需求，也是推动乡村振兴的基础之一。提供优质的医疗服务、促进农民健康增收、发展健康产业，可以为农村经济发展注入新动力，带动农村产业升级和就业增长，推动乡村振兴战略的顺利实施。

四、构建和谐稳定社会环境

农村健康治理现代化对于构建和谐稳定的农村社会环境有着重要意义。提高农民的健康水平和获得感，增强社区凝聚力和自治能力，可以促进社会和谐稳定，减少社会矛盾和冲突，提升农民的幸福感和满意度，有利于实现社会全面进步和可持续发展。

五、加强国家安全和应对公共卫生事件能力

农村健康治理现代化有助于加强国家的安全防线和应对公共卫生事件的能力。建立健全疫情监测和防控机制，提升基层医疗机构的应急能力，加强公共卫生应急救援体系等措施，可以使国家更好地应对突发公共卫生事件，保障人民群众的生命安全和身体健康。

第二章 中国卫生健康初步发展时期 (1949—1977 年)

　　从本章至第五章我们将探寻新中国成立以来我国农村卫生健康的发展历程。研究卫生健康发展历程对于借鉴经验、促进政策制定和决策执行、推动卫生健康理论和实践的发展、了解社会经济发展与卫生健康的关系、推动卫生健康文化传承与发展等具有重要意义。

　　一是借鉴经验。研究卫生健康发展历程，可以总结和借鉴过去的经验和教训。了解历史上卫生健康发展的成功和失败案例，可以为当前和未来的卫生健康工作提供宝贵的参考和借鉴，避免重复犯错误，更加科学地制定政策、规划和措施。

　　二是促进政策制定和决策执行。研究卫生健康发展历程可以为政策制定和决策执行提供科学依据。了解历史上各类卫生健康政策的制定背景、目标和实施情况，可以帮助决策者更好地了解卫生健康问题的本质和复杂性，制定出更加符合实际需要和具有可行性的政策，提高政策的针对性和有效性。

　　三是推动卫生健康理论和实践的发展。研究卫生健康发展历程有助于推动卫生健康理论和实践的发展。对历史事件、制度变革、科技进步等的研究，可以使我们深入理解卫生健康领域的运行机制、发展规律和关键问题，为卫生健康学科的理论建设和实践创新提供支持和启示。

　　四是了解社会经济发展与卫生健康的关系。研究卫生健康发展历程可以帮助我们更好地了解卫生健康与社会经济发展的密切关系。卫生健康是人民群众的根本需求，也是国家发展的重要指标之一。研究历史上卫生健康与社会经济发展的相互影响和作用机制，可以为当前卫生健康政策制定和社会经济发展战略的衔接提供参考和借鉴。

五是推动卫生健康文化的传承与发展。研究卫生健康发展历程可以推动卫生健康文化的传承与发展。卫生健康文化是一个国家、一个社会的重要组成部分，具有深厚的历史渊源和文化内涵。研究卫生健康发展历程，可以加深人们对卫生健康文化的认识和理解，推动全社会形成良好的卫生健康风尚。

1949年中华人民共和国成立，结束了半殖民地半封建社会，开始逐步建立社会主义制度。新中国高度重视人民的健康，将卫生事业纳入国家发展规划的重要议程。这一时期的主要特点为：一是经济发展落后。新中国初期，经济十分落后，长期的战争和战乱导致了国家经济基础的严重破坏。人民生活水平普遍较低，医疗资源稀缺，卫生条件恶劣。二是基础设施薄弱。新中国成立之初，卫生基础设施的建设非常薄弱。许多地区缺乏医疗设备、药品和人才，医疗条件落后，医疗资源严重不足。三是人民健康意识提高。虽然经济困难，但在这一时期，人民的健康意识逐渐觉醒，对健康问题的关注度不断提高。人们渴望改善医疗条件和提高医疗水平。四是卫生服务普及。新中国积极推进卫生事业，通过实施大规模的卫生计划和活动，努力普及基本的卫生服务。例如，开展普及疫苗接种、传染病防治、妇幼保健等工作。五是医疗制度改革。新中国成立后，政府逐步建立了全民医疗制度，将医疗资源向农村和边远地区延伸，提供基本医疗服务。此外，公费医疗制度使更多人能够享受到医疗保障。六是医务工作者培养。新中国积极培养和引进医务人员，加强医学教育体系建设，建立了一批医学院校，对从业人员进行系统化培训，提高医疗技术水平。

总的来说，中国卫生健康初步发展时期的经济社会背景是一个国家经济落后、基础设施薄弱的时期。虽然面临诸多困难，但政府高度重视人民的健康，通过推进卫生工作普及和医疗制度改革等举措，为卫生健康事业的发展奠定了基础。

第一节　制度安排

卫生健康事业发展制度安排的重要性不可忽视。它能够提供指导和规范，保障公共利益和社会福祉，促进协同合作和资源整合，保证质量和安全，促进创新和发展。通过健全的制度安排，我们可以推动卫生健康事业朝着更加科学、规范和可持续的方向发展，更好地服务于人民群众的健康需求。一是提供指导和规范。制度安排能够为卫生健康事业的发展提供指导和规范。通过明确权责、职责和程序等，制度安排可以确保卫生健康工作有序进行，并提供明确的操作指南。这有助于消除工作中的混乱和不确定性，提高工作效率和质量。二是保障公共利益和社会福祉。制度安排旨在保障公众的健康权益和社会的整体福祉。通过建立健全法律法规、政策和标准，制度安排可以推动卫生健康事业向着更公正、公平、科学、可持续的方向发展。它可以促进资源的合理配置、服务的均等化，并保护公众免受疾病和卫生风险的侵害。三是促进协同合作和资源整合。制度安排可以促进各级政府部门、卫生健康机构以及其他相关部门之间的协同合作和资源整合。通过建立有效的沟通机制、合作机制和协调机制，制度安排可以推动各方共同努力，实现资源的高效利用。这有助于形成卫生健康工作的整体合力，提高卫生健康事业的综合效益。四是保证质量和安全。制度安排可以确保卫生健康服务的质量和安全。通过建立健全的监管机制、评估机制和质量控制体系，制度安排可以监督和评估卫生健康服务的质量，确保医疗机构和从业人员遵守相应的规范和标准。这有助于提高服务质量，降低医疗事故的发生率，保护公众的生命健康安全。五是促进创新和发展。制度安排可以为卫生健康事业的创新和发展提供支持。通过建立科学的政策导向、激励机制和知识产权保护制度，制度安排可以激发创新活力，推动科技进步和技术应用。这有助于提高卫生健康事业的水平和效益，满足人民对健康的不断增长的需求。

一、卫生工作"四大方针"的确立

卫生工作方针的重要性在于指导卫生工作、统一行动和资源配置、促进政策的一致性和稳定性、强化监督和评估机制，以及促进卫生知识宣传和普及。方针的制定和实施能够推动卫生工作的有序进行，提高卫生工作的质量和效益，促进社会的健康发展。一是指导卫生工作。卫生工作方针是对卫生工作目标、原则和方法的总体规定，为卫生工作提供了明确的指导。它确定了卫生工作的重点领域、优先任务和实施策略，有助于卫生部门和从业人员明确工作目标和责任，并采取相应的措施。二是统一行动和资源配置。卫生工作方针有助于统一各级卫生机构、卫生从业人员和相关部门的行动方向，促进各方共同努力，形成合力。它还有助于合理配置卫生资源，将资源投入到最需要的领域和人群，提高资源利用效益，避免资源浪费和重复建设。三是促进政策的一致性和稳定性。卫生工作方针可以促进卫生政策的一致性和稳定性。卫生工作方针的确立需要经过科学研究和专家评估，充分考虑各方面的意见和建议，确保政策的科学性和可行性。方针一旦确定，可以为卫生政策的制定和实施提供稳定的指导，避免频繁调整和政策变动对卫生工作造成的不利影响。四是强化监督和评估机制。卫生工作方针有助于建立健全监督和评估机制。方针的实施需要进行监督和评估，以确保工作按照方针的要求进行，并及时发现和解决问题。监督和评估，可以为相关部门提供数据支持和反馈信息，为改进卫生工作提供科学依据和决策参考。五是促进卫生知识宣传和普及。在卫生工作方针的发布和宣传过程中，可以借助各种渠道和媒体进行卫生知识的宣传和普及。普及卫生知识，可以提高公众的健康意识和自我保健能力，引导人们形成健康的生活方式和行为习惯，从而提高整个社会的健康水平。

新中国成立时，全国医疗卫生资源紧缺，人民健康状况差，符合中国实际的卫生工作方针亟须确立，但卫生工作方针的形成也经历了多个阶段。1949 年 9 月，第一届全国卫生行政会议召开。结合全国整体健康水平基础差的实际，为从根本上提升我国人民健康水平，会议确立"预防为主"的卫生建设总方针；1950 年 8 月，结合"预防为主"方针的实施情况，国家在第一届全国卫生会议中增加了"面向工农兵""团结中西医"的卫生工作方针；1952 年，全国爱国卫生运动大范围开展，同年 12 月，在第二届全国卫生会议中，国家吸取爱国卫生活动开展经验，增加"卫生工作与群众运动相结合"的卫生工作方针。至此，我国卫生工作"四大方针"正式确立。其中，"面向工农兵"指明了新中国卫生工作服务的对象，"预防为主""团结中西医""卫生工作与群众运动相结合"明确了新中国卫生工作服务的方式方法。"四大方针"不仅符合新中国成立后卫生资源匮乏、健康基础薄弱的实际情况，还高度汲取了革命战争年代的卫生工作成功经验，保证了新中国成立初期卫生工作方向的正确性。同时，"四大方针"为我国在缺医少药的现实挑战下快速提升农村地区人民健康水平提供了坚实的制度保障，也为后期卫生方针的调整与形成奠定了良好的基础。

二、以农村为重点的卫生工作方针

新中国成立之初，卫生部（现为卫生健康委员会）高度重视卫生工作。我国作为农业大国，面对主要医疗卫生资源集中在城市的情况，农村医疗卫生事业更是"重中之重"①。1965 年 6 月 26 日，毛泽东针对农村医疗卫生的实际情况，提出"六二六"指示，强调要"把医疗卫生工作的重点放到农村去"②。同年 9 月 21 日，中共中央批转卫生部党委《关于把卫生工作重点放到农村的报告》③。至此，我国形成了以农村为重点的卫生工作方针，这个方针体现了我国改变农村地区医疗卫生服务水平、提升农村地区人民生命健康的决心，极大地促进了我国农村卫生事业的发展。在此方针提出后，相关政策开始向农村地区倾斜，农村地区卫生方面的投入也大大增加，有力刺激了农村地区卫生事业的发展。农村巡回医疗和合作医疗快速发展起来，农村医疗卫生机构开始慢慢建立，大批城市的医务工作者下乡指导农村卫生人员，培养出大批"赤脚医生"。农村地区医疗卫生资源数量得到大幅提升，为改变农村医疗卫生面貌、提升农村地区人民健康水平打下了坚实基础④。

三、以集体经济为基础的卫生经济政策

科学的卫生经济政策能够促进卫生服务供给和需求的平衡发展，合理配置卫生资源，提高资源利用效率，可以为人们提供财务保障并降低风险，促进经济发展、提高社会福祉。卫生经济政策的有效实施，可以推动卫生事业的可持续发展，提高人民群众的健康水平和生活品质。一是促进卫生服务供给和需求。卫生经济政策可以促进卫生服务的供给和需求的平衡发展。政府通过制定相关政策，鼓励和引导医疗机构和卫生从业人员提供优质的卫生服务，并制定相应的激励措施以提高卫生服务的质量和效率。同时，卫生经济政策还可以推动公众对卫生服务的需求，通过保险制度、健康教育和宣传等措施激发社会对健康的关注，促使人们主动参与卫生保健活动。二是资源配置的效率提升。卫生经济政策有助于合理配置卫

---

① 宋学勤，李晋珩. 新中国成立 17 年间农村医疗卫生事业研究［J］. 中国高校社会科学，2021（1）：82-90，159.

② 张自宽. "六·二六指示"相关历史情况的回顾与评价［J］. 中国农村卫生事业管理，2006（9）：9-12.

③ 《关于把卫生工作重点放到农村的报告》，卫生部基层卫生与妇幼保健司编《农村卫生文件汇编（1951—2000）》，第 26 页.

④ 姚力. "把医疗卫生工作的重点放到农村去"：毛泽东"六·二六"指示的历史考察［J］. 当代中国史研究，2007，80（3）：99-104，128.

生资源，提高资源利用效率。政府通过制定相关政策和措施，研究和优化医疗资源的布局、卫生人力资源的分配，优化医药采购和卫生设备的使用，降低卫生服务的成本并提高服务质量。卫生经济政策还可以推动卫生技术创新和管理改进，提高卫生系统的整体运行效率。三是财务保障和风险分担。卫生经济政策可以为个人和家庭提供财务保障，减轻卫生服务费用的负担。政府通过建立和完善医疗保险制度、社会救助机制和健康基金等，降低居民就医的经济风险，保证人们获得及时、有效、合理的卫生服务。卫生经济政策还可以推动公平性和可及性，让更多的人能够享受到卫生保健服务的便利和福利。四是促进经济发展、提高社会福祉。卫生经济政策的落实有助于促进经济发展和提高社会福祉。健康人口是国家和社会发展的重要资源，有助于提高劳动力素质和劳动生产力，推动经济增长和创新。政府通过改善卫生状况，降低疾病负担，可以提高人民的生活质量和幸福感。卫生经济政策对于社会全面发展具有重要的推动作用。随着农业集体化和农业互助合作化运动的发展，逐渐形成了以集体经济为基础的卫生经济政策。在这种经济体制下，农户属于农村集体经济组织内部的一个消费单位①。1951 年起，农民自行组织公社卫生院、卫生所、医疗站等卫生机构，并"自负盈亏""自给自足"②。1959 年之后，国家提出"公社卫生院、卫生所是人民公社举办的集体卫生福利事业"，应当由"公社（生产大队）调拨一些公积金发展卫生事业，并从公益金中调拨一部分作为卫生院、所的经常开支费用"③，对医疗机构的财政拨款实行统一核算，对医务人员的待遇实行固定工资加奖励的模式。这一措施在以集体经济为基础的卫生经济政策下，保证了医疗卫生事业的公益性，减少了为了赢利而滥开药品的情况；保障了农村医疗卫生机构的财政投入，推动了我国农村卫生机构迅速发展，为农村地区卫生三级服务网络的建立打下基础；医疗资源得到统一的安排与配置，医疗服务效率得到提升。农村地区医务人员在固定工资的模式下，也解决了部分地区收入过低的现状，其工作积极性得到提高。

---

① 陈锡文. 中国农村经济体制变革和农村卫生事业的发展 [J]. 中国卫生经济，2001（1）：5-7.

② 徐杰. 对我国卫生经济政策的历史回顾和思考（上）[J]. 中国卫生经济，1997（10）：7-8.

③ 徐杰. 对我国卫生经济政策的历史回顾和思考（下）[J]. 中国卫生经济，1997（11）：7-9.

四、以互助互济为主要形式的合作医疗制度

设计合理的医疗保障制度能够保障人民的健康权益、减轻经济负担、促进公平与可及性、防范风险与保障稳定、促进社会发展和经济增长。一是保障人民的健康权益。医疗保障制度可以确保人民在面临疾病和健康问题时获得必要的医疗服务和照顾。每个人都有享受基本医疗保健的权利，医疗保障制度可以提供必要的资源和资金，确保人民的健康权益得到保护。二是减轻个人和家庭的经济负担。医疗费用通常是一家人支出的重要组成部分，尤其是在面对严重疾病或大规模医疗治疗时。医疗保障制度可以通过医保基金或社会保障机制，为参保人提供医疗费用的报销或补助，减轻个人和家庭的经济负担，避免因医疗支出过高而导致贫困或债务问题。三是促进公平与可及性。医疗保障制度有助于提高医疗资源的公平分配和医疗服务的可及性。建立统一的医保制度，可以让更多人获得基本医疗保健服务的机会，不受社会经济地位、收入水平或地域差异的限制。保障制度的公平性和可及性有助于促进社会公正与和谐发展。四是防范风险与保障稳定。医疗保障制度可以帮助个人和家庭应对突发的医疗风险，防止因疾病或意外事故导致的财务困境。通过社会共担风险的方式，医疗保障制度能够提供一定的医疗保险金或福利来应对医疗支出，从而保障个人和家庭的生活稳定。五是促进社会发展和经济增长。医疗保障制度对社会全面发展和经济增长具有重要推动作用。保障人民的健康，减少因疾病导致的生产力损失和社会成本，有助于提高劳动者的工作积极性、创造力和生产效率。此外，医疗保障制度还可以促进医疗科技创新和医药产业的发展，推动相关产业的繁荣，为社会经济提供支持和增长动力。

新中国成立初期，在城市地区建立了劳保和公费医疗的医疗保障模式，而当时的经济无法为农村地区提供一样的医疗保障，全国上下均在探索适宜农村实际的医疗保障模式。由此，依托以集体经济为基础的卫生经济政策，东北地区的农民率先采用合作制和群众集资的方式创办农村基层卫生机构，解决当地缺医少药的问题[1]。到 1955 年，山西、河北、河南等

---

[1] 蔡天新. 新中国成立以来我国农村合作医疗制度的发展历程 [J]. 党的文献，2009（3）：20-26.

地的群众开始自筹资金建立保健站、医疗站等①。山西省高平市米山乡（现为米山镇）是我国农村合作医疗的先进典型，米山乡在建立了全县第一家联合诊所的基础上，建立了属于自己的卫生合作保健站，资金来源包括三方：农业社公益金、农民集资、医生投资，社员每人每年缴纳固定保健费，一部分由农业社缴纳，一部分由社员缴纳，社员看病"合医、合防、不合药"，医生报酬由记工分和现金支付相结合，在医疗资源和经济实力有限的情况下，该模式对保护米山乡人民健康提供了积极作用，被誉为"米山经验"在全国推广。"六二六"指示提出后，我国 10 余个省份的农村地区开始实行合作医疗制度。截至 1977 年年底，全国有 85% 左右的行政村（生产大队）实行了合作医疗制度②。农村合作医疗制度的发展，很大程度上解决了新中国成立初期农村地区看病、防病的问题，为我国农村医疗保障制度发展找到了一条可以切实有效的道路，也为保障农村地区人民健康与生命安全做出了突出贡献③。

第二节　卫生服务体系发展

卫生健康事业的发展必须建立在完善的卫生服务体系基础上。它能够保障人民的健康服务需求，提高公共卫生水平，实现医疗资源的优化配置，提升医疗质量和安全水平，推动卫生技术创新与发展。只有建立完善的卫生服务体系，才能够为人民提供更好的健康服务，提高全民健康水平。一是保障健康服务需求。完善的卫生服务体系可以有效地满足人民群众的健康服务需求。通过建立覆盖全民的基本医疗保障制度、健全的医疗机构网络和合理配置的医疗资源，卫生服务体系可以让每个人都能够获得及时、有效、高质量的医疗服务，保障了人民的基本健康权益。二是提高公共卫生水平。卫生服务体系建设对于提高公共卫生水平至关重要。通过建立健康监测与预警系统、疾病控制与防治网络以及公共卫生应急响应机

---

①　汪时东，叶宜德. 农村合作医疗制度的回顾与发展研究［J］. 中国初级卫生保健，2004（4）：11-13.

②　于亚杰. 农村合作医疗制度的历史回顾与现状反思［J］. 法制与社会，2015（11）：215-217.

③　汪志强，梁玉红. 论我国农村合作医疗制度的变迁轨迹［J］. 中南民族大学学报（人文社会科学版），2012，32（4）：85-88.

制，卫生服务体系可以及早发现疾病风险，迅速采取有效措施进行预防和控制，保障公众的健康安全。三是实现资源优化配置。卫生服务体系建设可以促进医疗资源的优化配置。通过合理规划和布局医疗机构、建立医疗资源调度机制以及推动医疗服务价格和报酬机制改革，卫生服务体系可以实现医疗资源的合理分配和利用，提高资源利用效率，缓解资源紧张和浪费现象。四是提升医疗质量和安全。完善的卫生服务体系可以提升医疗质量和安全水平。通过建立医疗质量监控与评估机制、推动临床路径管理和信息化建设，卫生服务体系可以规范医疗行为，促进医务人员专业素养和技能提升，有效降低医疗事故发生率，提高患者满意度。五是推动卫生技术创新与发展。卫生服务体系建设可以促进卫生技术创新与发展。通过加强科研机构建设、推动转化医学研究和应用以及加强国际合作交流，卫生服务体系可以推动医学科技进步，引领先进的医疗技术和治疗方法进入临床实践，提高诊疗水平和治愈率。

一、机构建设

（一）农村三级卫生服务网络建设

农村三级卫生服务网络的建设对于乡村具有显著的价值和作用。一是农村地区的医疗资源相对匮乏，基层卫生服务能力较弱。建设农村三级卫生服务网络可以提升基层医疗机构的设施和技术条件，增加医护人员数量并提高医疗服务质量，提高基层医疗服务的水平和能力，满足农村居民基本的医疗需求。二是农村地区与城市相比，医疗资源分配存在明显的不均衡。建设农村三级卫生服务网络可以缩小城乡医疗服务的差距，提供更加均衡和可及的医疗服务。完善农村的医疗服务网络，可以让更多的农村居民享受到高质量的医疗服务，促进健康公平和社会公正。三是农村地区由于农田劳作和环境特点，存在一些特定的疾病和健康问题，如农药中毒、土地污染、慢性病高发等。建设农村三级卫生服务网络可以提高对农村地区特定疾病和健康问题的诊断、治疗和防控能力，加强针对性的健康管理和宣教，有助于改善农村居民的健康状况。

新中国成立初期，我国农村卫生工作形势严峻，农村医疗卫生服务需求大，而农村医疗卫生基础薄弱，为有效满足农村卫生服务需求，保障农村群众的生命健康，我国依次建立了县医院、乡卫生院和村卫生室，形成了农村县、乡、村三级卫生服务网络①。新中国成立之前，"中国公共卫生之父"陈志潜在河北定县（现为定州市）成功地将自己酝酿已久的"农村保健网"设想落地实施，"定县模式"是农村三级卫生服务网络的最初模型；新中国成立初期各县接收国民政府的公立县级医院及其医疗资源，并改造为县人民医院②。1950年，第一届全国卫生工作会议做出了《关于健全和发展全国卫生基层组织的决定》，要求城市的每个街道和农村的每个乡都要有一个医疗卫生机构，提出县设卫生院、区设卫生所、行政村设卫生委员、自然村设卫生员的新中国农村医疗卫生组织形式③。至此，全国农村地区开始不断探索农村卫生服务网络的建立，四川省便将土地改革工作和卫生工作联系在一起，建立土地改革卫生工作队，协助建立四川地区农村基层卫生组织④。到1958年，各县基本建立了县医院，同时伴随人民公社化运动的发展和农村集体经济的支撑，农村地区逐步建立了公社医院和生产大队卫生室。我国在短短的30年时间里，建立起了覆盖县、乡、村三级的农村卫生服务网络，史无前例地将公共卫生和医疗体系延伸至全国农村的任何角落，短时间内缓解了农村地区缺医少药、看病困难的问题，极大改善了农村地区人民的健康水平，为第三世界国家解决初级卫生保健问题提供成功"中国模式"案例⑤，是值得基本健康服务领域学习的最好范例⑥。

（二）县级卫生机构建设与发展

县级卫生机构是农村地区医疗服务的主要提供者，承担着为居民提供基本医疗服务的责任。建设县级卫生机构可以确保农村居民获得及时、有效的医疗服务，满足他们的基本医疗需求。县级卫生机构也是基层医疗卫生系统的核心组成部分，对整个基层卫生体系的运行起着重要的引领和支撑作用。建设县级卫生机构，可以提高基层医疗机构的技术水平和人员素

---

① 张西凡，曲江斌，唐颖. 我国农村卫生服务体系的发展历程、现实问题及对策思考［J］. 卫生软科学，2005（3）：147-149.

② 程梓瑶. 完善我国农村三级医疗卫生服务体系研究［D］. 蚌埠：安徽财经大学，2017.

③ 彭翔，徐爱军. 新制度经济学视角下的我国农村卫生服务体系变迁分析［J］. 农村经济，2012（3）：89-93.

④ 刘丽平. 1950年代初四川农村医疗卫生事业研究［J］. 锦州医科大学学报（社会科学版），2020，18（4）：75-81.

⑤ 崔钧. 新中国初期农村医疗卫生服务体系的形成过程和历史作用［J］. 中州大学学报，2022，39（6）：72-77.

⑥ 鲍勇，张安. 中国健康事业研究回顾与展望：献给建国七十周年［J］. 中华全科医学，2019，17（9）：1433-1436.

质，加强对基层医疗卫生机构的管理和指导，推动整个基层卫生系统的发展和提升。同时，县级卫生机构在疾病预防控制和公共卫生工作中具有重要职责。建设县级卫生机构，可以提升对疾病的监测、报告和应急响应能力，提升疫情防控的效能，减少疾病传播的风险，保障农村居民的健康安全。县级卫生机构在医疗资源的配置中发挥着重要作用。建设县级卫生机构可以促进医疗资源在地区间的均衡分布，确保农村地区能够享受到适当的医疗服务，还能推动医疗人才向基层流动，提高农村地区医疗人才的质量，增强基层医疗服务的可持续性。建设县级卫生机构可以提供高质量的医疗服务，加强基础公共卫生工作，完善医保和医疗救助制度等，可以确保农村居民在面临疾病和健康问题时得到必要的保障和支持，维护他们的健康权益。

简言之，县级卫生机构是农村三级卫生服务网络的"网口"，承担农村预防保健、基本医疗、基层转诊、急救以及基层卫生人员的培训与业务指导职责[1]，其主体是县医院、县卫生防疫站和县妇幼保健所（站）。县人民医院一部分是新中国成立初期接纳国民政府公立医院改造而成的，另一部分是按照1956年卫生部发出的《关于贯彻改变县卫生院组织机构，加强防疫工作的通知》，将县卫生院改为县人民医院（同时从县医院独立出县防疫站）而设立的。1950年8月，第一届全国妇幼卫生座谈会后，全国各地以保健为中心，以临床为基础，建立了院、所、站三级妇幼保健专业机构，该机构专注妇幼健康，全面开展妇幼保健业务[2]。1953年，国家正式开始建立县级卫生防疫站，主要负责预防性、经常性卫生监督和传染病管理工作[3]。新中国成立时，全国县级卫生机构有1 400余所，到1952年年底已增加至2 123所，遍及全国90%以上的地区[4]，到1957年全国县级医院、卫生防疫站、妇幼保健站全部建立，达到100%覆盖，县医院数量达到2 349所[5]。县级医疗机构的建立与完善，是农村三级医疗卫生服务

① 李小雁. 健全农村公共卫生体系的现实思考 [J]. 农村经济, 2006 (6): 16-20.

② 胡克夫. 新中国社会主义卫生事业和防疫体系的创立与发展 [J]. 当代中国史研究, 2003 (5): 119-124, 128.

③ 戴志澄. 中国卫生防疫体系及预防为主方针实施50年：纪念全国卫生防疫体系建立50周年 [J]. 中国公共卫生, 2003 (10): 1-4.

④ 崔月颖, 冯芮华, 王溪, 李亚子, 李建. 从病有所医到病有良医：建党百年医疗卫生事业发展历程 [J]. 医学研究杂志, 2021, 50 (10): 1-8.

⑤ 郁辉. 中国医疗事业发展研究 [M]. 武汉：华中科技大学出版社, 2019.

网络的技术保障，代表了一个县的医疗技术前沿。因此，发展县级医疗机构，能有效提升农村三级医疗卫生服务网络的整体水平。

（三）乡镇医疗卫生机构的建设与发展

乡镇医疗卫生机构是农村地区最基础的医疗服务提供者。它们承担着为农村居民提供基本医疗服务的责任，包括常见病、多发病的诊治、急诊处理、常规检查和药物配送等。乡镇医疗卫生机构的建设可以确保农村居民能够及时、便捷地获得必要的医疗服务。乡镇医疗卫生机构也是基层医疗卫生系统的基础组成部分，与县级卫生机构和社区卫生服务中心共同构成完整的基层医疗卫生网络。乡镇医疗卫生机构的建设可以提高基层医疗卫生系统的整体能力和效益，提高基层医疗服务的质量和水平，满足农村居民不同层次的医疗需求。同时，乡镇医疗卫生机构在农村地区的疾病预防控制工作中起到了重要的作用。它们通常负责疾病监测、报告和应急响应等重要任务，能够对当地疫情和流行病进行及时监控和控制。建设乡镇医疗卫生机构，可以提高疾病预防控制的能力，提高农村居民的健康水平，减少疾病传播的风险。乡镇医疗卫生机构的建设可以方便农村居民就近就医就药，减少他们因距离远、交通不便等原因而面临的就医困难，提高就医的及时性和效率性。乡镇医疗卫生机构通常位于农村地区的核心位置，便于农民前往就诊，为他们提供更加便捷的医疗服务。

简言之，乡镇卫生机构是农村三级卫生服务网络的"枢纽"，承担预防保健、基本医疗、卫生监督、健康教育、计划生育等基本卫生服务[1]，既接受县级医疗卫生机构的指导，又负责对村级医疗卫生机构提供业务指导，包括赤脚医生的培训、评估和药品的发放等[2]，其主体是乡镇卫生院。1958 年，随着农村人民公社运动的步伐，原有的农村联合诊所、保健站，以及个体户并入公社[3]，形成了公社卫生院。公社卫生院属于防治结合、中西医结合、医药结合性质的综合性医疗卫生机构[4]，是乡镇卫生院的前

① 彭翔，徐爱军. 新制度经济学视角下的我国农村卫生服务体系变迁分析 [J]. 农村经济，2012（3）：89-93.

② 鲁轶. 改革开放以来中国农村基层医疗卫生工作的历史考察 [D]. 武汉：武汉大学，2012.

③ 程艳敏，刘岩，何有琴，等. 乡镇卫生院功能的政策界定及在实践中的演变 [J]. 卫生软科学，2016，30（8）：9-11，24.

④ 汪文新，余悦，王忠. 我国乡镇卫生院历史沿革实证研究 [J]. 安徽农业科学，2011，39（35）：22190-22192.

身。"把医疗卫生工作的重点放到农村去"的指示提出后，越来越多的医疗卫生资源向农村倾斜，推动了农村医疗卫生服务水平不断提升，1960 年全国乡镇卫生院达到 24 849 家。1962 年，《关于调整农村基层卫生组织的意见》对建立公社卫生院提出统一要求，要求在公社建立卫生院，在偏远地区、民族地区由国家建立卫生院，至此全国农村地区开始大力发展乡镇卫生院。1978 年，乡镇卫生院数量达到 55 018 家。

（四）村级医疗卫生机构的建设与发展

村级医疗卫生机构是农村地区最末端的医疗服务提供者。由于农村交通条件相对较差，特别是地广人稀的偏远地区，居民前往乡镇、县级乃至市级医院可能存在困难。而村级医疗卫生机构的建设使得农村居民能够就近获得基本医疗服务，包括常见病、多发病的诊治、急救处理、常规检查和常用药品配送等。村级医疗卫生机构也是基层医疗卫生系统的重要组成部分，与乡镇医疗卫生机构、县级卫生机构共同构成了完整的基层医疗卫生网络。村级医疗卫生机构的建设可以提升基层医疗卫生系统的整体能力和效果，提高基层医疗服务的质量和水平，满足农村居民多层次、多样化的医疗需求。同时，村级医疗卫生机构不仅仅提供简单的医疗服务，还要开展健康教育和健康管理工作。通过举办健康讲座、组织义诊活动等方式，村级医疗卫生机构能够向农村居民普及健康知识，提高居民的健康意识和健康素养。在健康管理方面，村级医疗卫生机构也能够对慢性病患者进行随访管理、健康档案管理等工作，提供个体化的健康服务。村级医疗卫生机构在农村地区的应急救援与疾病控制工作中发挥着重要作用。它们通常负责疾病监测、报告和紧急响应等工作，能够及时监测和控制当地的疫情和流行病。在自然灾害或突发公共卫生事件发生时，村级医疗卫生机构也承担起快速救援和应急处置的职责。

简言之，村级医疗卫生机构是农村三级卫生服务网络的"网底"，承担一般伤病的诊治和疫情报告，接受乡级医疗卫生机构的业务指导，并协助乡镇卫生院实施儿童计划免疫等[①]，其主体是村卫生室。新中国成立以来，我国村卫生室历经了多阶段的发展。新中国成立初期，公社卫生院建立村一级的医疗站点，这便是村卫生室的前身；20 世纪 60 年代末期，村

---

① 李小雁. 健全农村公共卫生体系的现实思考 [J]. 农村经济，2006（6）：16-20.

级医疗卫生组织借助农村合作医疗制度的发展，建立了大队卫生室①；20世纪70年代末期，随着集体经济解体，农村合作医疗制度解散，相应的卫生管理机构恢复了乡镇卫生院建制，乡以下的中心集镇设中心卫生站或卫生站，村设卫生室②。与县、乡两级医疗卫生组织建立过程不同的是，县、乡级医疗卫生组织是依托政府政策指导，先成立机构，再匹配医务人员，而村级医疗卫生组织是先有村级医务人员③，再慢慢成立机构。村级医疗服务任务最直接的执行者为"赤脚医生"。此外，村级卫生人员还包括依托县级医疗卫生服务机构培养出的接生员和防疫员。

二、床位资源

床位资源是提供各种医疗服务的基础设施之一，包括住院治疗、手术、监护等。有足够数量和质量的病床可以确保患者得到及时、有效的医疗服务，满足他们的治疗需求。在突发事件发生时，如传染病暴发或自然灾害发生时，病床资源能够提供必要的隔离、观察和治疗条件。充足的病床数量可以应对突发情况，减轻医疗系统的压力，控制疾病的传播，并最大限度地拯救生命。病床资源的合理配置能够平衡不同地区之间的医疗资源差距，减少人口流动和就医压力。合理规划和管理病床资源，有助于提高整体医疗系统的效率和公平性，确保患者能够获得适当的医疗服务。同时，病床资源充足可以减少患者等待时间，提高就医效率。这有助于医护人员更好地管理和照顾患者，提高医疗质量和安全性。

新中国成立初期，我国农村医疗床位数量极为匮乏，这是历史原因和经济发展滞后所导致的。新中国成立后，国家对农村卫生事业高度重视，党中央提出了"哪里有人，哪里就有医有药""小病不出村、大病不出县"等一系列卫生健康事业基本目标④，投入了大量的资金和人力修建农村卫生院和诊所。随着农村三级卫生服务网络的建立，县、乡、村三级卫生服

① 李彬. 村卫生室在新农村卫生服务体系中的社会角色研究 [D]. 武汉：华中科技大学，2008.

② 李静. 新医改背景下杭州市村卫生室运行管理现状及发展对策研究 [D]. 杭州：杭州师范大学，2012.

③ 田孟. 中国农村医疗卫生事业的制度变迁与现实困境 [D]. 武汉：华中科技大学，2018.

④ 关俊湘. 广东省佛山市农村医疗卫生事业发展面临的主要问题及其对策实证研究 [D]. 武汉：华中师范大学，2016.

务机构的基础设施不断完善，促使农村卫生服务能力得到不断提升，农村地区居民的健康水平得到一定保障。与此同时，全国农村地区病床数量大幅增加。1960 年，全国乡镇卫生院床位数为 4.63 万张；1975 年，全国乡镇卫生院床位数达到 62.03 万张，占全国总数的 35.16%。但从总体来看，城乡地区床位数具有较大差异。统计资料显示，1965 年甘肃全省农村人口占总人口的 84%，但是农村地区床位仅占全省总床位的 39.5%[①]。

三、卫生人员

卫生人员包括医生、护士、药师等，他们为患者提供各种医疗服务，包括诊断、治疗、手术、康复等。他们具备专业的医学知识和技能，能够为患者提供高质量的医疗护理，帮助患者康复和恢复健康。卫生人员也是维护公众健康的第一道防线。他们通过预防、教育、诊断和治疗等工作，致力于预防疾病的传播和控制，保障公众的健康与安全。同时，在突发公共卫生事件、自然灾害或其他紧急情况下，卫生人员起着至关重要的作用。他们组织救援队伍，提供紧急救护和医疗服务，为受伤的人们提供紧急治疗和救援。同时，卫生人员通过健康教育和宣传工作，向公众传授健康知识和科学预防方法。他们可以普及疾病预防、个人卫生、营养保健等方面的知识，帮助人们树立正确的健康观念，提高公众的健康素养。卫生人员在医学研究领域扮演着重要角色，他们通过研究和实践推动医学的发展和进步。他们的科研成果和经验可以为政府制定卫生政策和规划提供支持和指导，帮助改善公众的健康水平和医疗保健服务。

（一）基本情况

新中国成立初期，我国卫生健康事业发展滞后，广大农村地区的医务人员更是十分缺乏，没有能够满足农村地区人民日常医疗所需的卫生队伍。1950 年，全国卫生人员数仅 61.12 万人。1951 年，中央人民政府卫生部和教育部联合发文，强调初级卫生教育要加强对乡村卫生人员的培养[②]。1951 年政府颁发的《农村基层组织工作具体实施办法（草案）》指出，农村地区必须培养大量基层卫生人员，将基层卫生人员分为卫生员、妇幼

---

① 吴欣娟，郭娜. 百年协和护理［M］. 北京：人民卫生出版社，2021.

② 胡静玲. 新中国成立初期湖北省农村医疗卫生工作研究（1949—1956）［D］. 武汉：华中农业大学，2022.

保健员（助产助理）、护士助理员三种①。同时，为承担农村地区疾病预防工作，农村地区也培养了一批种痘员、卫生保健员。1955 年，农村卫生人员数量到达到 105.28 万人。1965 年，中央再次强调，要大力为农村地区培养医药卫生人员，这包括质量好的不脱产卫生人员。随后全国各地广泛开展了半农半医人员的培养，并且要求通过城市巡回医疗队培训一批农村不脱产卫生员。此后，我国开始培养赤脚医生，农村卫生人员培养规模、速度和质量都得到极大提升。到 1975 年，我国卫生人员数量达到 743.52 万人（见图 2-1），是 1950 年卫生人员数量的十倍以上，其中卫生技术人员 205.71 万人。但在此阶段，全国医学院校教育制度十分缺乏。

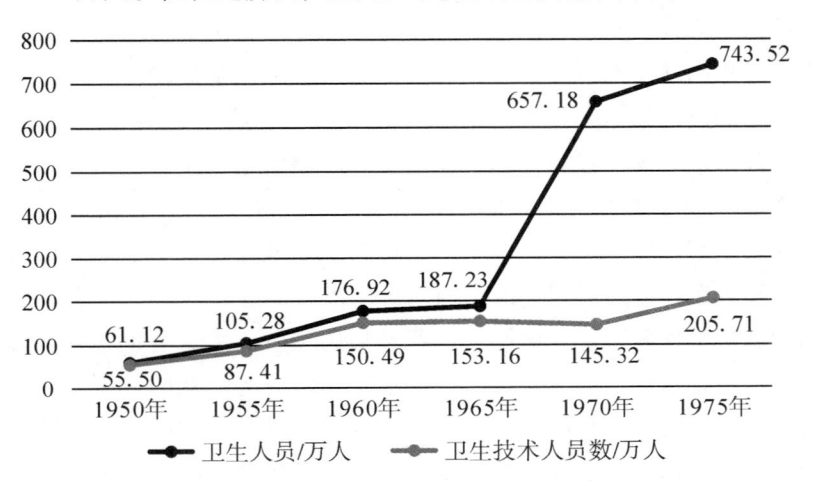

图 2-1　1950—1975 年我国卫生人员数量变化情况

（二）赤脚医生发展情况

赤脚医生的前身是在农村地区半农半医、不脱产的卫生员、接生员等，他们农忙的时候进行农业生产，农闲的时候便为周边农民提供基础的医疗服务。新中国成立初期，我国已经认识到要大力培养农村基层卫生人员，但卫生人员专业技术强，医学教育进程长，难以与农村地区医疗卫生需求快速增加相匹配，也难以有效满足农村地区人民的医疗服务需求，为此我国决定培养一批医疗工作者。此后，一大批城市医务工作者下到农村地区，开展巡回医疗的同时大力培养半农半医队伍。各地在公社或大队开

---

① 李德成. 新中国前 30 年农村基层卫生人员培养模式探究［J］. 当代中国史研究, 2010, 17（2）：66-73, 126.

办大规模的短期培训班，培训时间主要为农闲时间，培训半农半医人员因地制宜开展常见病、多发病和传染病防治的能力与技术，短短时间内为农村地区培养出一大批基层卫生工作人员①，这些基层卫生工作人员能够处理农村常见多发病和轻度外伤②，对农村地区疾病防治、农村环境卫生改善、地方病流行病预防等方面都起到了重要作用③。出生于上海川沙县（现为川沙镇）的王桂珍便通过医学速成培训班成为半农半医的农村卫生员，由于仍然需要赤脚下水田劳作，经常来不及洗脚就去看病，被村民戏称为"赤脚医生"，1968年，《红旗》杂志报道了王桂珍的事迹，"赤脚医生"这一名称也广泛流传，王桂珍则被称为"中国赤脚医生第一人"。到1978年，全国"赤脚医生"数量达到477.75万名④。赤脚医生是我国特殊时期的产物，虽然随着时代的变迁，赤脚医生逐渐消失，但当时赤脚医生为保障农村地区人民生命健康、传播卫生知识等方面做出了重大贡献，"头戴草帽、身背药箱、一根银针、一把草药"的赤脚医生深受农村地区广大群众的欢迎⑤。赤脚医生与农村三级卫生服务体系、农村合作医疗制度一起被称为中国农村卫生工作的三大法宝⑥。

（三）护理队伍发展情况

农村地区护理人员能够提供基本的医疗护理服务，包括测量血压和心率、处理简单伤口、注射药物等。他们能够在紧急情况下及时提供急救和应急处理服务，为农村居民提供初级医疗保健服务。护理人员在农村地区也可以发挥重要的健康教育和宣传作用。他们可以向居民普及健康知识，帮助他们掌握基本的卫生常识，包括个人卫生、饮食营养、疾病预防等。通过健康教育和宣传，护理人员可以提高农村居民的健康素养和自我保健能力。农村地区护理人员也可以担任社区卫生管理的重要角色，负责协调和组织社区的健康服务。他们可以开展健康体检、疫苗接种等常规卫生服务，并协助管理慢性病患者的用药和日常护理。通过提供综合的护理服

---

① 曾雪兰. 乡村赤脚医生群体研究（1965—1985）[D]. 北京：中共中央党校，2018.

② 李嘉缘. 广西赤脚医生与乡村医疗研究（1965—1983）[D]. 南宁：广西民族大学，2021.

③ 李娟. 陕西赤脚医生与乡村医疗研究（1965—1985）[D]. 西安：西北大学，2016.

④ 关俊湘. 广东省佛山市农村医疗卫生事业发展面临的主要问题及其对策实证研究 [D]. 武汉：华中师范大学，2016.

⑤ 赵美英，苗艳青. 新中国70年基层卫生发展回顾与展望 [J]. 中国卫生政策研究，2019，12（11）：10-15.

⑥ 孙红英. 新中国农村公共卫生体系建设的实践历程与经验启示 [J]. 广州社会主义学院学报，2022（4）：49-55.

务，护理人员能够更好地满足农村地区居民的护理需求。农村地区护理人员还可以积极参与公共卫生工作，包括计划生育宣传与指导、儿童保健等。他们可以通过卫生讲座、疫苗接种等方式，提高农村地区居民的健康水平。

新中国成立后，随着农村三级卫生服务网络的建立，农村地区护理人员的需求也不断增加，国家也高度重视护理人员的发展。1950 年，国家将护理教育纳入中等专业教育①，至此全国各地兴办护校，培养专业护理人员。1952 年，国家第一次把护士与其他医务人员一同列入平等管理范围；1957 年，卫生部《关于改进护士工作的指示》强调，要改进护士教育，从晋级、待遇、福利等方面加大对护理人员的关怀，因此全国护理人员工作积极性大幅提升，我国护理队伍得到进一步充实②。

1949—1965 年，全国共培养了 30 余万护士，是新中国成立之前护士总数的 10 倍③，全国注册护士数量从 1950 年的 37 800 人提升至 1965 年的 234 546 人，护理人员的护理教育更加专业化、系统化。1966 年起，护理事业相关制度发展受到一定限制，全国大多数护理学校停学，护理教育的停滞导致全国护理质量严重滑坡，全国护士队伍中训练不足或未经训练者约为 32%④，但是护理人员队伍在困境中壮大缓慢，到 1975 年，全国注册护士数量达到 379 545 人。总体而言，在这段时间内，我国的护理事业受到了各种历史和社会因素的影响，包括政治局势、经济发展情况等，导致注册护士数量的波动。

20 世纪 50 年代初期。新中国成立初期，由于历史原因和战乱影响，我国的医疗和卫生事业遭受了巨大的损失。此时，注册护士的数量非常少，整个国家范围内仅有很少的注册护士。

20 世纪 50 年代中期至 20 世纪 60 年代初期。在这一时期，国家重视医疗卫生事业的发展，开始积极培养和招收护理人员。政府出台了一系列政策和措施，推动注册护士队伍的建设。通过扩大护理教育的规模，护理

---

① 孟雯，李雪梅，刘梦佳，等. 我国 1949 年以来护理卫生政策演变及分析 [J]. 中国社会医学杂志，2018，35（4）：337-339.

② 张愈. 建国 60 周年天津护理事业的发展历程 [J]. 天津护理，2009，17（4）：187-189.

③ 高云. 我国护理教育的发展历程及护理专业属性 [J]. 全科护理，2008，121（28）：2620-2621.

④ 《中国护理管理》编辑部. 忆护理峥嵘岁月 贺祖国七十华诞 [J]. 中国护理管理，2019，19（10）：1460-1463.

教育质量得到提高，大量的护理专业人才得到培养。因此，在这段时间内，注册护士的数量呈现出明显的增长趋势。

20 世纪 60 年代中期至 1975 年。在这一时期，社会动荡也对医疗卫生事业产生了重大影响。在此期间，医院和社区卫生机构受到破坏，医疗资源严重匮乏。由于政治运动的影响，护理教育中断，注册护士的数量出现了下降。图 2-2 为 1950—1975 年中国注册护士数量变化情况。

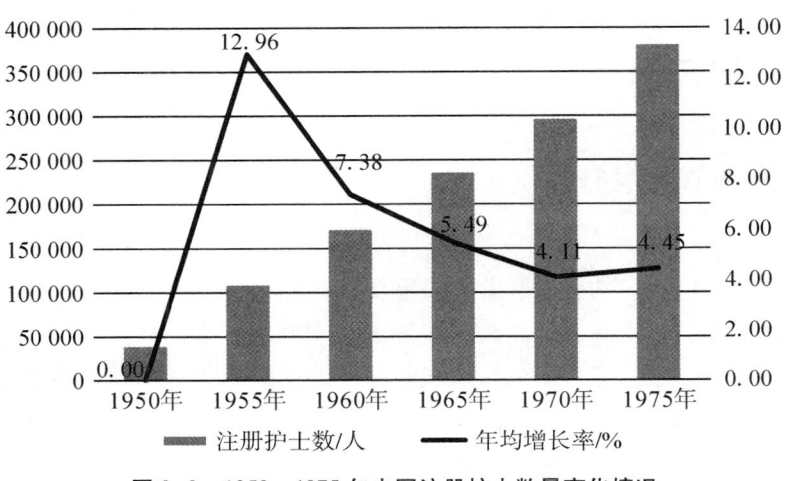

图 2-2　1950—1975 年中国注册护士数量变化情况

（四）公共卫生人员发展状况

公共卫生人员通过监测、预警和控制传染病的传播，起到了保护公众健康的重要作用。他们负责病例调查、流行病学调查和疫苗接种等工作，以减少疾病传播和控制疫情。公共卫生人员参与制定和实施健康政策和规划，包括制定疾病预防控制策略、制订应急响应计划等。公共卫生人员通过开展健康教育和宣传活动，提高公众的健康意识和健康素养。他们组织健康讲座、宣传活动，向公众普及正确的医学知识，促进健康生活方式的养成。公共卫生人员负责对各类疾病进行监测和报告，及时掌握疾病的流行情况和趋势，为疾病防控提供科学依据。他们通过建立疾病监测系统、实施病例报告和数据分析，帮助做出准确的疾病预测和风险评估。公共卫生人员在突发公共卫生事件中起到关键作用，包括自然灾害、传染病暴发等。他们组织应急响应工作，协调救援资源，提供紧急医疗救治和心理支持，最大限度地保护公众的生命安全和身体健康。

公共卫生人员主要包括保健站、防疫队及各类疾病防治机构工作人员，赤脚医生也承担村级公共卫生相关工作任务。早期妇幼保健医生由于专业知识匮乏、技能欠缺，在解决问题时往往采用不科学的方法。因此，卫生部积极选拔有一定文化程度和威信的妇幼保健人员开展为期3至6个月的培训，传授妇幼卫生相关理论，监督改造旧产婆、培训接生员①，妇幼保健人员的素质得到大幅提升。公共卫生人员和公共卫生专业技术人员总体呈增长趋势。据统计，1952年，公共卫生防疫人员为2.050 4万人，其中1.575万人为专业技术人员。1975年，公共卫生防疫人员有9.302 5万人，其中7.174 6万人为专业技术人员。

第三节　服务提供

卫生健康服务的提供起着至关重要的作用，它能够保障人民的健康权益，预防和控制疾病，保障医疗资源的合理利用，提高医疗质量。只有提供全面、高质量的卫生服务，才能够推动卫生健康事业的可持续发展，提高人民的健康水平。一是保障人民健康权益。卫生服务的提供是保障人民健康权益的重要途径。每个人都有获得基本医疗保健和健康服务的权利。建立全面的卫生服务体系，能够确保人民能够获得及时、有效、高质的医疗服务，提高整体健康水平。二是预防和控制疾病。卫生服务的提供可以预防和控制各种疾病。普及健康教育、推广预防接种、开展定期体检等措施，可以提高公众的健康意识和自我保健能力，减少疾病的发生，保护人民的身体健康。三是促进早期发现和治疗。良好的卫生服务体系有助于早期发现和治疗疾病。建立健康监测系统、加强基层医疗机构建设、提供及时的医疗咨询和诊断服务，可以帮助人们及早发现潜在健康问题，提供适时的治疗和管理，避免疾病的恶化和并发症的发生。四是保障医疗资源合理利用。卫生服务的提供可以促进医疗资源的合理配置和利用。建立医疗机构网络和分级诊疗制度、推动医疗信息化建设等措施，可以实现医疗资源的合理流动和分配，减少资源浪费，提高资源利用效率。五是提高医疗质量。卫生服务的提供有助于提升医疗质量和安全水平。加强医务人员培训和职业道德建设、推动临床路径管理、推广医疗质量评估等措施，可以

① 乌日罕. 新中国成立初期妇幼卫生工作研究 [D]. 长春：吉林大学，2016.

规范医疗行为，提高医疗技能和水平，减少医疗事故发生率，保障患者的安全和权益。卫生健康服务的提供主要包含两个方面：一是医疗服务的提供。其侧重于个体的健康。卫生健康服务的提供能够救治疾病、拯救生命、缓解病痛、改善生活质量，提供健康咨询和预防保健指导，促进科学研究和医学进步。二是公共卫生服务的提供侧重于群体的健康。卫生健康服务的提供能够预防和控制疾病，提供健康教育与促进活动，应对紧急情况，保护公共环境，实现社会稳定和经济发展。

一、医疗服务提供情况

（一）基本情况

新中国成立前农村地区的医疗服务水平低下，新中国成立后随着农村三级医疗卫生服务网络的建立、赤脚医生的不断增多、国家政策的支持，农村地区的医疗服务设置、医疗服务技术都有较大提升，部分卫生院甚至能开展部分简单手术。各地因地制宜，针对严重危害当地农民生命健康的疾病进行防治，极大提升了当地群众健康水平。在此阶段，农村地区的医疗服务提供方式有三种：当地赤脚医生、城市支农医疗队、巡回医疗。

（二）赤脚医生医疗服务提供情况

最主要的医疗服务提供者为赤脚医生，作为半医半农的卫生员，其提供的医疗服务主要具有以下特征：一是医疗服务可及性强。赤脚医生平时务农，有需要时拿起医疗装备，为当地农民开展医疗救治，极大缩短了农村地区人民看病就医的时间和距离。二是充分利用传统医药。赤脚医生生于本地，能熟练地利用当地的中医药药材，为患者提供适宜的医疗服务。三是熟悉当地疾病谱。能够更熟练地解决地方病，提升患者治疗效率。四是价格低廉。赤脚医生能够熟练使用价格低廉的中药材和火罐、针灸等中医技术，极大地降低了农村地区人民医疗服务费用。虽然赤脚医生的医疗技术称不上高明，但是在新中国成立初期，赤脚医生为农村地区人民提供了便捷、实惠、有效的医疗服务，对提升农村地区人民健康水平具有重大意义。

（三）城市支农医疗队医疗服务开展情况

"六二六"指示提出后，各地纷纷组织医疗技术实力过硬的城市医护人员下乡支援农村，不仅为农村地区培养赤脚医生，还利用自身先进医疗技术为当地百姓提供医疗服务。1969 年冬，近 2 000 名天津医务工作者响应"六二六"指示的号召，携家带口支援广西，深入 176 个边远公社卫生院，为当地农民提供医疗服务。当时，广西地区交通闭塞、经济落后，百姓深受伤寒、麻疹、流脑等疾病的折磨，天津医务工作者来了之后，为他们修建手术室、搭建手术台、传授新技术，力求为广西农村地区人民提供更好的医疗服务①。大批城市医疗队的支援，为农村地区带去了新技术、新设备、新理念，为当地医疗水平的发展做出了卓越贡献，具有重要意义。

（四）巡回医疗的开展情况

此外，全国各地积极开展巡回医疗。1965 年 2 月，北京市组织了包括中国医学科学院、北京医学院（现为北京大学医学部）等医院在内的 12 支巡回医疗队前往全国各地开展巡回医疗，其中到湖南的巡回医疗队伍在四个半月内治疗了三万多个病人，其中不少人是危重病人②；1954 年，四川省卫生厅发布《农村巡回医疗预防组织办法》，动员城市医院、军队医务人员和农村个体开业医生组件医疗队和医疗小组，深入农村巡回，据统计，1968—1970 年四川省有 23 109 人次参与巡回医疗队，1971 年有 16 533 人次③。四川省总面积大，特别是有较多少数民族地区，其地理位置复杂、面积大、就医环境差、就医难度大，巡回医疗队在条件如此艰苦的情况下为边远地区提供医疗服务。巡回医疗在农村地区需要的时间，紧急组建，快速开展医疗服务，挨家挨户为农村地区人民送医送药，在新中国成立初期为保护农村地区人民生命健康、培养合格的卫生员等方面起到了积极作用。同时，巡回医疗的模式也沿用至今，不断为农村地区卫生事业的发展作出贡献。

二、公共卫生服务提供情况

（一）基本情况

新中国刚成立时，农村地区卫生状况十分恶劣，广大农民身体健康水平极低、平均寿命短、死亡率高。同时，农村医疗机构缺乏，医疗技术水

---

① 广西壮族自治区卫生健康委员会. 天津支边医生在关系 [M]. 桂林：漓江出版社，2021.

② 姚力. 中华人民共和国史小丛书：新中国的农村合作医疗 [M]. 北京：北京人民出版社，2019.

③ 四川省地方志编纂委员会. 四川省志·医药卫生志 [M]. 成都：四川辞书出版社，1995.

平低，导致新中国成立初期农村公共卫生事业面临严峻挑战①。国家针对这个情况，全力开展农村公共卫生工作：一是重视妇幼保健工作的开展，建立健全妇幼保健工作组织机构，培养农村妇幼保健专业人员②，加大新法接生推广和宣传力度，保障新生儿和孕产妇的生命健康；二是开展新中国爱国卫生运动，20 世纪 50 年代重点开展以"除四害、讲卫生"为主题的爱国卫生运动，20 世纪 60 年代爱国卫生运动的重点是"管水、管粪、改水井、改厕所、改畜圈、改炉灶、改造环境"，农村环境卫生面貌发生了根本变化③；三是开展重大疾病防治工作，针对鼠疫、血吸虫病等重大传染病和地方病建立防疫体系，开展防治结合工作，成功消灭鼠疫和天花。虽然这一时期，我国公共卫生服务存在服务范围小、技术水平低、公共卫生服务资源不均衡等问题，但是采用以预防为主的低投入、高产出的公共卫生工作方针，快速地为广大农村地区人民提供了最基本的公共卫生服务，这一经验被世界卫生组织和世界银行誉为"以最少投入获得了最大健康收益"的"中国模式"④。

（二）妇幼保健服务工作

新中国成立初期，妇幼保健工作发展滞后，接生方法落后，导致婴儿死亡率、孕产妇死亡率高。同时，妇女分娩后不科学的保养方式，使婴儿营养不达标⑤。因此在这一阶段，妇幼保健工作形势极为严峻。在 1950 年的第一次全国妇幼卫生工作座谈会上，确立了推广新法接生、改造旧产婆、培训接生员等任务。建立妇幼保健组织体系，县级设立妇幼保健站，乡、村设立妇幼卫生服务站，及时为妇女和儿童提供医疗服务。到 1975 年，全国妇幼保健院（所/站）由 1950 年的 426 家增加为 2 128 家。全国加强妇幼保健知识宣讲工作，发动各级干部和有一定知识与威信的群众进行妇幼保健知识培训。到 1957 年，农村地区新法接生率达到 40%⑥。及时

① 王帅. 建国初期党对农村公共卫生事业的探索 [J]. 黑龙江史志，2015（11）：15-16.

② 陈莎. 浅议新中国成立初期中共领导下的妇幼卫生工作 [J]. 长江丛刊，2018，416（23）：67.

③ 李洁. 从"制度"到"生活"：新中国 70 年来公共卫生政策演变 [J]. 中国公共卫生，2019，35（10）：1281-1284.

④ 李玉荣. 改革开放前新中国公共卫生事业的发展及其基本经验 [J]. 理论学刊，2011（3）：51-55.

⑤ 乌日罕. 新中国成立初期妇幼卫生工作研究 [D]. 长春：吉林大学，2016.

⑥ 王颖. 新中国 70 年中国妇女健康事业发展回顾 [J]. 中国妇运，2019（11）：45-48.

推广新法接生，组织旧产婆开展集训，改变她们的不良接生习惯，减少婴儿破伤风和产妇产褥热等疾病[①]。针对儿童，开展儿童保健知识宣传、进行儿童生长情况检测，不断完善儿童保健的内容。

（三）疫苗接种工作

新中国成立后便确立了"预防为主"的卫生方针。随着各类疫病的暴发，为加强预防，有效控制传染病、流行病的蔓延，国家开始推广疫苗接种工作。1949 年，全国多地上报了鼠疫疫情，国家紧急研制鼠疫监督灭活疫苗，开展疫苗接种工作，有效地控制了鼠疫疫情蔓延，后经过不懈努力，我国成功消灭鼠疫[②]；天花作为甲类传染病危害极大，1950 年，国家规定"中华人民共和国境内居民不分国籍，均需依照规定种痘"，开始种痘运动，到 1960 年实现了消灭天花[③]；此外，新中国成立初期还开展了卡介苗、百日破等疫苗的接种，有效降低了相应传染病的发病率和死亡率。这一阶段疫苗接种工作的开展，为改革开放后计划免疫工作的开展打下了良好基础。

（四）重大疾病防控工作

刚刚经受战火洗礼的中国，鼠疫、霍乱、天花等传染病横行，1950 年卫生部统计，我国全人口的发病数累计每年约一亿四千万人，死亡率在千分之三以上，其中半数以上是死于可以预防的传染病[④]。为尽快补充防疫基础的不足，我国提出"必须把卫生、防疫和一般医疗工作看作是一项重大的政治任务，极力发展这项工作"[⑤]。首先，完善防疫体系，农村地区建立县、乡、村三级卫生防疫网络，县级建立防疫所，乡级建立防疫小组，村级设立防疫员。其次，组织开展爱国卫生运动，成立爱国卫生运动委员会，组织"除四害"活动，全社会动员开展群众性的大扫除运动，同时进行健康生活知识宣讲。爱国卫生运动的开展使农村面貌焕然一新，农村人民居住环境较新中国成立前得到极大改善。最后，针对流行范围广、危害严重的传染病，建立更加专业的防疫机构，包括寄生虫病防治机构、结核

---

① 冯静静.中华人民共和国建国初期登封县的妇幼保健事业（1949—1963）[J].河北北方学院学报（社会科学版），2020，36（1）：48-52.

② 马超，安志杰，王富珍，等.预防为主服务健康，百年筑就免疫长城：中国共产党成立100 年来免疫规划工作和成就回顾 [J].中国疫苗和免疫，2021，27（6）：609-614，638.

③ 卫生部.种痘暂行办法（卫公防字第 1193 号）[S].1950.

④ 贺诚.中央卫生部李德全部长关于全国卫生会议的报告 [J].中医杂志，1951（1）：6

⑤ 中共中央文献研究室.毛泽东文集：第六卷 [M].北京：人民出版社，1999：176

病防治机构、麻风病防治机构等机构①，加强传染病预警监测，实行疫情报告制度。1955年，卫生部颁布《传染病管理办法》，规定鼠疫等甲类传染病一经发现要在一定时限内向卫生防疫机构报告②，保证能够以最快的速度阻断传染病、流行病的传播，开展更为专业、更有针对性的传染病防治工作，以此保证人民群众身体健康。这一时期属于我国疾病监测工作的萌芽期，主要是被动地收集数据后上报，重点是针对传染病开展工作③，取得了明显成效。

第四节　健康水平

一、概述

新中国成立之前，我国国民的健康水平较差，一般认为当时的中国人均预期寿命为35岁。人口预期寿命反映了一个地区或国家居民的整体健康水平。较长的预期寿命通常意味着该地区或国家具有更好的医疗保健条件、更健康的生活方式和更少的疾病负担。因此，延长人口预期寿命可以看作是一种健康水平的重要衡量指标。人口预期寿命也反映了一个地区或国家社会发展水平的高低。较高的预期寿命通常与较高的经济发展水平、教育水平和社会福利体系相关。长寿的人口通常需要更好的教育、就业机会和社会支持网络，而这些因素也是社会发展的重要组成部分。人口预期寿命还可以反映一个地区或国家的医疗保健状况。较长的预期寿命通常与更好的医疗设施、医疗资源和医疗服务的可及性相关。提供高质量的医疗保健，包括疾病预防、早期诊断和有效治疗，对延长人口预期寿命起着至关重要的作用。人口预期寿命也反映了公共卫生措施的效果。良好的公共卫生措施可以减少疾病的传播和流行、改善环境卫生条件、推动健康促进活动等。加强疾病预防控制、健康教育和医疗资源的分配，可以延长人口的预期寿命。

---

① 李明慧. 新中国成立以来我国重大传染病防治变迁研究 [D]. 济南：山东财经大学，2021.

② 张宇欣. 新中国成立初期疫情防控研究 [D]. 长春：长春理工大学，2022.

③ 陈明亭，杨功焕. 我国疾病监测的历史与发展趋势 [J]. 疾病监测，2005（3）：113-114.

新中国成立之后，我国为提升农村地区人民健康水平做了诸多努力，通过开展爱国卫生运动、进行传染病防治、构建农村三级医疗卫生服务网络、培养赤脚医生、建立农村合作医疗等一系列措施，农村地区人民健康水平大幅提升，寿命开始延长。20 世纪 50 年代，中国人口平均寿命上升至 57 岁；1960—1962 年，全国人口平均寿命下降，但随后便开始回升，到 1975 年，中国人口平均寿命达到 63.8 岁，而农村地区平均预期寿命1957 年为 59.6 岁，到 1975 年上升到 67.2 岁。卫生事业的发展也让死亡率成功下降、出生率不断上升，1949 年全国死亡率为 20‰，到 1979 年全国死亡率下降至 6.21‰，而到 1970 年全国出生率达到 33‰，人口自然增长率达到 25‰[1]。对比 1957—1975 年中国东、中、西部人口死亡率，呈现由东向西逐渐升高的态势，地域差异较大，但是差距在逐年缩小[2]。总体来说，这一阶段全国人民上下一致、齐心协力在我国农村卫生事业方面所做的努力，取得了巨大成效，为提升我国农村地区人民健康水平做出了巨大贡献。

二、疾病谱和死因谱变化情况

疾病谱和死因谱是对于不同疾病或死因在某个特定群体或整个人口中的分布和比例进行描述和分析的工具。疾病谱和死因谱在公共卫生领域具有重要的意义。它们可以帮助我们了解疾病的流行状况、指导公共卫生政策和资源分配、监测卫生效果、优化医疗服务，并促进科学研究和学术交流。全面了解疾病谱和死因谱，可以更好地保护人民的健康和促进社会的可持续发展。一是了解疾病的流行病学特征。疾病谱和死因谱可以帮助我们了解疾病在人群中的分布情况，包括不同年龄、性别、地区等维度的差异。通过分析疾病谱和死因谱，我们可以获得关于疾病的流行趋势、高风险群体以及潜在的危险因素等信息。这有助于指导公共卫生政策的制定和疾病预防控制策略的制定。二是指导资源分配和优先级设置。疾病谱和死因谱可以帮助决策者了解社会卫生问题的严重程度和紧迫性，为资源分配提供依据。分析不同疾病或死因在人群中的负担和影响，可以确定哪些疾病或死因需要优先考虑，并投入更多的资源来预防和治疗。三是监测公共

---

① 路遇. 新中国人口五十年（上下）［M］. 北京：中国社会科学出版社，2016.

② 孙文生，靳光华. 影响中国死亡率水平的社会经济因素的实证分析［J］. 人口与经济，1995（4）：19-25.

卫生效果和健康状况。疾病谱和死因谱能够为制定公共卫生干预措施提供依据。定期分析疾病谱和死因谱的变化，可以了解不同干预措施的成效，判断公共卫生政策的有效性，并提供改进策略的方向。四是指导医疗资源规划和医疗服务优化。疾病谱和死因谱可以为医疗资源规划和医疗服务优化提供指导。了解不同疾病或死因在人群中的分布情况，可以帮助决策者合理配置医疗资源，提高医疗服务的效率和质量，确保人民享有适当的医疗保健资源。五是促进科学研究和学术交流。疾病谱和死因谱是科学研究和学术交流的重要基础。研究人员可以通过分析疾病谱和死因谱来探索疾病的发生机制、风险因素以及干预措施的效果，从而促进学术进步和科学知识的积累。

新中国成立初期，我国疾病谱和死因谱主要是由传染病和营养不良等传统疾病主导，其中麻疹、痢疾、肠伤寒等发病率最高，麻疹病死率高达61.06%，传染病主要是因为农村地区卫生条件的落后和医疗资源的匮乏，而营养不良主要是因为1949年前我国长期的战乱和贫困，但是随着新中国成立后"预防为主"的方针不断贯彻，传染病在疾病谱的位次不断后移，20世纪70年代传染病平均发病率748.65/10万，较20世纪60年代下降了55.80%[1]，到1975年传染病在我国农村人群死因谱中下降至第五位，占死亡构成比的8.3%，而我国城市人群死因谱中传染病死亡率仅占死亡构成比的5.8%[2]。相关研究表明，新中国成立以来危害我国农村地区人民生命健康的疾病也在不断发生变化：一是肠道传染病等急性传染病依然是主要防治对象；二是轮状病毒腹泻等新型传染病出现；三是农村公害病逐渐增加；四是非传染慢性病逐渐增加[3]。该阶段疾病谱的变化，体现了新中国成立初期卫生事业在传染病防控方面取得的良好效果，而爱国卫生运动的开展对于我国农村地区传染病防治具有重要意义。

---

① 郝驷. 黑河口岸疾病死因的变化 [J]. 中国国境卫生检疫杂志，1990（6）：351-352.
② 李宁秀. 社会医学 [M]. 成都：四川大学出版社，2017.
③ 许世民，于景琮. 浅谈农村疾病谱变化及防制对策 [J]. 中国农村卫生事业管理，1988（8）：42-43.

第五节　小结

1949—1977年，面对医疗卫生资源紧缺、医疗技术基础薄弱、农村人口基数大等问题，中国农村卫生事业迅速发展，有效地提高了我国农村地区人民健康水平，获得了举世瞩目的成果，为世界展现了发展中国家快速改善资源薄弱地区人民生命健康的"中国模式"。一是确立了正确的卫生"四大方针"，为我国卫生工作指明了努力的方向和发展的道路，之后取得的成果也反映了"四大方针"的科学性与正确性；二是构建了农村医疗卫生三级防护网络，这个模式下的农村医疗卫生服务体系，能够使各级医疗卫生机构各司其职，有效地提升了农村地区有限医疗资源的使用效率，对此后我国农村地区医疗服务体系的建设具有长久的参考意义，也用最低的成本保障了农村地区人人享受基本医疗保健服务；三是开展爱国卫生运动，将"预防"的理念植入人民内心，提升了长期危害农村地区人民生命健康的各类传染病和地方病的防治效果，从源头缓解了医疗压力；四是建立农村合作医疗制度，该制度的建立不仅有效缓解了农村地区人民的就医压力，使农村地区人民看得起病，也为新农合制度的建立提供了一定的参考；五是医疗卫生资源快速增长，特别是在"以农村为重点"的方针号召下，农村地区医疗卫生资源在数量和质量上都得到了质的飞跃，同时"因地制宜"发展赤脚医生，极大改善了当时农村地区医疗人员不足的情况，赤脚医生的发展为提高农村地区人民健康水平做出了巨大贡献，这也是"中国模式"的一大特色。

第三章 中国卫生健康调整发展时期（1978—2002 年）

    1978 年，中国开始施行改革开放政策。这一政策使得中国的经济得到快速发展，国内生产总值实现了大幅增长。这一时期的特点主要体现为：一是农村改革与城镇化进程。在这一时期，中国农村改革得到推进，农村经济逐渐发展起来。同时，城镇化进程也在加速推进，越来越多的人口从农村迁往城镇，对卫生健康领域提出了新的挑战。二是医疗体制改革。为了适应改革开放的需要，中国启动了医疗体制改革，试图解决医疗资源分配不均等问题，通过引入市场机制，逐步建立起以公立医院为主体的医疗服务体系。三是基础设施建设和技术进步。随着经济的发展，中国在基础设施建设方面取得了显著进展。医疗设备的引进和更新换代，以及医学技术的进步，为卫生健康事业提供了更好的支持。四是政策调整和优化资源配置。政府在这一时期开始加大对卫生健康领域的宏观调控力度，制定了一系列有利于卫生健康事业发展的政策法规；重点优化卫生资源的配置，提高基层卫生服务能力和质量。五是健康教育和意识提升。中国在这一时期加大了对健康教育的推广力度，增强人民健康意识；通过开展健康知识普及活动、卫生宣传等方式，不断提高公众关注健康问题的意识。六是对外合作与技术引进。中国在这一时期加强了与世界卫生组织和其他国家的合作交流，引进了先进的医疗技术和管理经验，促进了卫生健康事业的发展。

    总的来说，中国卫生健康调整发展时期是在改革开放的背景下进行的。随着经济的快速发展和医疗体制改革的推进，中国在卫生健康领域取得了一系列积极的进展，为后续卫生健康事业的发展奠定了基础。

第一节　制度安排

一、卫生工作方针

党的十一届三中全会后，我国迎来了改革开放的历史新时期。面对发展生产力、疾病结构变化、医学模式转变等一系列挑战，国家积极推动医疗卫生领域进行改革[①]。1990 年，《中共中央关于制定国民经济和社会发展十年规划和"八五"计划的建议》首次在党的文献中提出新时期卫生工作方针，即"卫生工作要贯彻预防为主、依靠科技进步、动员全社会参与、中西医协调发展、为人民健康服务"的方针[②]；1991 年，七届全国人大四次会议正式将"预防为主、依靠科技进步、动员全社会参与、中西医并重、为人民健康服务"确定为我国"八五"计划期间的卫生工作方针；1996 年，在新中国成立以来第一次由党中央和国务院主持召开的全国卫生工作会议上，明确提出了新时期我国卫生工作方针，即"以农村为重点，预防为主，中西医并重，依靠科技与教育，动员全社会参与，为人民健康服务，为社会主义现代化建设服务"[③]。"依靠科技与教育"提出了发展卫生事业的工具，"动员全社会参与"是"卫生工作与群众运动相结合"方针的发展和完善，"为人民健康服务，为社会主义现代化建设服务"则体现了我国卫生工作的根本宗旨，是卫生工作方针的核心。这一卫生方针总结新中国成立以来的卫生工作经验，结合改革开放以来面临的新形势，为我国此后很长一段时间卫生工作的开展提供了指引。

二、改革开放条件下的农村卫生经济政策

随着家庭联产承包责任制的发展，人民公社解体，农村地区开始出现大量个体诊所。跟随医疗服务市场化改革的进程，国家虽然规定卫生事业属于公益事业，但是农村医疗卫生机构补偿机制不健全[④]，卫生院、村卫

[①] 姚力. 卫生工作方针的演进与健康中国战略 [J]. 当代中国史研究，2018，25（3）：35-43，125-126.

[②] 兰迎春. 我国卫生工作方针的历史沿革 [J]. 卫生经济研究，1999（11）：11-13.

[③] 胡晓梦，白连锁. 全国卫生工作会议在京举行 [N]. 人民日报，1996-12-10（1）.

[④] 范珍贤. 对农村卫生经济政策的思考 [J]. 中国农村卫生事业管理，1997（12）：29-31.

生室筹资困难，卫生事业的社会福利性面临极大挑战，因此国家针对农村地区的卫生事业出台了一系列卫生经济政策。为保证农村卫生事业的公益性，政府加大对农村卫生的财政投入，包括财政经常性补助、离退休人员经费和卫生设施建设经费①；明确地方政府对农村医疗卫生机构的财政补偿职能，将乡镇卫生院的管理划归县级人民政府，对政府举办的乡镇卫生院给予定额和定项补助②，村级医疗卫生机构主要靠集体经济，各级地方政府给予少量补助。政府安排农村卫生专项基金，在老少边穷地区传染病、地方病的普查与防治、基本卫生服务设备的购置、卫生设施的配套等方面提高农村卫生事业的转移支付能力。1978—1992年，我国尝试通过市场机制来补充卫生支出，卫生财政投入在全国总体投入中的占比稳步上升，到1992年，卫生财政投入占比从1978年的3.16%上升至1992年的6.11%；但1993—2002年，卫生事业市场化进程加快，这一时期卫生的财政投入在全国总体投入中的占比逐渐下降，到2002年，卫生财政投入占比为4.12%③。总体来说，这一阶段虽然相应的财政拨款仍然存在，但随着整体经济社会的发展，还有部分地区卫生拨款的占比在下降，原先的财政拨款和固定工资的卫生经济模式的动力有限，不能起到很好的激励作用，农村卫生事业相比其他行业来说，发展较为缓慢。

三、自发性农村医疗保障制度开始恢复

农村合作医疗在我国早期农村医疗保障制度占据主要地位。改革开放初期，以集体经济为基础的农村合作医疗出现大面积萎缩④。到1985年，全国实行合作医疗的行政村由90%降至5%⑤，自费医疗再次成为农村的主要医疗制度，农村地区"因病致贫、因病返贫"的情况普遍存在。自发性农村医疗保障制度是指由农村居民自愿组织、自主管理的医疗保障制度。

---

① 鲁轶.改革开放以来中国农村基层医疗卫生工作的历史考察［D］.武汉：武汉大学，2012.

② 刘永超，李曙光，尹爱田.解读新时期农村卫生经济政策［J］.中国农村卫生事业管理，2006（2）：15-17.

③ 徐程，何欢，黄志勇，等.新中国卫生健康制度变迁［M］.成都：西南财经大学出版社，2020.

④ 蒋蕾.简论中国农村医疗保障制度的变迁［J］.历史教学问题，2010（5）：105-109.

⑤ 王绍光.中国公共卫生的危机与转机（下）［J］.国情报告，2003（7）：11-17.

当时它在我国农村地区得到广泛应用，并在一定程度上为农村居民提供了社会保障和医疗保障。一是有助于解决农村医疗保障问题。在中国农村地区，医疗资源匮乏、医疗费用高昂等问题长期存在。自发性农村医疗保障制度的建立弥补了政府医疗保障体系的不足，为农村居民提供了一定程度的医疗保障，有助于解决他们就医难、看病贵的问题。二是增强了农民的获得感和安全感。通过自发性农村医疗保障制度，农民可以主动参与到保障组织中，共同出资建立保障基金，并享受来自保障基金的医疗报销和救助。这种参与感和获得感增强了农民的安全感和幸福感，有利于提高其生活质量。三是提高了基层社会组织的能力。自发性农村医疗保障制度依托于农村社区、村委会等基层组织，在组织农民参与医疗保障的同时，也提高了基层社会组织的组织能力和管理水平。这对于加强基层治理、促进社会建设具有积极的意义。

然而，需要指出的是，自发性农村医疗保障制度也存在一些问题。一是覆盖面不均。由于自发性农村医疗保障制度是农民自愿参与的，因此覆盖面存在一定的局限性。一些贫困地区的居民可能无力支付保障费用，导致在这些区域医疗保障仍然不完善。二是组织管理难度较大。自发性农村医疗保障制度的组织和管理主要依赖于农村居民自发组织，这对于农村社区、村委会等基层组织提出了一定的要求。然而，基层组织能力不足或存在管理腐败等问题，有时会导致保障资金管理不善，影响医疗保障的实施效果。

国家高度重视这一问题，提出了"恢复与重建"农村合作医疗的任务[1]，1993 年《中共中央关于建立社会主义市场经济体制若干问题的决定》提出，要"发展和完善农村合作医疗制度"；1994 年，国务院和世界卫生组织合作，在全国 7 个省 14 个县市开展"中国农村合作医疗制度改革"试点[2]；1997 年，《中共中央、国务院关于卫生改革与发展的决定》提出"积极稳妥地发展和完善合作医疗制度"；至此，农村合作医疗开始恢复。1997 年，四川省发布《中共四川省委、省政府关于卫生改革与发展的决定》，提出在农村建立和发展由政府组织、民办公助、群众互助共济的合作医疗制度。但是全国对于恢复农村合作医疗仅仅限于制度层面，除了部分试点地区和城市郊区外，大部分农村地区的农村合作医疗制度并未实

---

① 王宇. 中国农村医疗保障制度研究 [D]. 锦州：渤海大学，2013.
② 王麻林. 中国农村医疗保障制度研究 [D]. 咸阳：西北农林科技大学，2012.

质上恢复与重建，1997 年全国仅有 17% 的行政村实行了农村合作医疗制度①。在这一时期，农村合作医疗的萎缩导致"看病难""看病贵"的问题慢慢凸显，农民的健康水平受到一定影响，虽然后期制度上继续强调农村合作医疗的重要性，但并未实质上恢复，农村地区卫生健康事业的发展一定程度上受到限制。

四、市场经济带动医疗市场化

改革开放以来，我国逐渐由计划经济向市场经济转型，由此推动医疗市场化。医疗市场化是指将医疗服务引入市场机制，通过竞争和供需关系调节来提供医疗服务和管理医疗资源。1980 年我国财政管理体制开始实行"分灶吃饭"，农村地区医疗机构的财政补助靠当地财政收入。为了实现经济发展，农村医疗卫生是需要节约开支和成本的领域，但同时农村地区缺少符合实际的医疗保障政策，导致农村地区医疗卫生机构经营困难。在自负盈亏的情况下，村级医疗机构很多转变为个体诊所，医疗行业准入限制也有所放松，国家开始小范围地进行"放权让利"的医疗服务市场化改革探索，同时允许私人开办医院②，而医疗卫生机构为了存活必须思考经营的问题，医疗市场化进程逐步开始。但医疗服务作为非营利性事业，考虑到卫生资源的不公平性，政府给予农村地区的帮扶仍然有所倾斜，医疗服务并未完全实现市场化。医疗服务市场化的进程，让医疗资源更加向城市集中，一定程度上加大了城乡医疗卫生服务差距；同时，部分医疗机构在市场化进程中完全忽视了非营利性的性质，导致"看病难""看病贵"的情况进一步凸显，"重医轻防"的情况也逐渐增加。

医疗市场化有一些优点。一是提高效率和灵活性。医疗市场化鼓励竞争和创新，有助于提高医疗服务的效率和质量。通过市场机制，医疗机构会更加注重提供优质的医疗服务，以吸引患者和保持竞争力。医疗市场化也可以使医疗资源的分配更加灵活，更加符合患者需求。二是促进医疗技术进步。市场机制能够激发医疗机构和医生的创新能力和积极性，鼓励他们不断提升技术水平和服务质量。竞争的压力促使医疗机构引进先进的医疗设备、探索新的治疗方法，并不断改进现有的技术和流程，从而推动医

---

① 林淑周. 中国农村医疗保障制度变迁原因及其启示 [J]. 福建行政学院学报，2008（5）：68-73.

② 赵玉琳，常樵. 我国医疗市场化的改革取向不宜改变 [J]. 经济纵横，2006（6）：21-24.

疗技术的进步。三是加强患者权益保护意识。在医疗市场化的环境下，患者作为消费者更加注重对自己权益的保护，更加关注医疗质量和服务。他们有更多选择的权力，可以自由选择医疗机构和医生，从而迫使医疗机构提供更好的医疗服务和质量。四是促进资源优化配置。市场机制能够根据供需关系自动调节医疗资源的配置，实现优化配置。医疗机构和医生通过市场竞争来吸引患者，从而实现供需平衡；同时，患者也可以根据自身需求和经济能力选择适合的医疗服务，避免资源浪费和排队等问题。但也需要关注以下问题：一是不平等问题。医疗市场化可能导致医疗资源的不均衡分配，高质量医疗资源聚集在发达地区或富裕群体手中，而一些贫困地区或弱势群体可能得不到足够的医疗服务。这种不平等现象需要政府和社会关注和解决。二是患者信息不对称。医疗市场中，患者对医疗服务和质量的了解程度不同，可能存在信息不对称的问题。患者在选择医疗机构和医生时，可能无法全面了解其实际水平和信誉，容易收到虚假宣传或被误导。三是利益驱动问题。市场竞争可能导致医疗机构过度追求经济利益，将盈利目标置于医疗质量之上，甚至可能出现医疗乱象，危害患者权益。因此，对于一些涉及公共利益的医疗服务，政府需要加强监管和引导，防止市场失灵。

综上所述，医疗市场化在提高医疗服务效率和质量方面有积极作用，但也需要警惕不平等、信息不对称以及利益驱动等问题。为了充分发挥市场机制的优势，政府还需要明确监管职责，加大监管力度，并建立有效的市场监管体系，确保医疗市场化与公共利益的平衡。

五、社会办医开始发展

1978 年，十一届三中全会确立"以公有制为主体，发展多种经济成分"的经济发展路线之后[①]，为我国社会办医发展带来了发展契机。1980年，国务院批准《关于允许个体开业行医问题的请示报告》，首次提出了允许个体开业行医，并要求对其进行严格管理；1985 年，国务院批准《关于卫生工作改革若干政策问题的报告》，其中对个体行医进行具体的要求；1989 年，国家发布《关于扩大医疗卫生服务有关问题的意见》，提出允许有条件的单位和医疗卫生人员在保质保量完成承包任务，确保医疗卫生服

---

① 金春林，王贤吉，何达，等.我国社会办医政策回顾与分析 [J]. 中国卫生政策研究，2014，7（4）：1-7.

务质量，坚持把社会效益放在首位的前提下，从事有偿业余服务①。20 世纪 90 年代，社会办医仍然在逐步发展中，《卫生部关于深化卫生改革的几点意见》《医疗机构管理条例》等文件相继发布，提倡以多种形式开展社会办医，并将社会办医定位为医疗卫生服务体系的补充力量。社会办医的发展，不仅符合我国当时的经济发展路线，还在一定程度上补充了我国农村地区缺医少药的情况，日后也发展为我国医疗服务供给体系的不可或缺的部分。但是此阶段处于社会办医发展的初期，相关政策还不够完善，社会办医的管理机制不够健全，所以社会办医发展还较为缓慢。

社会办医有其积极意义和正面效果，但也存在一些负面问题和风险。因此，在发展社会办医时，需要平衡各方利益，加强监管，在确保患者权益和医疗质量的同时，推动医疗服务的优化和创新。

社会办医的积极意义如下：一是增加医疗资源供给。社会办医可以扩大医疗服务的供给，减轻公立医院压力，提高患者就医便利性。二是促进医疗创新。社会办医鼓励市场竞争，推动医疗机构提高服务质量，并促进医疗技术的创新和应用。三是提升医疗质量和效率。社会办医注重服务质量和患者满意度，追求效益和效率，激发医生和医疗机构的积极性和创造力。四是多元化医疗选择。社会办医可以使患者有更多的医疗选择，可以根据自身需求和经济能力，在多个医疗机构中选择合适的医疗服务。五是创造就业机会。社会办医带动了医疗服务相关产业的发展，创造了大量就业机会，促进了经济增长和社会稳定。

社会办医的负面评价如下：一是医疗资源失衡。社会办医的发展可能导致医疗资源在地区或社会群体间的不均衡分布，造成医疗资源短缺或过剩现象。二是质量和安全风险。一些社会办医机构可能存在管理不规范、医疗质量不可靠、安全风险较高等问题，可能对患者的健康安全造成风险。三是利润驱动倾向。部分社会办医机构可能过度追求经济利益，忽视患者权益和医疗伦理，可能导致医疗资金资源浪费和患者利益受损。四是缺乏监管和规范。社会办医的监管和规范相对公立医院较为滞后，容易出现乱象和不正当竞争，需要加强政府监管和行业自律。

---

① 安徽省财政厅课题组. 安徽省民营医院发展状况及相关扶持政策研究 [J]. 卫生经济研究，2012（1）：9-13.

六、以药养医进一步扩大

"以药养医"是指医疗机构通过出售药品获得收入来支撑医疗服务的一种模式。新中国成立后，政府对医院进行统筹管理，此时的药品加成处于"以药补医"的阶段，而改革开放之后，国家对公立医院的管理方法进行了调整，对医院资助创收的能力提出了更大的挑战[①]。1992年，国家提出"建设靠国家、吃饭靠自己""以工助医、以副补主"，医疗服务走向市场化，同时财政对医疗机构的投入减少，医疗保障制度不完善。医疗机构的趋利行为和诱导需求导致过度医疗的情况出现，而药品加成逐渐成为公立医疗机构的主要收入来源[②]，以药养医的情况进一步扩大，滥开药品的情况时有发生，药品流通市场秩序混乱，患者看病就医的费用不合理增长，这也是后期"看病贵"情况形成的一大重要因素。

该模式在这一历史时期有其积极的作用。一是经济可行性。以药养医可以通过药品销售来获取收入，从而减轻医疗机构的财务压力，提供稳定的经济来源。这种模式可以降低医疗机构的依赖度，减少对财政资金的需求，有助于医疗机构的可持续发展。二是提高患者就医便利性。在以药养医使得患者能够在同一地点购买所需药品，提高了就医的便利性。患者可以在医院内部直接购买开具的处方药，节约了在外面寻找药店的时间。三是提高药品供应链的效率。以药养医模式可以使医院与药品供应商建立更紧密的合作关系，优化药品采购和库存管理，提高药品供应链的效率和灵活性。这样可以确保医院药房的药品供应充足且及时，减少患者因药品短缺而延误治疗的情况。

然而，以药养医模式也存在一些问题。一是利益冲突。以药养医容易导致医生出现药品过度开销的问题，可能会受到药品销售利益的驱动，而忽视患者的实际需求和利益。这种情况可能会导致药品的过度使用或滥用，不利于患者的健康。二是依赖性问题。以药养医模式中，医疗机构的经济来源主要依赖于药品销售，容易出现医药收入占比过高的情况。这种依赖性可能会对医院的经营策略和医生的行为产生不利影响，影响医疗机构对患者需求的客观判断和权衡。三是药品价格和质量问题。以药养医可能导致医院将药品价格调得过高，加重患者的经济负担。同时，为了获得

---

①　徐鑫. 基于多源流理论的以药养医政策终结分析 [D]. 长春：东北师范大学，2019.

②　李树华. 浅论"以药养医" [J]. 中国卫生产业，2018，15 (7)：193-194.

更高的药品销售利润，有些医疗机构可能倾向于选择质量较差或不必要的药品，此举对患者的治疗效果和安全性构成潜在风险。

综上所述，以药养医模式在经济可行性和提高患者就医便利性方面有一定优势，但需要警惕利益冲突、依赖性和药品价格质量问题。为了保障患者权益和医疗质量，政府需要加强对药品销售行为的监管，推动建立合理的药品定价机制，确保医院药房的药品供应充足和质量可控。

第二节　卫生服务体系发展

一、机构建设

（一）县级医院龙头引领不足

县级医院作为我国农村三级服务网络的龙头，一直以来都受到国家的高度重视。改革开放以来，《卫生部关于当前加强县医院工作的几点意见》《中共中央、国务院关于卫生改革与发展的决定》[①] 等文件相继发布，明确要求要建设和发展好县级医院，并强调了县级医院是县域内医疗卫生中心，承担指导下级医疗卫生机构的职能。但是县级医院的财政补偿仍然逐年下降，大部分县级医院处于"自己养活自己"的状态，而医疗技术水平较低、设备陈旧等问题让县级医院在医疗市场竞争中处于弱势[②]，技术提升难度大，难以承担县域医疗龙头引领的职能。同时，农村三级卫生服务网络的联系逐渐减弱，各级医疗服务机构相对独立，县级医院龙头的作用也难以发挥。

（二）乡镇卫生院枢纽一度中断

改革开放之后，乡镇卫生院作为农村三级服务网络枢纽的功能一度中断。首先，乡镇卫生院财政补偿的方式由原来的"全额拨款变为差额拨款，差额拨款变为自负盈亏"[③]，乡镇卫生院发展困难，有的濒临倒闭[④]；

---

① 诸葛利.山东省县级公立医院综合改革进程和效果评估研究［D］.青岛：山东大学，2017.

② 李支腾.县级医院面临的困境和发展出路［J］.医院管理论坛，2007（8）：31-33.

③ 莫淳淇.广东省经济欠发达地区乡镇卫生院医改实施影响分析［D］.东莞：广东药科大学，2016.

④ 李长明.中国农村卫生发展现状与策略思考［J］.中国卫生经济，2001，20（1）：11-13.

其次，相对于县级医院，乡镇卫生院在设备、人才、病源等方面都处于劣势，而在此阶段村级涌现了一大批个体诊所，导致乡镇卫生院的生存与发展更加困难；最后，此阶段的乡镇卫生院为了生存而更多追求获利，忽略了提供基本公共卫生服务的职能，失去了农村三级医疗预防保健网络枢纽的作用，一定程度上加剧了我国农民整体身体素质的下降[1]。

（三）农村三级卫生服务网底破裂

集体经济的没落，导致大队卫生室逐步解散，而其中的赤脚医生一部分转行，一部分承包了大队卫生室继续营业，村卫生室成为一个自负盈亏的主体[2]。由于缺少相关机制的约束，部分村卫生室和乡镇卫生院的竞争更加激烈；同时，由于机构的私有化，村卫生室减少了基本公共卫生服务的提供，上级医疗卫生机构的指导减少，原先以国家和集体为主体的农村三级医疗卫生服务网络因为网底的破裂而破碎[3]。1991年，国家为了解决当前困难，在《国务院批转卫生部等部门关于改革和加强农村医疗卫生工作请示的通知》中提出，要巩固发展农村三级医疗预防保健网，完善农村的卫生服务体系，但是村卫生室的收入并未得到根本解决，主要来源仍然是通过看病开药。

（四）公共卫生机构引入创收机制

从1980年起，我国公共卫生机构开始实行"预算包干、留余结用"的方式。随着我国经济的发展，公共卫生机构消耗资源的价格不断上涨，但公共卫生机构的预算包干基数确定后就基本没有改变，只有在引入新职工时根据按人头增加对人员工资的分配，迫使公共卫生机构引入创收机制，通过业务收入来补偿各种开支[4]。在此阶段，国家为了建设完善公共卫生服务体系也在不断努力，1978年开始，我国逐步恢复卫生防疫站的建设，从少儿保健、环境卫生、放射防护、疾病传染等方面开展人群健康改善，公共卫生服务的内涵不断被充实[5]。

---

① 王静. 对我国农村乡镇卫生院处境的思考 [J]. 黑龙江科技信息，2008（34）：132-133.

② 赵云海. 我国农村卫生室的定位与发展困境研究 [D]. 西安：西北大学，2011.

③ 张洁欣. 适宜农村三级医疗预防保健网络的层级结构研究 [D]. 武汉：华中科技大学，2008.

④ 刘柳. 长沙市公共卫生机构财政供给制度改革问题研究 [D]. 长沙：国防科学技术大学，2011.

⑤ 吴俊，叶冬青. 新中国公共卫生实践辉煌70年 [J]. 中华疾病控制杂志，2019，23（10）：1176-1180.

二、床位资源

改革开放后，我国农村医疗床位发生了明显变化。改革开放初期，我国农村医疗床位相对匮乏，医疗资源集中于城市，农村地区的医疗设施较为简陋，床位不足。随着改革开放的推进，对农村医疗床位的改善成了重要的任务。政府多渠道增加农村医疗投入，扩大投资规模，加强基层医疗设施建设。政府加大财政补贴力度，完善农村医疗保险制度，鼓励社会资本进入农村医疗领域。我国农村医疗床位数量得到了显著的提升，1978年，全国总床位204万张，1985年全国总床位达到222.9万张，其中县及县以上医院床位148.7万张，乡镇卫生院达到72.1万张，全国每千人口医院床位数达到2.14张[①]。到2002年，全国总床位达到314万张[②]，另有相关研究表明，2022年我国农村床位数仅占全国的23.4%[③]。值得注意的是，20世纪80年代中期全国床位持续上涨时，乡镇卫生院的床位存在降低的情况，例如1985年我国乡镇卫生院床位数较1984年减少了1万张，这主要是由于乡镇卫生院陷入了一个恶性循环：住院病人少导致乡镇卫生院收入减少，乡镇卫生院收入减少导致发展困难，发展困难导致基础设施设备条件差，基础设施设备条件差导致医务人员缺乏学习钻研动力，医务人员缺乏学习钻研动力导致医务人员医疗水平不高，医务人员医疗水平不高，最终又导致住院病人减少[④]。

三、卫生技术人员

（一）概述

改革开放以来，随着职业教育和高等教育的推进，全国卫生人才数量不断增加，但与此同时农村地区卫生人才也面临萎缩的情况。一是因为早期到农村地区锻炼的大学生纷纷回到城市；二是因为三级医疗卫生服务网底的破裂导致一部分赤脚医生转行；三是随着经济的发展，城乡差距增

---

① 佚名. 卫生部一九八五年卫生事业发展情况统计 [J]. 中国卫生统计, 1986 (3)：1-3.

② 国家卫生和计生生育委员会. 开创卫生计生事业科学发展新局面："面对面大讲堂"专题报告集 [M]. 北京：人民卫生出版社, 2014.

③ 纪爱珍. 中国"三农"问题发展方向研究 [M]. 北京：中国社会科学出版社, 2015.

④ 熊建平. 农村卫生院病床使用率低原因浅析及对策 [J]. 中国卫生事业管理, 1990 (3)：170-171.

加，刚毕业的大学生不愿到农村开展工作①。但总体来说，农村地区卫生技术人员数量仍然处于上升趋势，但2001—2002年，由于政府机构改革，统计口径进行了系列调整，卫生技术人员数量有所波动。同时，我国城乡卫生技术人员分布差异虽然有所减小，但是差异依旧明显，1980年城市每千人口卫生技术人员拥有量是农村的4.44倍，2000年则为2.14倍，而另有研究表明，在2002年，我国农村卫生技术人员数仅占全国总拥有量的23.2%②。在此阶段，国家针对医疗卫生行业从业人员出台相应执业规范要求，使卫生人员的专业性不断增强，医疗卫生服务质量得到保障。

（二）乡村医生发展情况

1985年，国家为适应社会发展，规定达到医士水平的赤脚医生称为乡村医生，属中级职称；达不到医士水平的赤脚医生称为卫生员，属初级职称，至此乡村医生开始出现③。乡村医生需要经历严格的考试制度，也促使乡村医生教育被大家重视，国家出台了《1991—2000年全国乡村医生教育规划》。在此阶段，乡村医生人数持续增加，到1998年，全国乡村医生队伍进入平稳发展时期，数量由1986年的64万增至1998年的90万，能够基本满足我国农村医疗卫生服务需求④。但是，此阶段的乡村医生仍然存在队伍不稳定、业务素质差、知识结构不合理等问题⑤。

（三）推动执业医师制度

执业医师制度是指对医生进行注册、执业许可和管理的一种制度。推动执业医师制度有以下五个方面的好处：一是保障医疗质量。执业医师制度可以确保医生具备必要的专业知识和技能，通过考试和资格认证来评估医生的能力和资质，从而提高医疗服务的质量和安全性。二是维护患者权益。执业医师制度可以规范医生的行为和职业道德，强调医生的责任和义务，保护患者的权益，防止医疗纠纷和不当行为的发生。三是增加社会信任。执业医师制度可以建立起医生与公众之间的信任关系，公众可以放心

① 冯午艺. 浅谈农村卫生人才资源的现状与对策 [J]. 继续工程教育，1994（3）：38-39.

② 纪爱珍. 中国"三农"问题发展方向研究 [M]. 北京：中国社会科学出版社，2015.

③ 冯涛，陈冠民. 中国乡村医生的历史及发展趋势 [J]. 中华医学丛刊，2003，3（1）：180-110.

④ 白辉鹏. 城乡统筹背景下乡村医生教育培训长效机制研究 [D]. 重庆：重庆医科大学，2012.

⑤ 黄道初，于洪昭，吕兴权，等. 五年来中国乡村医生教育改革发展的研究 [J]. 实用乡村医生杂志，1996（4）：1-3.

地选择执业医师作为他们的医疗服务提供者，提高社会对医生的信任度。四是促进医疗专业化和发展。执业医师制度鼓励医生在特定领域进行专科培训和专业发展，促进医疗专业化，提高医生的专业水平和技能，推动医疗科学的进步。五是强化医疗管理和监督。执业医师制度可以加强对医生行为的管理和监督，确保医生遵守职业伦理和法规规定，减少医疗事故和差错的发生，维护医疗秩序和社会稳定。

改革开放后，国家一直从卫生人才质量方面规范医疗卫生行业从业者。到1998年，为了加强医师队伍质量，更好地保障医师合法权益和保护人民生命健康，《中华人民共和国执业医师法》发布，并于1999年5月1日起施行，标志我国执业医师步入法治化管理的阶段[1]。到2000年，我国每千人口执业（助理）医师数从1980年的1.17人上升至1.68人，其中农村地区从0.76人上升至1.17人，其城乡差异也与卫生技术人员类似，差异较大但逐步缩小。

（四）建立注册护士队伍

我国护理事业起步较晚，早期护理以中专为主[2]。1993年，《中华人民共和国护士管理办法》发布，要求严把护理队伍的质量，确保护理人员的素质[3]。到2000年，我国每千人口注册护士数从1980年的0.47人上涨为1.02人，而农村地区则从0.2人上涨为0.54人，其城乡差异也与卫生技术人员类似，差异较大但逐步缩小。

（五）公共卫生人员发展状况

改革开放后，我国公共卫生教育进入高速发展的阶段，规模也不断扩大，培养出了一批知识全面、符合实际的公共卫生人才。1986年年初，卫生防疫人员增至194 829人，比1965年增加了117 650人[4]。

---

① 金建强.乡村医生和乡镇卫生院临床医生向执业（助理）医师过渡问题与对策研究［D］.武汉：华中科技大学，2009.

② 马山珊，周立.中美两国护士注册制度的比较及其启示［J］.解放军护理杂志，2010，27（4）：278-281.

③ 沈宁，李俊漪.我国现行护士注册管理制度中相关问题的初步研究［J］.护理管理杂志，2004（11）：1-4.

④ 吴俊，叶冬青.新中国公共卫生实践辉煌70年［J］.中华疾病控制杂志，2019，23（10）：1176-1180.

第三节 服务提供

一、医疗服务提供情况

(一) 农村医疗服务水平持续发展

这一阶段,农村地区医疗服务在数量、质量与效率方面都在持续发展。首先,医疗资源持续增加。随着医学教育的发展,专业的卫生人员数量不断增加,农村医疗服务设施设备不断完善,农村地区医疗服务供给能力更强,更能满足当地百姓需求,但是城乡医疗服务水平还存在较大差异。其次,医疗服务质量不断提升。国家提出医疗机构分级管理,促进农村各级医疗机构更加规范地设置,对医疗卫生机构、人员、设备、技术进行准入管理,使提供的医疗服务更加标准化,农村地区医疗服务水平有较大提升。1988 年,四川省乡镇卫生院出院患者平均住院日为 5.2 天,到 2002 年,平均住院日为 3.6 天[①]。

(二) 农村医疗服务供不应求

这一阶段虽然农村医疗服务供给能力不断提升,但是我国农村地区医疗服务需求大大增加,很多地区都存在供不应求的情况。农村地区医疗服务需求增加主要有以下三点原因:一是我国农村地区健康水平整体提升,农村人口不断增多,因此医疗服务的需求也不断增加;二是通过第一阶段农村卫生事业的发展,我国农村地区疾病谱发生变化,逐渐从传染病、地方病转变为慢性病,对农村医疗服务提出了不同的要求;三是随着经济的发展,我国农村地区人民的支付能力也随之提升,对医疗服务供给质量提出更高要求。相关数据显示,农村地区在县医院就医的人次从 1982 年的 11.38 亿人次上升至 1992 年的 14.39 亿人次,而在乡镇卫生院就医的人次从 1982 年的 14.19 亿人次下降到 1992 年的 10.34 亿人次,因为农村地区居民在经济能力提升的情况下会追求更加优质的医疗资源[②]。

---

① 四川省地方志编纂委员会. 四川省志·卫生志 (1986—2005) [M]. 北京:方志出版社, 2018.

② 汪宏, WINNIE·YIP, 刘远力, 等. 中国农村居民对医疗服务提供者的选择及其影响因素 [J]. 中国卫生经济, 1996 (11):44-47.

（三）民族地区医疗服务供给情况

受到经济、宗教、地理位置等因素的影响，少数民族地区在第一阶段农村卫生事业发展滞后，因此在本阶段国家高度重视这个问题。1979—2000年，我国共开展了三次西藏工作会议，确定了对口援藏的方案，形成了全国援藏的格局。而对于卫生事业，援藏重点在资金支持、卫生技术支援和智力开发方面，通过为西藏培养当地医务人员、开展新技术、进行手术示范等方式提升了西藏地区医疗服务供给能力，到1989年，西藏本土卫生人员占西藏卫生人员总数的70%以上[①]。四川省通过财政倾斜、项目建设、对口支援、人才培养等措施支持少数民族地区卫生事业的发展，加强各级医疗卫生机构硬件配置、培养当地医务人员、进行现场指导、发展民族医药，有效提升了民族地区医疗服务能力。同时，少数民族地区建立民族医院，提供的医疗服务价格低廉、符合少数民族实际，更容易使少数民族地区人民接受，是民族地区基层医疗服务提供者的重要补充。四川省若尔盖县藏医院成立于1980年，设置了门诊部、住院部、药剂科、教研室，年均诊治6万多人次，为若尔盖县人民提供了良好的民族医疗服务[②]。

二、公共卫生服务提供情况

（一）疾病预防控制情况

农村地区在县级卫生防疫站的带领下，重点针对危害人民身体健康的传染病、慢性病、地方病开展疾病防治工作。针对传染病，各地建立完善的传染病监测与报告机制，逐步摸清各类传染病的发展规律，有针对性地制定防治对策，持续降低传染病发病水平。但是由于改革仍然处于探索阶段，存在部分传染病发病率回升的情况，针对这个情况，各地也通过监测和报告机制及时发现和应对，积极开展传染病控制工作。针对慢性病，各地根据疾病谱和死因谱的变化，不断调整疾病防控重点，开展重点慢性病发病监测和危险因素研究，完善农村地区慢性病防治体系，开展慢性病防治知识宣传。针对地方病，各地根据实际情况，重点开展本地地方病的防治和相关研究，加强地方病发病后的救治能力建设，不断改善农村地区人

---

① 黄毅等. 跨越的70年：西藏经济发展研究［M］. 北京：中国经济出版社，2019.
② 四川省地方志编纂委员会. 四川省志·卫生志（1986—2005）［M］. 北京：方志出版社，2018.

民生存环境，降低地方病发病率。这一阶段属于我国疾病监测工作的发展期，疾病监测内容除了传染病之外也不断增加，同时还扩散到对人口相关资料、行为危险因素的相关资料的收集，为疾病防控的决策、政策的制定提供了良好的数据基础[①]。

（二）妇女保健服务提供情况

经过上一阶段的公共卫生服务的发展，全国农村地区妇女保健工作进入程序化管理阶段。第一，各地根据当地实际情况进行常见妇女病的防治工作，包括妇女病知识普及和定期普查普治。青岛市将计划生育和妇女常见病防治两项工作结合开展，在农村地区开展以"两病"（子宫脱垂和尿瘘）为重点的妇女病防治。第二，开展围产期保健工作，通过提早开始孕期保健、定期产前检查、重点关注高危产妇、发展儿科医学、开展产后访视及围产期儿保指导等方式，做好妇女孕期指导，降低婴儿死亡率[②]。第三，开展优生优育推进工作，提供优生优育宣传和相关咨询服务，着重提升农村地区妇产科临床技术水平，为农村建立优秀的计划生育中坚力量。在此阶段，农村地区孕产妇死亡率不断降低，农村地区妇女的健康水平也持续提升。

（三）儿童保健服务提供情况

新中国成立初期，围绕儿童生长发育情况和引起儿童死亡的重点疾病，我国初步开展了儿童保健工作，但之后部分地区的儿童保健工作受到巨大冲击。改革开放之后，儿童保健服务工作又慢慢恢复，不断完善儿童保健服务提供机构，开展新生儿和儿童保健工作。第一，开展儿童疾病防治，按照国家免疫计划要求，对七周岁及以下儿童进行卡介苗、脊髓灰质炎三价糖丸疫苗、百白破三联疫苗、麻疹疫苗、乙型肝炎疫苗集中接种，使儿童获得对结核、脊髓灰质炎、百日咳、白喉、破伤风、麻疹、乙肝的免疫。第二，开展儿童营养性疾病防治，部分省份对适龄儿童开展生长发育检测，还以防止佝偻病、营养性贫血为重点，开展儿童保健普查。儿童保健服务的开展，是降低农村地区儿童死亡率、提升农村地区儿童身体素质和健康水平的重要保证。

（四）计划免疫的兴起与发展

1974 年，世界卫生组织在充分吸收了消灭天花的经验之后，提出了扩大

---

① 陈明亭，杨功焕. 我国疾病监测的历史与发展趋势 [J]. 疾病监测，2005（3）：113-114.
② 青岛市史志办公室编. 青岛市志·卫生志 [M]. 北京：新华出版社，1994.

免疫规划（EPI），1978 年世界卫生大会上强调扩大免疫规划是实施初级保健的主要内容之一。我国 1974 年开始实施扩大国家免疫规划。1982 年，我国发布《全国计划免疫工作条例》，要求针对儿童实行基础免疫，针对重点疾病做好重点人群预防接种，并将计划免疫工作定为经常性的工作，需要长期开展。1990 年，适龄儿童基础免疫疫苗接种率达到了 80%，到 1995 年，疫苗接种率达到 85% 以上，2000 年，我国实现了全国消除脊髓灰质炎的目标[①]。计划免疫的发展，在我国疾病预防控制方面起到重要作用，大大降低了疫苗可预防疾病的发病率[②]，是我国在此阶段初级卫生保健的一大重要成果。

第四节 健康水平

一、概述

改革开放后，全国经济快速发展，科技与教育也同时助力卫生事业的发展。在此阶段，医疗卫生服务设备更加先进、医疗服务提供更加规范、卫生人员的医疗卫生技术更加科学。同时，由于上一阶段农村卫生事业的发展打下了良好的基础，因此在此阶段农村地区人民的健康水平仍然在不断上升。1980 年，全国人口预期寿命为 68 岁，2000 年全国人口预期寿命达到 71.4 岁，农村人口平均寿命达到 69.55 岁[③]；全国进入低死亡率时期，人口死亡率保持在 6‰ 左右，婴儿死亡率也有所下降，但是城乡 5 周岁以下儿童死亡率虽然在此阶段差距不断缩小，但是仍然有较大差异。数据显示，1991 年我国 5 周岁以下儿童死亡率为 61‰，其中城市为 20.9‰，而农村却高达 71.7‰；城乡孕产妇死亡率也与 5 周岁以下儿童死亡率呈现类似的变化趋势。20 世纪 90 年代初，我国农村孕产妇死亡率是城市的两倍，高达 100/10 万，但到 21 世纪 10 年代，我国农村孕产妇死亡率下降到 30/10 万以下[④]。

---

① 韦雪. 广西农村儿童常规免疫接种及时评价研究 [D]. 南宁：广西医科大学，2017.

② 陆庆林. 广西计划免疫的发展及对策 [J]. 中国公共卫生管理，2001（2）：128-129.

③ 路遇. 新中国人口五十年（上下）[M]. 北京：中国社会科学出版社，2016.

④ 徐程，何欢，黄志勇，等. 新中国卫生健康制度变迁 [M]. 成都：西南财经大学出版社，2020.

同时，值得注意的是，医疗卫生放权让利改革等一系列医改政策，让医疗卫生工作的重点慢慢转移到城市，而医疗机构也向"重医疗"转移，公共卫生服务财政支持不足导致预防保健工作没有完全开展，甚至一些得到控制的传染病和地方病又再流行，因此对农村地区人民健康水平造成了一定的负面影响①，四川省农村地区人口死亡率从 1985 年的 6.7‰下降至 2002 年的 5.6‰，但在 1996 年，四川省常住人口死亡率一度上升至 7.3‰②。此阶段的农村地区人民的健康水平，虽受到多种因素的影响，也面临了一部分阻力，但是总体来说，农村地区人民的健康水平依然在稳中求进。

二、疾病谱和死因谱变化情况

在此阶段，随着经济的高速发展，农村地区的行为生活方式发生变化，农村地区医疗技术不断提升，农村地区的疾病谱和死因谱也随之改变。相关研究表明，我国农村地区在 20 世纪 70 年代至 90 年代完成了疾病谱和死因谱转变，并且农村地区的转变比城市的转变稍晚。1985 年，我国农村人群死因谱排在前五位的分别是心脏病、脑血管疾病、恶性肿瘤、呼吸系统疾病、传染病，占死亡谱构成比分别为 25.5%、15.6%、15.2%、15.3%、5.9%；到 1995 年，我国农村人群死因谱前五位分别为呼吸系统疾病、恶性肿瘤、脑血管疾病、损伤和中毒、心脏病，构成比分别为 26.2%、17.3%、16.7%、11.3%、9.6%③，由此可见，到 20 世纪末期，传染病已从农村地区死因谱前五位的位置退出，而呼吸系统疾病、恶性肿瘤、脑血管疾病在死因谱中的占比增加。从四川农村地区居民死亡率来看，恶性肿瘤的死亡率不断升高，由 1995 年的 94.30/10 万上升至 2000 年的 132.35/10 万，而传染病的死亡率不断下降，由 1990 年的 19.72/10 万下降至 2000 年的 9.14/10 万④。对比我国城市人群死因谱可发现，1975 年传染病在城市人群死因谱排第五，占比 5.8%，到 1985 年，城市人群死因谱前五则没有传染病了，说明我国疾病谱和死因谱慢慢从传染病转向了心

---

① 王培刚，等. 社会变迁与中国居民生活质量 [M]. 北京：社会科学文献出版社，2018.

② 四川省地方志编纂委员会. 四川省志·卫生志（1986—2005）[M]. 北京：方志出版社，2018.

③ 李宁秀. 社会医学 [M]. 成都：四川大学出版社，2017.

④ 四川省地方志编纂委员会. 四川省志·卫生志（1986—2005）[M]. 北京：方志出版社，2018.

脏病、脑血管疾病、恶性肿瘤等慢性病，并且城市疾病谱和死亡谱的变化要早于城市。需要注意的是，虽然全国整体的疾病谱和死亡谱发生了变化，但是我国面积广阔，部分偏远地区或者特殊人群仍受到传染病的威胁。相关研究表明，大约还有 10%～20% 的人依然面临急性呼吸系统疾病、结核、肺炎等疾病的困扰①，因此在应对新的疾病谱和死亡谱时，仍然需要利用前期防控传染病的成功经验，不断改善这部分人群的健康状况。

第五节　小结

1978—2002 年，我国农村卫生事业伴随着改革开放的推进，经历了医疗的改革过渡期和深化改革期。

改革开放初期，医疗卫生事业存在管理水平低、技术力量薄弱、制度不健全、医疗质量不高、发展不平衡等一系列问题。1979 年 4 月，卫生部、财政部发布《关于改进医疗机构药品管理的通知》，确定全国城乡医疗机构改变"以存定销"的办法，实行"金额管理、数量统计、实耗实销"的药品管理办法。同年，卫生部、财政部、国家劳动总局发布《关于加强医院经济管理试点工作的意见》，提出通过经济方法管理医院，赋予医院更多的业务和财务自主性。同年 11 月，财政部发布《关于文教科学卫生事业单位、行政机关"预算包干"试行办法》，提出对全额预算的单位实施"预算包干，结余留用"，对差额预算的单位实施"定收入、定支出、定补助、结余留用"，并且结余的一部分可用于集体福利事业和个人奖励。

1996 年，江泽民同志在全国卫生工作会议发表重要讲话时指出："做好农村卫生工作，保护和增进农民健康，是各级党委和政府义不容辞的责任。农村卫生工作对于深化农村改革，对于推进农村经济和社会全面协调发展，对于加强农村物质文明和精神文明建设，具有十分重要的意义。"

2001 年 5 月，国务院体改办、国家计委、财政部、农业部、卫生部联合发布《关于农村卫生改革与发展的指导意见》（以下简称《指导意见》），提出农村卫生工作是建设社会主义新农村的重要内容，是保障广大农民健

---

① 杨功焕.《中国人群死亡及其危险因素：流行水平、趋势和分布》的主要发现 [J]. 医学与哲学（人文社会医学版），2007（6）：1-5.

康，保护农业生产力，振兴农村经济和维护社会稳定的大事，是我国卫生工作的重点；强调全面落实初级卫生保健工作、改革卫生管理体制、健全卫生服务网络、推进乡镇卫生院改革、提高卫生技术人员素质、完善卫生经济政策、加强药品供应与使用的管理、实行多种形式的农民健康保障办法、重视做好贫困地区和少数民族地区的卫生工作。《指导意见》明确指出，农村卫生工作所需经费由县级财政安排。中央和省级人民政府要根据需要，安排一定的农村卫生专项资金，重点用于贫困地区的传染病和地方病防治、基础卫生设施条件改善、人才培养等工作。同时，《指导意见》还规定乡镇卫生机构上划到县级人民政府管理，经费预算指标相应上划到县级财政。

2001 年 7 月，卫生部发布《卫生事业第十个五年计划纲要》，提出"十五"期间卫生发展的总目标是：到 2005 年，在全国基本建立适应社会主义市场经济要求和人民健康需求的卫生体制，使群众享有同小康生活水平相适应、质量比较优良、费用比较低廉的基本医疗服务，并不断满足社会多层次、多样化卫生服务需求，进一步提高人民健康水平，增强卫生事业对经济和社会发展的保障作用。到 2015 年，与社会主义市场经济体制相适应的卫生体制更加完善，人民群众的卫生服务需求得到更好满足，缩小不同地区、不同人群健康状况的差异，增加全体居民健康生活时间，国民健康的主要指标达到或接近世界中等发达国家水平。

2002 年 10 月，中共中央、国务院出台《关于进一步加强农村卫生工作的决定》（中发〔2002〕13 号），进一步推进农村卫生服务体系建设，进一步调整现有乡（镇）卫生院布局，在乡（镇）行政区划调整后，原则上每个乡（镇）应有一所卫生院，调整后的乡（镇）卫生院由政府举办，要严格控制规模，按服务人口、工作项目等因素核定人员，卫生院的人员、业务、经费等划归县级卫生行政部门按职责管理。对其余的乡（镇）卫生院可以进行资源重组或改制。

这段时期在不断探索的路上取得了一定的成就：一是农村地区卫生资源的总量持续增加，经过第一阶段卫生事业的发展，农村地区卫生资源在此阶段仍然不断增加；二是初步形成了以公有制为主体、多种所有制并存的办医格局，特别是个体诊所的涌现，丰富了我国农村医疗卫生机构的形式；三是整体医疗卫生服务水平得到提升，随着经济的发展和医学教育系统的不断完善，农村地区医疗卫生服务能力和质量都不断提升，能够更好地满足农村地区人民需求。

但此阶段属于改革的探索期，因此在这个阶段农村医疗卫生事业发展也出现了诸多问题：一是农村三级医疗卫生服务网络崩塌，随着集体经济的没落，县、乡、村三级医疗卫生机构都面临不同的挑战，而当时政府财政对卫生投入不足以支撑农村地区医疗卫生机构应对盈利能力弱、机构相互竞争、医疗服务需求激增、硬件设施配备不足等问题，导致农村三级医疗卫生服务网底破裂，难以支撑有效满足农村地区人民需求；二是卫生事业方面城乡差异逐步扩大，随着经济的发展，城市能够吸纳更多优质的医疗资源，同时医疗机构的市场化也使优质医疗资源更加集中在城市，导致城乡差距在此阶段进一步扩大；三是"看病贵"的问题开始凸显，农村合作医疗的萎缩、政府财政支持不足、医疗机构的逐利行为，都是增加农村地区人民看病成本的重要因素；四是公共卫生服务能力下降，主要是因为在此阶段疾病谱发生变化，同时医疗机构的逐利行为导致其"重治疗、轻预防"，而国家对公共卫生服务的补助较少，导致公共卫生服务发展缓慢，甚至有倒退的趋势；五是农村合作医疗萎缩情况明显，虽然国家在此阶段出台了系列政策刺激农村合作医疗的发展，但是效果不佳；六是医疗机构存在过度市场化的情况，市场化经济的发展，医疗机构"放权让利"，医疗机构存在过度市场化的情况，开大处方、大检查、收红包的情况频发，导致农村地区人民看病难、看病贵，无法及时得到有效的医疗服务。

第四章　中国农村卫生健康改革发展时期（2003—2011 年）

　　这一时期，中国的经济继续快速增长，人民生活水平显著提高。这一时期的大背景如下：一是经济增长与城乡差距。经济快速增长，然而城乡差距和区域发展不平衡问题仍然存在，农村地区的基础设施建设和公共服务水平相对滞后。二是农村卫生资源不足。由于历史原因和资源分配不均等问题，农村地区的卫生资源相对匮乏。医疗设备、药品供应和医务人员配置等方面存在明显不足，农村居民享受到的卫生服务质量有限。三是政策调整与农村卫生改革。为了解决农村地区卫生健康服务不足的问题，中国政府在这一时期加大了对农村卫生系统的改革力度，推出了一系列政策措施，包括加大财政投入、改善农村卫生设施建设、提高医疗服务水平等。四是村卫生室建设与医疗制度改革。政府鼓励和支持农村地区建设村级卫生室，提供基本医疗服务；加强农村合作医疗制度建设，使得农村居民能够更便捷地获得医疗保障。五是医疗机构与医务人员培养。为了提高农村卫生服务质量，政府加大了对农村医疗机构和医务人员的培养和支持力度；鼓励医生、护士等卫生人才到农村地区工作，弥补农村医疗资源和人才缺口。六是健康教育和疾病预防控制。政府加强了对农村地区的健康教育和疾病预防控制工作，通过宣传教育、疫苗接种、健康知识普及等手段，提高农村居民的健康意识和卫生习惯，减少疾病的发生和传播。

　　总的来说，中国农村卫生健康改革发展时期是在经济增长与城乡差距依然存在的背景下进行的。政府加大了对农村卫生资源的投入，改革农村卫生制度，提高农村居民的卫生服务水平和健康保障能力。这一时期的改革举措为中国农村卫生健康事业的进一步发展奠定了基础，提升了农村地区居民的健康水平。

第一节　制度安排

一、新一轮医疗改革启动和卫生工作方针

医药卫生体制是指一个国家或地区的医疗保健和卫生保健的管理体制。它包括医疗机构、医疗服务、药品管理、医保制度、公共卫生等各方面的组织、政策和法规。医药卫生体制的目标是提供高质量、可及性强的医疗和卫生保健服务，提高人民的健康水平。医药卫生体制改革可以通过优化医疗机构管理，完善医生培训和评价机制，加强医疗技术水平等措施，提高医疗服务的专业性和安全性，满足人民对高质量医疗服务的需求；通过深化药品价格和采购改革，推行医保支付方式改革，建立合理的医疗收费政策等措施，降低患者的医疗费用支出，提高医疗资源的使用效率；通过调整医疗机构布局，加大基层医疗服务能力建设，推进医疗卫生资源的梯度分级利用等措施，使医疗资源更加合理地分布，提高基层医疗服务水平，减轻大医院的压力；通过建立和完善公共卫生监测体系，强化突发公共卫生事件的应急响应机制，提升疾病预防和控制能力，有效预防和应对传染病等公共卫生风险，保障人民的健康安全；通过加强科技投入，支持医学科研和技术创新，提高医学科技应用水平，推动医学科学的进步和医疗技术的发展，为人民提供更先进、更有效的医疗服务。

（一）实施新医疗改革的背景

进入 21 世纪，我国农村卫生存在的问题越来越凸显，特别是 2003 年"非典"暴露出农村医疗卫生基础设施差、专业防治力量不足、抗击"非典"能力弱等问题。因此，推进农村卫生改革发展迫在眉睫。2003—2011年，是中国农村卫生加快改革、阔步发展的时期，党中央高度重视卫生工作，不断加大财政投入，着力解决重医轻防、重医轻保、重城轻乡、重大轻小的弊病；坚持保基本、强基层、建机制，启动新一轮深化医药卫生体制改革，着力解决"看病难、看病贵"问题。

改革开放以来，我国以经济建设为中心，以建设社会主义市场经济体制为目标，取得了举世瞩目的成就。由于时代发展的背景和思想认识上的局限性，社会领域的改革曾出现过一些简单套用经济体制改革的思路和做法，在取得一些进展的同时，也带来了严重的经济社会发展不平衡等矛盾

和问题。医药卫生体制改革也曾走过一些弯路，医疗卫生服务的公平性、可及性受到严重影响，医疗保障制度不健全，"看病难、看病贵"成为公众面临的重要民生问题，引起了高度关注。2003年年初，国务院发展研究中心社会和文化发展研究部与世界卫生组织（WHO）合作，确定了"中国医疗卫生体制改革"的研究课题，对中国医疗卫生体制改革进行了总体性评价和反思。研究报告指出，当前的一些改革思路和做法存在很大问题，其消极后果主要表现为：医疗服务的公平性下降和卫生投入的宏观效率降低，现在医疗卫生体制出现商业化、市场化的倾向是完全错误的，违背了医疗卫生事业的基本规律，中国医疗卫生体制期待新的改革。

（二）新医疗改革方案的酝酿

2006年9月，国务院成立了由国家发展和改革委员会、卫生部共同牵头，财政部、人力资源和社会保障部等11个部委参加的医疗卫生体制改革协调小组，国家发展和改革委员会主任和卫生部部长任双组长，负责研究医药卫生体制改革的总体思路和政策措施，新一轮医疗卫生体制改革正式启动。2006年10月11日，党的十六届六中全会通过的《中共中央关于构建社会主义和谐社会若干重大问题的决定》，明确提出"坚持公共医疗卫生的公益性质，深化医疗卫生体制改革，强化政府责任，严格监督管理，建设覆盖城乡居民的基本卫生保健制度，为群众提供安全、有效、方便、价廉的公共卫生和基本医疗服务"。2007年10月15日，胡锦涛总书记在党的十七大报告中明确提出"人人享有基本医疗卫生服务""坚持公共医疗卫生的公益性质"。自此，医疗改革又重新回到了"公益性"的正确方向和正确轨道上来。

（三）新一轮医疗改革的启动

面对医疗改革这一世界"难题"，新医疗改革方案从最初酝酿到定稿通过，经历了一次政治局集体学习、三次国务院常务会议、一次政治局常委会，同时经过专家、学者、社会各界的充分研究和反复讨论，终于在2009年3月17日开出一张"处方"，印发了《中共中央 国务院关于深化医药卫生体制改革的意见》（中发〔2009〕6号），并且出台了一系列配套政策措施，投入1 197亿元加以推进和落实，标志着我国正式启动实施新一轮医药卫生体制改革。新医疗改革方案突出顶层设计、整体考虑，从基本国情出发、着眼长远，明确了深化医药卫生体制改革的总体方向和基本框架，即"一个目标、四个体系、八项支撑"，也就是我们常说的"四梁八柱"。新医疗改革方案明确提出深化医药卫生体制改革的总体目标、近期目标及远期目标。总体目标是：建立覆盖城乡居民的基本医疗卫生制度，为群众提供安全、有效、方便、价廉的医疗卫生服务。近期目标是：到 2011 年，基本医疗保障制度全面覆盖城乡居民，基本药物制度初步建立，城乡基本医疗卫生服务体系进一步健全，基本公共卫生服务得到普及，公立医院改革试点取得突破，明显提高基本医疗卫生服务可及性，有效减轻居民就医费用负担，切实缓解"看病难、看病贵"问题。远期目标是：到 2020 年，基本建立覆盖城乡居民的基本医疗卫生制度。普遍建立比较完善的公共卫生服务体系和医疗服务体系，比较健全的医疗保障体系，比较规范的药品供应保障体系，比较科学的医疗卫生机构管理体制和运行机制，形成多元办医格局，人人享有基本医疗卫生服务，基本适应人民群众多层次的医疗卫生需求，人民群众健康水平进一步提高。新医疗改革方案明确完善公共卫生服务体系、医疗服务体系、医疗保障体系、药品供应保障体系等医药卫生"四大体系"，形成"四位一体"的基本医疗卫生制度；完善协调统一的医药卫生管理体制、高效规范的医药卫生机构运行机制、政府主导的多元投入机制、科学合理的医药价格形成机制、严格有效的医药卫生监管体制、可持续发展的医药卫生科技机制和人才保障机制、实用共享的医药卫生信息系统及健全的医药卫生法律制度"八项支撑"，作为保障医药卫生四大体系有效运行的支撑机制，保障卫生体系有效规范运转。同时，为增强改革的操作性，提出了五项重点改革任务，并于 2009 年 3 月 18 日印发《医药卫生体制改革近期重点实施方案（2009—2011 年）》（国发〔2009〕12 号）。一是强调基本医疗保障制度建设。该方案重点推动建立基本医疗保险制度，保障了人民群众的基本医疗需求，为广大群众提供了可及性较高的医疗服务。二是药品供应体系改革。该方案着力优化药品生产、流通和采购环节，降低药品价格，提高药品质量，加强药品监管，为患者提供了更安全、更合理的药品选择。三是医疗机构改革与资源配置。该方案推动公立医院改革，优化医疗资源配置，提高了医疗服务效率和质量，改善了患者就医体验。四是加强基层医疗服务体系建设。该方案加强了基层卫生机构建设，提高了基层医疗服务能力，使更多人能够及时获得基本医疗服务。一些观点认为，该方案在实施过程中存在一些问题和挑战，如医疗资源分配不均衡、基层医疗机构服务能力不足等。在药品供应改革方面，虽然降低了药品价格，但也可能导致一些药品短缺或药品质量不稳定的问题。在医疗机构改革方面，一些公立医院改革进展较慢，还存在收入依赖药品销售等问题。

二、新型农村合作医疗制度的建立

（一）建立新型农村合作医疗制度的背景

2003—2011年，我国农村生产力有了较大发展，但是由于长期以来受城乡二元结构的制约，特别是在经济结构转型过程中，城乡居民收入、医疗卫生资源配置及社会保障水平等方面的差距越来越大，农村居民"看病难、看病贵"以及因病致贫返贫的现象十分突出。广大农村缺医少药的状况，不仅严重威胁广大农民群众的身体健康，还严重影响农村经济发展和社会稳定。所以，农村居民的医疗保障问题已经远远超出了问题本身，更是建设公平、公正的和谐社会的必然要面临的问题。进入21世纪后，为了彻底解决农村居民"看病难、看病贵"问题，我国开始探索建立新型农村合作医疗制度。

（二）试点建立新型农村合作医疗制度

2001年5月，国务院办公厅转发国务院体改办、国家计委、财政部、农业部、卫生部联合提出的《关于农村卫生改革与发展的指导意见》（国办发〔2001〕39号），要求地方各级人民政府加强对合作医疗的组织领导，按照自愿量力、因地制宜、民办公助的原则，继续完善与发展合作医疗制度，提倡以县（市）为单位实行大病统筹，帮助农民抵御个人和家庭难以承担的大病风险。《关于农村卫生改革与发展的指导意见》的颁布实施，为新型农村医疗合作医疗制度的建立奠定了基础。2002年10月，中共中央、国务院出台《关于进一步加强农村卫生工作的决定》（中发〔2002〕13号），第一次以中央文件的形式要求各级政府积极组织引导农民建立以大病统筹为主的新型农村合作医疗制度，正式拉开了我国新型农村合作医疗制度探索的序幕。该文件提出，"实行农民个人缴费、集体扶持和政府资助相结合的筹资机制""到2010年，新型农村合作医疗制度要基本覆盖农村居民""从2003年起，中央财政对中西部地区除市区以外的参加新型合作医疗的农民每年按人均10元安排合作医疗补助资金，地方财政对参加新型合作医疗的农民补助每年不低于人均10元"。与此同时，时任国务院副总理李岚清在全国农村卫生工作会议上强调"进一步建立和完善新型农村合作医疗制度、医疗救助制度。这是帮助农民抵御重大疾病风险的有效途径"。2003年1月，国务院办公厅转发卫生部、财政部、农业部制定的《关于建立新型农村合作医疗制度的意见》（国办发〔2003〕3号），对新型农村合作医疗制度的目标、原则、组织管理、筹资标准、资金管理、医疗服务管理等作出了明确规定。文件提出："从2003年起，各省、自治区、直辖市至少要选择2—3个县（市）先行试点，取得经验后逐步推开。"此后，探索建立新型农村合作医疗制度的试点工作在全国各地陆续展开。2005年8月，为了加快农村新型农村合作医疗制度试点步伐，温家宝总理主持召开了国务院第101次常务会议，专题研究新型农村合作医疗医疗经费补助问题。国务院决定：从2006年起，提高中央和地方财政对参加新型农村合作医疗的农民的补助标准，中央财政补助标准由每人每年10元提高到20元，地方财政补助也相应增加到20元。同时，还要求逐年提高新型农村合作医疗试点覆盖面，到2010年实现基本覆盖农村居民的目标。2006年9月，全国新型农村合作医疗试点工作会议在江西南昌召开，时任国务院副总理吴仪在会议上强调，各省要加大力度、加快进度、突破难点，积极推进新型农村合作医疗制度健康发展。2006年1月，卫生部等七部门又联合印发《关于加快推进新型农村合作医疗试点工作的通知》（卫农卫发〔2016〕号），要求各省（自治区、直辖市）要在认真总结试点经验的基础上，加大工作力度，完善相关政策，扩大新型农村合作医疗试点。

（三）全面推开新型农村合作医疗制度

由于党中央、国务院的高度重视，各级党委、政府积极推进新型农村合作医疗制度试点工作，经过近4年的探索，新型农村合作医疗制度试点工作进展顺利。2007年1月，全国新型农村合作医疗工作会议在西安召开，这是新型农村合作医疗从试点推开到全面推进的一次关键性会议。时任国务院副总理吴仪在会上强调："四年来，新型农村合作医疗制度试点取得显著成效，全面推进新农合具备了基本条件，要坚定信心，扎实工作，不失时机地全面推进并确保2007年新农合覆盖全国80%以上县（市、区），确保新农合深入持续发展。"2008年2月，卫生部等部门又在北京召开了全国新型农村合作医疗工作会议，这次会议是部署全面推进新型农村合作医疗制度建设的又一次重要会议，为提前实现新型农村合作医疗制度基本覆盖全国的目标提供了思想和组织保证。2009年1月，时任卫生部部长陈竺在全国卫生工作会议上宣布："新农合覆盖所有含农业人口的县（市、区），参加新农合人口超过8.1亿，参合率为91.5%，提前两年实现了中央提出的新农合制度要基本覆盖农村居民的目标。"

经过艰难的探索与改革,我国终于建立起了新型农村合作医疗制度,这是医疗卫生事业发展史上的一个重要里程碑。该制度的构建,一是提高了农村居民医疗保障水平。新型农村合作医疗制度的实施提高了农村居民的医疗保障程度。通过建立医疗保险基金,农村居民可以享受到一定的医疗费用报销,减轻了医疗负担。这对于农村地区相对贫困的居民来说,意义重大。二是促进了基层医疗服务能力的提升。新型农村合作医疗制度鼓励居民在基层医疗机构就诊,提升了基层医疗服务的能力。这有助于解决农村地区医疗资源不足的问题,提高了基层医疗服务的质量和覆盖率。三是促进了医疗资源的合理配置。新型农村合作医疗制度通过统一的基本医疗保险制度,将医疗资源进行了合理配置。这有助于避免医疗资源过度向大城市集中的问题,改善了基层医疗机构的医疗条件和服务质量。虽然新型农村合作医疗制度取得了许多积极的成果,但仍然存在一些需要解决的问题。例如,农村地区医疗资源仍然相对不足,一些特殊疾病和高额医疗费用难以覆盖。此外,医疗保险基金的筹集和管理也需要进一步完善,以确保制度的可持续发展。总的来说,新型农村合作医疗制度在提高农村居民医疗保障水平、促进基层医疗服务能力和医疗资源合理配置等方面取得了积极的效果。然而,面临的挑战依然存在,需要各方共同努力,进一步完善制度设计和管理机制,以确保农村居民能够获得更好的医疗保障和服务。

三、出台强基层政策措施

(一) 强基层的必要性

2003—2011 年,党中央、国务院启动实施新一轮医药卫生体制改革,确立了把基本医疗卫生制度作为公共产品向全民提供的核心理念,提出了"保基本、强基层、建机制"的基本原则,明确了五项改革重点,基层医疗卫生体系成为落实各项制度的交汇点。2010 年 5 月 21 日,2010 年全国深化医药卫生体制改革工作会议暨省部级领导干部深化医药卫生体制改革专题研讨班结业式在北京举行,时任中共中央政治局常委、国务院副总理、国务院深化医药卫生体制改革领导小组组长李克强出席会议并做重要讲话。他强调,要认真贯彻落实党中央、国务院关于深化医药卫生体制改革的决策部署,坚定信心,攻坚克难,突出工作重心,着力保基本、强基层、建机制，确保完成当年医改任务。

（二）安徽省的基层改革试点经验

2010 年 1 月 1 日，安徽省率先在 32 个县（市）实施基层医药卫生体制综合改革试点，打响了全国基层综合医改的"第一枪"。安徽省基层综合医改的核心内容是"一主、三辅、五配套"，这一系列政策文件构成了一个比较完整的基层医疗卫生机构综合改革体系。"一主"，是指制定实施综合改革试点实施意见，包括管理体制、人事制度、分配制度、药品采购配送、保障制度五项改革。"三辅"，是指制定实施乡镇卫生院、社区卫生服务机构、村卫生室改革试点方案；"五配套"，是指制定实施机构编制标准、分流人员安置办法、绩效考核试点办法、运行补偿试点办法、基本药物和补充药品使用采购配送试点办法。截至 2010 年 1 月 15 日，安徽省 32 个县（市）的 5 372 个基层医疗卫生机构的基本药物和省增补药物全部实行零差率销售，药品降幅在 50% 以上；390 个乡镇卫生院完成编制核定、岗位设置、人员清查、资格审查等工作，人员竞争上岗；试点地区完成财务清理、核定任务、制定绩效考核细则、国库集中收付等工作，省级财政下拨第一批 2.3 亿元预拨款。改革推行一个多月后，试点乡镇卫生院就出现了每张处方药品品种下降 30% 左右、抗生素使用下降 40% 左右、人均门诊费用下降 25%、人均住院费用下降 26%、门诊量增长 20% 的"四升一降"的可喜变化。当时的安徽基层综合医改在全国也属"破冰之举"，特别是人员分流安置、任务及收支核定、绩效考核、药品采购配送等，没有经验可资借鉴。为保障各项任务落实，安徽省在试点县建立了"包保责任制"，县长为第一责任人，一个副局长以上领导包保一个乡镇，确保改革顺利推进。经过 8 个月的试点探索后，2010 年 9 月 1 日，安徽省将基层综合医改推向了全省。全省乡村两级医疗卫生机构、城市社区卫生服务机构全面回归公益性，推行基本药物零差率销售，改变了基层延续了几十年的以药补医机制，全省基层医疗卫生机构次均门诊药品费用、次均住院药品费用、次均门诊费用、次均住院费用均比改革前有不同幅度下降，群众得到了实实在在的实惠。

（三）从试点到全国推广

为进一步深化基层综合改革，为改革提供政策保障，在安徽实践的基础上，经过充分调研论证，国务院将安徽基层综合改革的做法逐步推向全国。2010 年，国务院办公厅先后印发《建立和规范政府办基层医疗卫生机构基本药物采购机制的指导意见》（国办发〔2010〕56号）、《关于建立健全基层医疗卫生机构补偿机制的意见》（国办发〔2010〕62号），国家卫生部、财政部印发了《关于加强乡村医生队伍建设的意见》（卫农卫发〔2010〕3号）、《关于加强基本公共卫生服务项目绩效考核的指导意见》（卫妇社发〔2010〕112号）、《基层医疗卫生机构财务制度》（财社〔2010〕307号）等，有力保证了基层综合改革向纵深推进。截至2011年，全国共设置乡镇卫生院3.73万个、村卫生室66.29万个、社区卫生服务中心7861个、社区卫生服务站2.5万个。全国居民新型农村合作医疗的参合率达到97.48%，各级财政对新型农村合作医疗的补助标准提高到了每人每年200元左右。国家基本公共卫生服务项目在城乡基层广泛开展，人均基本公共卫生服务经费补助标准提高到25元。基层医疗卫生机构实现基本药物制度全面覆盖，初步形成了基层医疗卫生机构与二、三级医院及专业公共卫生机构间功能互补、上下联动，中西医机构并举并重，公立与非公立医疗机构合作并存、协调发展的服务格局，我国基本医疗卫生制度框架初步建立。

需要特别指出的是，2010年国务院办公厅发布的《建立和规范政府办基层医疗卫生机构基本药物采购机制的指导意见》是中国政府为了提高基层医疗卫生机构基本药物供应质量和保障患者用药安全而发布的一项重要指导文件。一是能够提高基层医疗卫生机构的基本药物供应水平。该指导意见要求政府加强对基本药物的采购工作，推动基层医疗卫生机构的基本药物供应能力提升。这有助于保障患者基本药物的供应，并提高基层医疗机构的服务能力。二是建立规范的药物采购机制。该指导意见强调建立公开、公平、透明的基本药物采购机制，确保采购的药品质量合格、价格公正。这有助于规范基层医疗机构的采购行为，避免腐败和不当利益输送，促进医疗资源的合理配置和药品价格的稳定。三是加强药物监管和质量控制。该指导意见强调加强对基本药物的监管和质量控制，要求基层医疗卫生机构建立健全药品采购、储存、配送和使用的管理制度。这有助于保障患者用药的安全有效，减少药品滥用和不合理用药现象。虽然该指导意见提供了重要的政策指导和规定，但在实施过程中仍然面临一些挑战。例如，药品采购机制在资金保障、供应链管理、药品质量监管等方面需要进一步完善和加强。

四、推进药品零加成

（一）以药养医的历史顽疾

推进药品零加成是指在医疗机构内部取消对药品的加价销售，直接按照采购价格向患者销售药品。长期以来，医疗卫生机构由于财政投入不足和医疗服务收费受到严格管制，通过加价销售药品来获得药品收支结余用以弥补医疗服务亏损，逐渐形成了"以药养医"的局面，一定程度上造成了人民群众"看病贵"问题。新医改启动以来，为逐步破除"以药养医"，减轻群众看病负担，我国提出建立国家基本药物制度，推进药品零加成及相关保障措施落地。

（二）建立基本药物制度

2009年8月，《关于建立国家基本药物制度的实施意见》（卫药政发〔2009〕78号）出台，明确基本药物是适应基本医疗卫生需求，剂型适宜，价格合理，能够保障供应，公众可公平获得的药品，要求实行基本药物制度的县（市、区），政府举办的基层医疗卫生机构配备使用的基本药物实行零差率销售。同时，国家发布了《国家基本药物目录》，遴选确定了307种基本药物，各省（自治区、直辖市）根据当地实际和群众用药习惯，适当增补部分药品种类，基本药物品种数量基本能够满足基层群众用药需求。2010年2月，财政部、国家发展和改革委员会、人力资源和社会保障部、卫生部联合印发《2009年基层医疗卫生机构实施国家基本药物制度和综合改革以奖代补专项资金管理办法》，明确中央财政设立基层医疗卫生机构实施国家基本药物制度和综合改革以奖代补专项资金，促进各省（自治区、直辖市）在基层医疗卫生机构启动实施国家基本药物制度，同时推进基层医疗卫生机构人事、收入分配、补偿机制等多方面的综合改革，切实转变基层医疗卫生机构运行机制和服务模式。

（三）规范药品招标采购

规范基本药物招标采购是建立基本药物制度的关键环节，2010年11月，在总结地方基本药物招标采购经验和做法的基础上，国务院办公厅印发《建立和规范政府办基层医疗卫生机构基本药物采购机制的指导意见》（国办发〔2010〕56号），提出了"双信封"招标、集中采购、统一支付药品款项、全程监控等要求，多管齐下切实降低药品采购费用。新的招标采购办法旨在进一步加强基层医疗卫生机构基本药物的采购管理，提高基层医疗服务的质量和可及性。以下是该指导意见的主要内容：一是采购管理机制，明确了政府办基层医疗卫生机构基本药物采购管理的原则，要求建立科学、公正、透明、高效的采购管理机制，确保采购过程公开、公正和竞争。二是药品目录管理，明确了政府办基层医疗卫生机构基本药物目录的组织方式和更新机制，要求结合地方实际情况，合理确定目录范围，并定期修订更新。三是采购方式，鼓励政府办基层医疗卫生机构采用集中采购的方式，通过议价、招投标等方式获取优质、价格合理的基本药物。四是价格合理性监管，加强政府对基层医疗卫生机构基本药物价格的监管，要求药品价格合理、公开、透明，防止过高的价格对基层医疗服务造成压力。五是质量管理和监督，建立基本药物质量管理制度，加强对药品质量的监督和抽检，保障基层医疗卫生机构采购的药品质量安全。六是绩效考核机制，建立健全基层医疗卫生机构基本药物采购管理的绩效考核机制，通过绩效评价激励和约束，推动医疗机构合理使用药品、提高药物使用效果。

该指导意见的发布旨在规范基层医疗卫生机构的基本药物采购工作，促进基层医疗服务的均等化和质量提升；通过优化采购管理机制，提高基本药物的质量和供应能力，为患者提供安全有效、可及的药物服务。

（四）落实基层补偿机制

2010年12月，国务院办公厅印发《关于建立健全基层医疗卫生机构补偿机制的意见》（国办发〔2010〕62号），提出建立健全基层医疗卫生机构补偿机制的主要目的是确保国家基本药物制度顺利实施，保证基层医疗卫生机构平稳运行和发展，调动基层医疗卫生机构和医务人员积极性。该意见指出建立健全稳定长效的多渠道补偿机制。实施基本药物制度后，政府举办的乡镇卫生院、城市社区卫生服务机构的人员支出和业务支出等运行成本通过服务收费和政府补助补偿。基本医疗服务主要通过医疗保障付费和个人付费补偿；基本公共卫生服务通过政府建立的城乡基本公共卫生服务经费保障机制补偿；经常性收支差额由政府按照"核定任务、核定收支、绩效考核补助"的办法补助。到2011年7月底，全国5万多个政府办基层医疗卫生机构全部实现基本药物零差率销售。《建立健全基层医疗卫生机构补偿机制的意见》是中国政府针对基层医疗卫生机构的发展提出的一项指导性文件。一是强调基层医疗卫生机构的重要性。《建立健全基层医疗卫生机构补偿机制的意见》强调了基层医疗卫生机构在保障人民基本医疗需求、提高医疗卫生服务水平等方面的重要地位，为基层医疗机构的发展指明了方向。二是建立补偿机制促进基层医疗卫生机构的可持续发展。《建立健全基层医疗卫生机构补偿机制的意见》明确提出建立合理的补偿机制，通过财政补助、医保支付、医疗服务价格等方式，支持基层医疗卫生机构的运行和发展。这有助于解决基层医疗机构资源不足、经济困难等问题，提高其可持续发展能力。三是促进医疗资源的合理配置。《建立健全基层医疗卫生机构补偿机制的意见》强调要通过补偿机制，促使医疗资源向基层医疗卫生机构倾斜。这有助于提高基层医疗机构的医疗服务能力和质量，减轻中高级医院的压力，实现医疗资源的合理配置。四是需要进一步完善和执行。《建立健全基层医疗卫生机构补偿机制的意见》的提出是基层医疗卫生机构改革的重要举措，然而，在具体实施中仍面临一些挑战。例如，补偿机制的资金来源、分配方式等问题需要进一步明确和完善，同时需要加强对补偿资金的监管和使用情况的评估。

总的来说，推进药品零加成有助于降低药品价格、促进医疗机构间的良性竞争、提升患者的就医信任度等。然而，需要注意平衡医疗机构的利益和监管药品市场的需要，以确保改革的可行性和长期效果。一是降低药品价格。药品零加成可以有效降低患者购买药品的费用负担。取消加价销售后，患者只需支付采购成本，避免了过高的药品价格，并且能够公平合理地享受到药品服务。二是促进良性竞争。推进药品零加成可以促进医疗机构之间的良性竞争。医疗机构不再通过药品加价获得额外收入，而是依靠提供优质的医疗服务来吸引患者。这有利于促进医疗机构提升服务质量、提高效率和创新能力。三是提升就医信任度。药品零加成可以增强患者对医疗机构的信任感。患者对医疗机构取消药品加价销售的做法会感到满意，认为医疗机构更加关注患者的利益和用药安全。这有助于增强患者与医疗机构之间的信任和合作意愿。四是需要平衡利益。推进药品零加成也面临一些挑战。取消药品加价可能会对医疗机构的运营造成一定的影响，医疗机构需要寻找其他的收入来源，以维持医疗机构的正常运转。此外，监管部门需要加强对药品价格和质量的监管，以确保患者购买到满足实际需求的药品。

第二节　卫生服务体系发展

一、机构建设

（一）加大农村医疗卫生机构建设投入

20世纪初，我国中西部大部分农村卫生机构房屋破旧、设备缺乏，乡（镇）卫生院危房率为33.6%，需要改造建设的乡（镇）卫生院达70%；60%以上的乡（镇）卫生院缺乏基本医疗设备，贫困县、边境县、民族自治县县医院现有危房比例为20%，县中医医院、妇幼保健机构的条件比县医院更差，占全国人口总数71%的农村人口，仅拥有全国卫生资源的20%。为加强农村卫生服务体系建设，这一时期我国实施了两轮农村医疗卫生机构建设。

2006年8月29日，经国务院同意，卫生部、国家中医药管理局、国家发展和改革委员会、财政部联合印发《农村卫生服务体系建设与发展规划》（以下简称《规划》），这是自1949年以来覆盖范围最广、投资力度最大的农村卫生专项建设规划，也是国家在"十一五"期间的新农村建设重点工程之一。《规划》确定从2005年到2009年，以中央投入为主、地方相应配套，共安排投资216.84亿元，主要投入到政府举办的乡（镇）卫生院、县医院、县妇幼保健机构、县中医院及村卫生室的业务用房建设和基本医疗设备配置，乡（镇）卫生院、县医院、县妇幼保健机构、县中医院安排投资分别为141.26亿元、49.19亿元、8.29亿元、18.1亿元，同时在总投资中调剂少量资金对艾滋病、结核病、血吸虫病病人较为集中地区和少数偏远地区的村卫生室给予一定支持。到2010年，使中西部及东部贫困地区约2.2万所乡（镇）卫生院、约1 300所县医院、约400所县中医院、约950所县妇幼保健机构，改变房屋破旧、基本医疗设备短缺的状况。时任国家卫生部部长高强强调，《规划》不仅仅是单纯的基础设施建设，在规划实施过程中要努力做好"四个协调推进"：一是做到基础设施建设与完善经常性投入机制协调推进，二是改善服务条件和改革体制机制协调推进，三是提高服务能力与建立新型农村合作医疗制度协调推进，四是实施项目建设与人才队伍建设协调推进。在项目建设的同时，完善农村卫生机构管理和工作制度，确保服务质量和医疗安全，落实各项农村卫生配套政策措施，努力实现初步建立起基本设施比较齐全的农村卫生服务网络、具有一定专业素质的农村卫生服务队伍、运转有效的农村卫生管理体制，使农民人人享有初级卫生保健服务的目标。据统计，"十一五"期间，中央累计安排专项资金558.4亿元，支持近5万个医疗卫生机构项目建设，其中县级医院近2 000个，乡镇卫生院2.3万个，村卫生室2万多个，社区卫生服务中心2 382个，基层医疗卫生机构基础设施建设全面加强，医疗卫生服务能力显著提升。

2009年3月18日，《医药卫生体制改革近期重点实施方案（2009—2011年）》（国发〔2009〕12号）印发，明确2009—2011年三年间，各级政府需要投入8 500亿元推进五项重点改革任务。健全基层医疗卫生服务体系作为五项重点改革任务之一，将完善农村三级医疗卫生服务网络作为农村卫生服务体系建设的重中之重，计划三年内中央重点支持2 000所左右县级医院（含中医院）建设，使每个县至少有1所县级医院基本达到标准化水平；2009年，全面完成中央规划支持的2.9万所乡镇卫生院建设任务，再支持改扩建5 000所中心乡镇卫生院，每个县1~3所；支持边远地区村卫生室建设，三年内实现全国每个行政村都有卫生室；三年内新建、改造3 700所城市社区卫生服务中心和1.1万个社区卫生服务站；中央支持困难地区2 400所城市社区卫生服务中心建设。为切实加强基层医疗卫生服务体系建设，2011年，中央支持300多所县级医院、1 000余所中心卫生院和13 000多个村卫生室建设，每个县至少有1所县级医院基本达到二级甲等水平、有1~3所达标的中心乡镇卫生院，每个行政村都有了卫生室，每个街道都有了社区卫生服务机构。2011年中央财政对地方转移支付中医药方面新增投资42.12亿元，支持覆盖1 814所中医医院、58个地市级民族医院和88个西部地区地市级中医医院的能力建设。公立基层医疗卫生机构在发展中形成的债务由政府偿还。2009—2011年，全国财政医疗卫生新增投入达到12 409亿元，比既定的8 500亿元多出3 909亿元，真正实现了"政府卫生投入增长幅度要高于经常性财政支出增长幅度，使政府卫生投入占经常性财政支出的比重逐步提高"的要求。

（二）启动县级医院综合改革

2010年2月11日，卫生部等5部门联合印发《关于公立医院改革试点的指导意见》（卫医管〔2010〕20号），进一步明确公立医院主导地位和公益性方向，提出了公立医院改革试点的1个目标、3个领域和9项任务，形成了比较全面、系统、完整的公立医院改革政策框架。该指导意见提出："重点加强县级医院能力建设，实行城乡医院对口支援。推进县级医院标准化建设，改善县级医院的业务用房和装备条件。"2011 年，全国 17 个国家级试点城市、37 个省级试点城市、745 家公立医院开展综合改革试点，在规划布局、管理体制、补偿机制、支付制度、内部管理、改善服务、支援基层和鼓励社会办医方面展开全面探索。陕西、江苏、浙江、湖北、山西等地 170 多个县试点县域医疗综合改革，2009—2011 年中央财政安排 360 亿元重点支持全国 2 176 所县级医院建设，使每个县至少有 1 所县医院基本达到标准化水平。截至 2011 年年底，全国 3 467 家医院的 25 503 个科室开展临床路径管理，其中医院数量占公立医院数量的 46.9%。

随着两轮中央投资项目的实施，农村医疗卫生服务体系进一步健全，县、乡、村三级医疗机构、疾病预防控制机构、卫生执法监督机构全面完善，为农村群众构建起体系健全、功能完善的医疗卫生防护网。15 分钟内可到达医疗机构住户比例从 2008 年的 80.3%提高到 2011 年的 83.3%，农村地区从 75.6%提高到 80.8%。截至 2011 年年底，全国医疗卫生机构总数达到 954 389 个，其中医院 21 979 个（占 2.3%），基层医疗卫生机构 918 003 个（占 96.19%），专业公共卫生机构 11 926 个（占 1.25%）。全国 2 003 个县（县级市）共设有县级医院 10 337 所、县级妇幼保健机构 1 994 所、县级疾病预防控制中心 2 212 所、县级卫生监督所 1 957 所。全国 3.33 万个乡镇共设乡镇卫生院 37 295 个（其中，中心卫生院 10 590 个、乡卫生院 26 705 个），全国 59.0 万个行政村共设村卫生室 662 894 个。总体来看，乡镇卫生院受城镇化影响，部分乡镇并入城市，乡镇卫生院相应转为社区卫生服务机构，乡镇卫生院数量有所减少。

二、床位资源

随着县、乡、村三级医疗卫生机构硬件基础设施的改善，农村医疗卫生床位数也大幅增长。截至 2011 年年底，全国医疗卫生机构床位有 516.0 万张，其中，医院 370.5 万张（占 71.8%），基层医疗卫生机构 123.4 万张（占 23.9%），每千人口医疗卫生机构床位数增加到 3.81 张。全国乡（镇）卫生院床位共计 1 026 251 张（其中，中心卫生院 444 726 张、乡卫生院 581 525 张），较 2003 年增加 353 510 张，增幅达到 52.55%；每千农业人口乡镇卫生院床位增加到 1.16 张。

三、卫生技术人员

（一）加强乡村医生队伍建设

乡村医生队伍是我国卫生技术队伍的重要组成部分，是具有中国特色、植根广大农村的卫生工作者，长期以来在维护广大农村居民健康方面发挥着难以替代的作用。为进一步规范乡村医生队伍管理，提高服务质量，保证农村居民获得均等化的公共卫生服务和安全、有效、方便、价廉的基本医疗服务，2010 年 1 月，《卫生部 财政部关于加强乡村医生队伍建设的意见》（卫农卫发〔2010〕3 号）发布。该文件指出，"省级卫生行政部门综合考虑辖区服务人口、农村居民医疗卫生服务现状和需求以及地理条件等因素，本着方便群众和优化卫生资源配置的原则，合理制定乡村医生配置规划"，并从加强乡村医生执业管理、开展工作绩效考核、提高业务素质、完善补偿机制、推进乡村卫生一体化管理、切实维护乡村医生合法权益等方面提出要求。对于稳定乡村医生队伍、提升乡村医生医疗卫生服务能力具有重要意义。

随着农村经济体制改革和医改工作的深入推进，乡村医生队伍的发展遇到了新的情况和问题。为确保农村医疗卫生服务"网底"不破，保障广大农村居民基本医疗和公共卫生服务的公平性、可及性，2011 年 7 月，《国务院办公厅关于进一步加强乡村医生队伍建设的指导意见》（国办发〔2011〕31 号）发布。该指导意见的总体要求是："按照保基本、强基层、建机制的要求，从实际出发，明确乡村医生职责，改善执业场所，实现村卫生室和乡村医生全覆盖；将村卫生室纳入基本药物制度和新型农村合作医疗（以下简称新农合）门诊统筹实施范围，完善乡村医生补偿、养老政策，健全培养培训制度，规范执业行为，强化管理指导，提高乡村医生服务水平，为农村居民提供安全有效、方便价廉的基本医疗卫生服务。"

（二）建立全科医生制度

全科医生是综合程度较高的医学人才，主要在基层承担预防保健、常见病多发病诊疗和转诊、病人康复和慢性病管理、健康管理等一体化服务，被称为居民健康的"守门人"。建立全科医生制度是保障和改善城乡居民健康的迫切需要，2011 年 7 月，《国务院关于建立全科医生制度的指导意见》（国发〔2011〕23 号）发布。该文件指出："到 2020 年，在我国初步建立起充满生机和活力的全科医生制度，基本形成统一规范的全科医生培养模式和'首诊在基层'的服务模式,全科医生与城乡居民基本建立比较稳定的服务关系,基本实现城乡每万名居民有2~3名合格的全科医生,全科医生服务水平全面提高,基本适应人民群众基本医疗卫生服务需求。"全科医生制度的建立具有以下作用:一是能够提高基层医疗服务质量。全科医生具备广泛的医学知识和综合的医疗技能,能够提供全面、连续、协调的医疗服务。建立全科医生制度有助于提高基层医疗服务的质量,满足患者的多样化健康需求。二是优化医疗资源配置。全科医生在基层医疗机构中扮演着重要角色,能够处理和管理大部分常见病、多发病和慢性病。培养更多的全科医生,可以合理配置医疗资源,减轻高级医院的压力,提高整个医疗卫生体系的效率。三是加强基层医疗机构建设。建立全科医生制度需要加强基层医疗机构的建设,包括提供必要的设备、药品和技术支持等。这有助于改善基层医疗机构的工作环境和条件,吸引更多医生从事基层医疗工作,推动基层医疗卫生事业的发展。四是需要完善培养机制和政策支持。建立全科医生制度需要在培养机制、人才选拔和激励政策等方面提供支持。例如,建立全科医学专业,加强全科医生的培训和继续教育,提供合理的薪酬和职业发展机会等。

（三）继续实施"万名医师支援农村卫生工程"

"万名医师支援农村卫生工程"是指中国政府通过派遣医疗队伍到农村地区提供医疗服务的项目。一是能够为农村提供医疗资源和服务。该项目通过派遣万名医师到农村地区,提供医疗服务和健康教育,解决农村地区医疗资源匮乏的问题。这有助于改善农村居民的医疗条件,提高其健康水平。二是缩小城乡医疗差距。农村地区的医疗资源相对不足,居民往往需要长途跋涉才能获得医疗服务。派遣医疗队伍到农村地区,能够缩小城乡医疗差距,让农村居民能够方便地享受到基本的医疗服务。三是加强基层医疗机构建设。该项目还着重加强农村地区基层医疗机构的建设和培训,提高其医疗服务能力和管理水平。这有助于推动农村地区基层医疗事业的发展,提升农村地区医疗服务的质量和效益。

2011年5月,河北正式启动"大学生村医"计划,旨在改善基层卫生医疗人才队伍结构,提高乡村医生服务能力和水平。自2011年起,每年选聘1 000名临床医学(含中西医)、公共卫生管理专业的全日制普通高校专科以上学历的毕业生,到乡(镇)卫生院并联系重点村医疗卫生机构开展服务,负责健康知识宣传教育、培训乡村医生、协助重大灾情医疗救助和传染病防控工作、医疗卫生咨询服务、健康档案建立和常见病、慢性病管理等，计划到 2015 年，基本实现每个有需求的行政村驻有 1 名大学生村医。为中西部地区乡镇卫生院招收 5 000 名以上定向免费医学生，增加了5 年制中医学本科生 1 000 名，安排 1.5 万名基层医疗卫生机构在岗人员培训，为乡镇卫生院和村卫生室培训医疗卫生人员 12 万人次和 46 万人次，重点支持 100 个左右全科医生培训基层建设，使基层医疗卫生服务机构和队伍结构得到明显优化，基层服务能力得到明显增强。北京、上海等地推行家庭医生签约服务，内蒙古探索实施牧民家庭"健康保障小药箱工程"，河南省郑州市推广由全科医生、护士和公卫人员组成的"片医"小组团队，到逐步向县城、农村延伸，发展态势冲破了社区卫生服务"叫好不叫座"的窘况，成为 2011 年我国基层卫生的一大亮点。

截至 2011 年年底，全国卫生人员总数达 861.6 万人，其中卫生技术人员 620.3 万人。其中，执业（助理）医师 246.6 万人、注册护士 224.4 万人、乡村医生和卫生员 112.6 万人、其他技术人员 30.6 万人、管理人员 37.5 万人、工勤技能人员 60.6 万人。每千人口执业（助理）医师 1.82人，每千人口注册护士 1.66 人，每万人口专业公共卫生机构人员 4.73 人。全国乡镇卫生院人员共计 1 165 996 人（其中，卫生技术人员 981 227 人），较 2003 年增加 108 533 人；每千农业人口乡镇卫生院人员增加到 1.32 人。村卫生室中，执业（助理）医师 19.3 万人、注册护士 3.1 万人、乡村医生和卫生员 112.6 万人（其中：乡村医生 106.1 万人），每千农业人口村卫生室人员 1.53 人。

第三节　服务提供

一、医疗服务提供情况

（一）基本医疗保障制度覆盖面达到 95% 以上

基本医疗保障制度是一种社会保障制度，旨在为居民提供基本的医疗费用保障，帮助他们获得合理的医疗服务并分担医疗费用负担。这个制度的实施可以确保人民的基本医疗需求得到满足，并且降低因医疗费用过高而带来的经济风险。值得一提的是，2009—2011 年，我国城镇职工、城镇居民、新型农村合作医疗三项基本医疗保障制度超过 13 亿人，参保（合）

率达到95%以上，超过既定目标5个百分点。中国作为发展中大国，用了不到十年时间取得如此成就，被国际社会誉为创造了中国速度、世界奇迹。同时，筹资水平和保障水平不断提高，以新型农村合作医疗为例，政府对参合农民补助水平从2003年的人均20元提高到2011年的人均200元，8年时间提高9倍；城镇居民医保、新农合政策范围内住院报销水平从2003年的20%提高到2011年的70%左右。时任世界卫生组织总干事的陈冯富珍对我国医保制度建设高度评价："能够在这么短的时间内，实现基本医疗保障制度全覆盖，体现了中国政府关注民生，以人为本，在卫生改革发展当中为保障人民群众基本的健康权益，实现基本医疗保障制度做出的艰苦努力，令人折服。"

（二）基本药物制度建设取得阶段性进展

基本药物制度是指针对人民群众基本医疗需求而建立的一种制度，旨在确保居民能够获得必需的、经济实惠的基本药物。该制度的目标是通过保障基本药物的供应和价格合理性，提高人民群众对重要药物的可及性，并降低药物费用的负担。启动于2009年8月的国家基本药物制度，通过三年努力，在我国基本建立起来，提前实现全覆盖。一是各地以建立基本药物制度为突破口，统筹推进基层医疗卫生机构综合改革。截至2011年7月月底，31个省份均实现所有政府办基层医疗卫生机构配备使用基本药物，并实行零差率销售，部分非政府办基层医疗卫生机构和绝大多数村卫生室也实施了基本药物制度。江西、浙江等11个省份要求二级以上医疗机构按规定比例配备使用基本药物。二是基本药物省级集中采购全面推行。截至2011年9月底，29个省份出台了新的基本药物采购机制文件。安徽、山东、河北、四川、湖北等16个省份完成了新一轮采购，价格平均下降30%。宁夏、河南等省份探索部分高值医用耗材集中招标采购。三是基层综合医改稳步推进。25个省份出台了基层综合改革或多渠道补偿实施办法。辽宁、陕西、青海等16个省份已在所有政府办基层医疗卫生机构实现全员聘用。安徽出台巩固完善基层医改10个方面、30条补充政策。四是基层群众负担明显减轻，24个省份调整了基层医疗卫生机构收费标准。基本药物全部纳入医保报销目录，销售价格平均下降25%，报销比例明显高于非基本药物。世界卫生组织专家认为，没有其他任何国家能够在如此短的时间内展开如此大规模的药物制度改革。

基本药物制度建设具有以下作用：一是药物目录不断完善。基本药物制度的核心是确定基本药物目录，这是确保人民基本药物需求的重要依据。在建设过程中，相关部门不断优化、更新基本药物目录，将更多适应基本医疗需求的药物纳入目录，提高了基本药物的覆盖面。二是药品价格稳定控制。基本药物制度建设还注重控制药品价格，以保障人民用药的经济可及性。通过多种手段，如加强监管、推动谈判以及进行医保支付方式改革等，有效降低了部分基本药物的价格，让患者能够获得合理的药物治疗。三是推进基层医疗机构建设。基本药物制度建设也能促进基层医疗机构的发展。政府通过落实药店和诊所的规范管理、提升基层医疗机构的药品供应能力，提高了基层医疗机构的服务水平和能力，更好地满足了人民的基本医疗需求。四是加强信息化建设。基本药物制度建设积极推进信息化建设，加强药品采购、配送和使用的信息管理和流通监管。通过建立电子药品采购平台、推进电子处方等措施，提高了药品供需信息的透明度和管理效率。五是强化监管体系。为保障基本药物制度的有效实施，加大了相关监管部门的监督和执法力度。加强药品质量监管、规范市场秩序，打击假劣药品和不合理涨价等行为，增强了人民的用药安全感和信心。

综上所述，基本药物制度建设取得了阶段性进展，包括完善药物目录、控制药品价格、推进基层机构建设、加强信息化建设和强化监管体系。这些成果对于保障人民基本医疗需求、提升医疗服务水平具有积极意义，但在未来的工作中还需要进一步巩固和完善。

（三）卫生总费用发生结构性变化

卫生总费用结构是指卫生领域各项费用在总体上的分布和比例关系。2001年，我国卫生总费用中个人卫生支出比重高达60%，政府预算卫生支出和社会卫生支出分别占16%和24%；2010年，我国个人卫生支出的比重下降到35.5%，政府和社会卫生支出的比重分别提高到28.6%和35.9%，卫生筹资结构趋向合理，居民负担相对减轻，公平性显著改善。参合农民自付医药费用比例从2008年的73.4%下降到2011年的49.5%，看病就医经济负担大大减轻。2008—2011年，公立医院门诊和住院费用增长速度均控制在7%以内，减缓了20世纪90年代中期以来医疗费用快速增长的势头。据调查，2011年与2008年相比，城市住院病人不满意率下降7个百分点，农村下降13个百分点。

降低个人卫生支出比例具有保障公平和可及性、促进就医意愿和及早干预、促进经济发展、提高社会福利和健康水平以及促进社会稳定等多重意义。这不仅有利于个人和家庭的福祉，也符合社会全面发展的要求。一是保障公平和可及性。个人卫生支出比例降低可以帮助减轻患者的经济负担，提高医疗服务的可及性。如果个人卫生支出过高，特别是对于低收入人群来说，可能导致因经济原因无法获得必需的医疗服务，造成公平和可及性问题。降低个人卫生支出比例有助于实现社会公平和全民可及的目标。二是促进就医意愿和及早干预。当个人卫生支出比例过高时，一些人可能会因为经济压力而推迟就医或不得不放弃一些必要的治疗措施。这可能导致疾病的恶化或延误，增加医疗风险和治疗成本。如果个人卫生支出比例降低，患者将更有动力及早就医和接受预防性措施，有利于早期干预和提高治疗效果。三是促进经济发展。个人卫生支出比例降低也有助于促进经济发展。如果个人卫生支出过高，将削弱个人和家庭的消费能力，可能导致其他方面的经济压力。相反，降低个人卫生支出比例可以释放更多的个人收入用于其他消费和投资，促进个人和社会经济的可持续发展。四是提高社会福利和健康水平。通过降低个人卫生支出比例，社会可以提供更多的公共卫生服务和保障，改善疾病预防和医疗保健措施，提升整体的社会福利和健康水平。这有助于减少疾病的发生和传播，提高人民的生活质量和预期寿命。五是促进社会稳定。当个人卫生支出比例过高时，可能引发社会不满和不稳定。降低个人卫生支出比例并提供更好的医疗保障，有助于解决人民对于医疗服务的不平等感和社会不公问题。

（四）医疗服务提供和利用明显改善

2011年，全国县级（含县级市）医院诊疗人次达7.6亿人次，入院人数4 995.3万人，比2007年分别增长4.3亿人次、3 104.8万人，增长率分别达到130.3%和164.23%；病床使用率85.0%，比2007年提高15.3个百分点。乡镇卫生院诊疗人次为8.66亿人次，入院人数3 449万人，较2007年分别增长1.06亿人次和787万人；病床使用率58.1%，较2007年增长9.7个百分点。村卫生室诊疗量达17.9亿人次，比上年增加1.3亿人次，平均每个村卫生室年诊疗量2 700人次。根据卫生部2011年医改专题研究，两周未就诊比例农村居民从2008年的12.4%下降到2011年的6.1%。从统计数据可以看出，随着农村医疗卫生机构条件改善，农村居民就诊意识的提高，医疗服务利用总体明显提升。

二、公共卫生服务提供情况

2009年7月，卫生部、财政部、人口计生委印发《关于促进基本公共卫生服务逐步均等化的意见》（卫妇社发〔2009〕70号），该文件的出台旨在加强基本公共卫生服务的普及和提升，提高公民的健康水平，主要包括以下内容：一是均等化目标。确定了基本公共卫生服务逐步均等化的目标，即通过努力，使所有居民在健康教育、疾病预防、健康促进、基本医疗等方面享有相同的权益和服务。二是基本公共卫生服务范围。明确了基本公共卫生服务的范围，包括疾病预防控制、健康教育、妇幼保健、老年人健康服务、慢性病管理、计划免疫、职业健康等方面的服务。三是基础设施建设。提出加强基层卫生服务机构建设，改善卫生设施和设备条件，提高基层医疗机构的服务能力。四是人才培训和团队建设。提出加强基层卫生服务人员培训，提高他们的专业水平和服务素质；鼓励社区卫生服务中心、乡镇卫生院等机构建立医疗团队，提供全科医生和家庭医生服务。五是社会参与和监督。鼓励社会力量参与基本公共卫生服务的提供，推动形成政府主导、多元参与、社会监督的工作格局，促进公共卫生服务的透明度和质量。六是组织管理和评价机制。要求建立健全公共卫生组织管理和评价机制，加强卫生服务能力的评估和监测，推进公共卫生服务信息化建设。

该政策具有以下作用：一是重视健康公平。该政策强调提高基本公共卫生服务的普及，追求健康资源的公平分配，使更多的人能够享受到基本的公共卫生服务，缩小了贫困地区和弱势群体在卫生资源方面的差距。二是加强基层服务能力。政策着眼于基层卫生服务机构的建设和提升，通过培训医务人员、改善基础设施等措施，提高了基层医疗机构的服务能力，强化了基层卫生工作的基础。三是引导社会参与。政策鼓励社会力量参与基本公共卫生服务的提供，推动卫生资源的多元化投入和管理，促进了社会参与和社区居民的自主性，提高了公共卫生服务的可及性和适用性。四是健全公共卫生体系。该政策提出要完善公共卫生监测、应急响应和预防控制等方面的机制，提高了全国卫生系统的敏捷性和应对能力，加强了疾病防控和公共卫生工作的整体水平。

一些人认为，虽然该文件提出了均等化目标，但在具体实施过程中，由于地区发展差异和资源分配不平衡等问题，仍存在着一些地区和人群在基本公共卫生服务上的差距。也有人认为，政策在推行过程中可能受到财务投入不足、管理机制不完善等因素的限制，导致实际落地效果不尽如人意。为了保障基本公共卫生服务项目实施的规范化、标准化与精细化，卫生部出台了《国家基本公共卫生服务规范（2009 年版）》，对服务对象、服务内容、服务流程、服务要求、考核指标及服务记录表单的填写等做出了明确规定。2011 年，国家将卫生监督协管服务纳入国家基本公共卫生服务项目，国家基本公共卫生服务项目增至 10 类 41 项，同时制订了《国家基本公共卫生服务规范（2011 年版）》，对各项服务内容与服务流程进行了补充和完善，基本公共卫生服务均等化在基层得到广泛开展。为落实国家基本公共卫生服务项目，国家建立了"财政预算、分级承担、县区为主、中央补助"的长效资金筹集机制，2009 年人均基本公共卫生服务经费标准不低于 15 元，2021 年人均基本公共卫生服务经费标准提高到 79 元。中央补助资金重点向困难地区倾斜，西部补助 80%，中部补助 60%，东部补助 10%～50%，通过中央财政转移支付的方式，体现了卫生公平性。2009—2011 年，中央财政共投入 100 多亿元用于农村孕产妇分娩补助项目、增补叶酸预防新生儿神经管缺陷项目、农村妇女"两癌"检查项目以及预防艾滋病母婴传播项目。截至 2011 年年底，全国电子健康档案建档率达到 50%，高血压、糖尿病患者健康管理人数分别达到 4 500 万和 1 500 万，为贫困白内障患者实施复明手术等重大公共卫生专项基本完成；孕产妇产前检查率达 93.7%，产后访视率达 91.0%；3 岁以下儿童系统管理率达 84.6%，孕产妇系统管理率达 85.2%。

第四节　健康水平

一、概述

随着医疗卫生体制改革的推进和医疗卫生资源投入的增加，居民健康水平有了大幅提高，城乡居民健康指标差距也在逐步缩小，长期存在的城乡二元结构和地区差异正在发生变化。

二、疾病谱和死因谱变化情况

据 36 个城市和 78 个农村县死因统计，2008 年城市居民前十位死因顺位：恶性肿瘤（占 27.12%）、心脏病（占 19.65%）、脑血管病（占 19.62%）、呼吸系病、损伤及中毒、内分泌营养和代谢疾病、消化系病、泌尿生殖系病、神经系病、精神障碍，前十位死因合计占死亡总数的 92.4%。

农村居民前十位死因顺位：恶性肿瘤（占 25.39%）、脑血管病（占 21.73%）、呼吸系病（占 16.88%）、心脏病、损伤及中毒、消化系病、内分泌营养和代谢疾病、泌尿生殖系病、神经系病、精神障碍，前十位死因合计占死亡总数的 93.5%。

三、重大疾病发病率和死亡率控制情况

监测重大疾病发病率和死亡率是实现科学精准的疾病防控的重要手段，对于制定疾病防控策略、评估工作效果、提高公众健康意识以及优化资源配置都具有重要意义。一是疾病防控策略制定。监测重大疾病的发病率和死亡率可以为政府和卫生部门制定科学合理的疾病防控策略提供重要依据。分析发病率和死亡率的变化趋势，可以发现疾病的流行规律、高发地区和人群，及时采取相应措施加以干预和控制。二是评估重大疾病防治效果。监测重大疾病的发病率和死亡率，可以评估疾病防治工作的效果，及时了解疾病防治工作的进展和成效，发现问题并及时调整策略，确保防疫控制工作能够有效地降低疾病的发病率和死亡率。三是提高公众健康意识。公众对于重大疾病的发病率和死亡率情况有所了解，能够增强对疾病防控的重视和自我保护意识。公众可以根据相关数据了解到自己所在地区或者自身身体状况面临的风险，采取适当的预防措施，提高个人和家庭的健康水平。四是资源优化配置。监测疾病发病率和死亡率，可以明确疾病的优先级和紧迫性，有助于政府和卫生部门合理配置资源，加大疾病防治工作的重点和力度，优化资源的配置，提高医疗卫生服务的效率和质量。

（一）传染病报告和死亡情况

2011 年，全国甲乙类传染病共报告发病 323.76 万例，死亡 15 264 人；报告发病率为 241.44/10 万，死亡率为 1.14/10 万；较 2007 年传染病报告发病率有所降低，死亡率有所上升。报告发病数居前 5 位的病种依次为病毒性肝炎、肺结核、梅毒、细菌性阿米巴性痢疾、淋病，占甲乙类传染病报告发病总数的 94.4%；报告死亡数居前五位的病种依次为艾滋病、肺结核、狂犬病、病毒性肝炎、流行性出血热，占甲乙类传染病报告死亡总数的 97.6%。全国丙类传染病共报告发病 308.25 万例，死亡 538 人；发病率为 229.88/10 万，死亡率为 0.04/10 万。报告发病数居前 5 位的病种依次为手足口病、其他感染性腹泻病、流行性腮腺炎、流行性感冒和风疹，占

丙类传染病报告发病总数的 98.7%。报告死亡数居前 3 位的病种依次为手足口病、其他感染性腹泻病和流行性感冒，占丙类传染病报告死亡总数的 99.6%。

（二）血吸虫病防治

血吸虫病是由血吸虫寄生虫感染引起的一种寄生虫病。这种疾病主要通过接触感染水源中含有血吸虫寄生虫幼虫的淡水（如河流、湖泊等）而传播。血吸虫病是一种可以预防和治疗的疾病，通过加强公众的健康教育、改善环境卫生条件和提供适当的医疗服务，可以减少其传播和影响。截至 2011 年年底，全国血吸虫病流行县（市、区）454 个；累计达到血吸虫病传播控制标准的县（市、区）103 个，累计达到传播阻断标准的县（市、区）274 个；年底实有病人 29.0 万人，比上年减少 3.6 万人；年内治疗病人 44.3 万人次，扩大化疗 267.6 万人次。

（三）地方病防治

地方病是指一些地区特有的慢性营养缺乏病，主要发生在缺乏特定营养物质或长期接触某些有害因素的地区。这些疾病往往与地理环境、食物供应和生活方式有关。预防和控制地方病的关键是改善地区的环境卫生条件、提供营养均衡的饮食、鼓励食用富含必需营养物质的食物，并加强健康教育。此外，政府和相关部门也应加强监测和治理地区的地方病问题，采取有效的控制措施，保障居民的健康。截至 2011 年年底，全国克山病病区县数 326 个，累计控制（消除）县 257 个，现症病人 3.97 万人；大骨节病病区县 377 个，累计控制（消除）县 216 个，现症病人 64.21 万人；碘缺乏病防治工作县（区）2 815 个，现症病人 33.78 万人。地方性氟中毒（饮水型）病区县数 1 136 个，控制县数 196 个，氟斑牙病人 2 033.13 万人，氟骨症病人 133.65 万人；地方性氟中毒（燃煤污染型）病区县数 173 个，控制县数 24 个，氟斑牙病人 1 480.23 万人，氟骨症病人 194.58 万人。

四、健康水平提升情况

全国人均期望寿命由 2005 年的 72 岁提高至 2010 年的 74.83 岁。孕产妇死亡率由 2005 年的 47.7/10 万降至 2011 年的 26.1/10 万，其中，城市为 25.2/10 万，农村为 26.5/10 万，孕产妇死亡率城乡之比由 2005 年的 1：2.15 缩小为 2011 年 1：1.01。农村孕产妇主要死因构成如下：产科出血占 31.3%、羊水栓塞占 10.5%、妊娠期高血压疾病占 12.1%、合并心脏病占 10.9%。西部地区与东部地区的农村住院分娩率差距由 2003 年的 34 个百分点下降到 2010 年的 2 个百分点。婴儿死亡率由 2005 年的 19.0‰降至 2011 年的 12.1‰，其中，城市为 5.8‰，农村为 14.7‰；5 岁以下儿童死亡率由 22.5‰降至 15.6‰，其中，城市为 7.1‰，农村为 19.1‰；新生儿死亡率 7.8‰，其中，城市为 4.0‰，农村为 9.4‰。婴儿死亡率的城乡差距也从 7.2 个千分点下降到 5.9 个千分点。

第五节　小结

这一时期的五年卫生规划主要是"十一五"规划。2007 年 5 月 21 日国务院批转《卫生事业发展"十一五"规划纲要》。这一时期的卫生事业改革发展目标总体目标包括：到 2010 年在全国初步建立覆盖城乡居民的基本卫生保健制度框架，使我国进入实施全民基本卫生保健国家行列；到 2010 年在全国普遍建立比较规范的新型农村合作医疗制度和县、乡、村三级医疗卫生服务体系，初步解决农村公共卫生和农民看病就医问题；到 2010 年在全国城市初步建立比较完善的社区卫生服务体系，不断提高服务水平，为城市居民提供安全、方便、价廉的公共卫生服务和基本医疗服务；到 2010 年初步建立国家基本药物制度，保证群众基本用药，有效降低药品价格；到 2010 年基本建立比较规范的公立医院管理制度，坚持公益性质，坚持为人民健康服务的方向。而在"十一五"的农村重点工作中，则重点强调全面推进新型农村合作医疗制度建设，农村卫生服务体系建设，农村人才队伍的建设，其中加强新型农村合作医疗制度建设，要求到 2010 年，实现新型农村合作医疗制度基本覆盖农村居民。随着经济发展，逐步提高国家对参加新型农村合作医疗农民的补助标准和农民缴费标准，提高保障水平。坚持互助共济，坚持公开、公正、公平，坚持便民利民，真正让农民受益。规范新型农村合作医疗制度模式。加强新型农村合作医疗管理，规范管理制度。完善农村医疗救助制度，帮助特困农民和农村优抚对象参加新型农村合作医疗。要实施《农村卫生服务体系建设与发展规划》，加强农村医疗卫生基础设施建设，鼓励社会力量在乡、村两级兴办非营利性医疗卫生机构，巩固和健全县、乡、村三级医疗卫生服务体系。加强乡镇卫生院建设，每个乡镇要有1所政府办的卫生院，并由县级政府统一管理。采取多种形式支持每个行政村设立1个卫生室。到2010年，基本完成县级医疗机构、预防保健机构和乡（镇）卫生院房屋设备的改造和建设任务。优化农村卫生资源配置，加强医疗卫生服务和药品监管，推广适宜技术，采用基本药物，控制农村医药费用不合理增长，为农民提供安全、有效的医疗卫生服务。明确乡镇卫生院和村卫生室的公共卫生服务职责，确保有人承担疾病监测报告、预防接种等公共卫生任务。农村人才队伍的建设，则明确继续开展"万名医师支援农村卫生工程"，推动二级以上医疗卫生机构对口支援乡（镇）卫生院试点工作和高校毕业生到农村服务工作。到2010年，实现城市支援农村卫生工作经常化、制度化。加强农村初级卫生保健工作，到2010年，以县为单位的初级卫生保健合格率达到80%。

这一时期，中央财政投入力度逐年加大，基本医疗保障制度基本实现全覆盖，国家基本药物制度基本建立起来，基层医疗卫生服务体系逐步健全，特别是县乡村三级医疗卫生保健网逐步建立，基本公共卫生服务均等化广泛开展，公立医院改革试点有序推进，医改五项重点工作取得阶段性成果，人民群众"看病难、看病贵"问题得到一定程度的缓解。但同时，卫生事业发展中不平衡、不协调、不可持续的问题依然存在。卫生资源配置、卫生服务利用、居民健康水平在城乡、地区和人群方面存在显著差异，群众大病医疗费用负担仍然较重。随着医改的推进，深层次的体制矛盾、复杂的利益调整等难点问题进一步显现，改革已进入"深水区"。农村卫生体系仍需强化，农村卫生人才严重短缺，农村卫生服务能力十分薄弱。

第五章　中国农村卫生健康新时代发展时期（2012年至今）

党的十八大以来，以习近平同志为核心的党中央团结带领全国各族人民迈进了全面建成小康社会的新时代，提出了一系列治国理政的新理念、新思路、新战略，出台了一系列重大工作举措，把民生作为党和国家工作的大事。2016年8月，党中央、国务院召开21世纪以来首次全国卫生与健康大会，习近平总书记出席会议并发表重要讲话。他强调，没有全民健康，就没有全面小康，要把人民健康放在优先发展的战略地位。会议确立了新时代党的卫生与健康工作方针："以基层为重点，以改革创新为动力，预防为主，中西医并重，将健康融入所有政策，人民共建共享。"2020年6月1日起施行的《中华人民共和国基本医疗卫生与健康促进法》，是我国卫生与健康领域第一部基础性、综合性法律，确立了基层医疗卫生体系在医疗卫生服务体系中的基础地位。这一时期的主要特点如下：一是经济结构转型。中国在这一时期进一步推进经济结构转型，加快实施创新驱动发展战略。经济增长从过去主要依靠投资和出口驱动，转向更加注重内需、消费和创新驱动。二是农村城镇发展差距。虽然中国农村地区在这一时期也取得了一定的经济增长，但农村与城镇的发展差距仍然存在。城市化进程不断推进，但农村地区的基础设施建设、公共服务水平和人才流失问题仍待解决。三是政策导向与改革措施。中国政府在这一时期继续关注农村卫生健康事业的发展，并采取了一系列政策措施。政府逐步加大对农村卫生资源的投入，加强基层医疗机构建设，推动医疗信息化和智慧医疗等技术的应用。四是基本医疗保障制度完善。为了提高农村居民医疗保障水平，中国政府逐步完善村级合作医疗制度，并扩大农民工医保和新农合覆盖范围。这些政策措施为农村居民提供了更广泛的医疗保障和基本的医疗服务。五是人才培养与流动。政府加大对农村卫生人才培养和流动的支持力度，鼓励医生、护士等卫生人才到农村地区工作，并提供相应的扶持政策和福利待遇。六是健康扶贫与健康教育。中国政府积极推进健康扶贫工作，通过提供医疗救助和健康保障，帮助贫困农村居民解决看病就医问题。此外，政府还加强了农村地区的健康教育工作，提高农村居民的健康意识。

总的来说，中国农村卫生健康新时代发展时期是在经济结构转型和农村与城镇发展差距问题存在的背景下进行的。政府进一步加大了对农村卫生资源的投入，完善基本医疗保障制度，加强人才培养和流动，推进健康扶贫和健康教育工作。这一时期的卫生健康改革举措旨在促进农村居民的健康水平提升，缩小城乡差距，实现全民健康目标。

第一节　制度安排

一、健康中国战略提出

（一）健康中国战略提出的背景

党和政府历来高度重视人民健康，习近平总书记对人民健康作了一系列讲话。"健康是促进人的全面发展的必然要求，是经济社会发展的基础条件，是民族昌盛和国家富强的重要标志，也是广大人民群众的共同追求""没有全民健康，就没有全面小康""要把人民健康放在优先发展的战略地位""我们党从成立起就把保障人民健康同争取民族独立、人民解放的事业紧紧联系在一起"，这些重要讲话讲清了"健康"的定位。作为一个多维度的概念，健康既是发展手段又是发展目标，在现代化建设中具有基础性、长远性、全局性的作用。党的十八大以来，以习近平同志为核心的党中央把维护人民健康摆在更加突出的位置，召开全国卫生与健康大会，确立新时代卫生与健康工作方针，印发《"健康中国2030"规划纲要》，发出建设健康中国的号召，明确了建设健康中国的大政方针和行动纲领。党的十九大报告进一步提出"实施健康中国战略"，标志着党和政府将人民健康上升到事关现代化建设全局的高度，正式将健康中国战略确立为国家战略。

（二）实施健康中国战略的重要意义

实施健康中国战略对于提升全民健康水平、促进经济社会发展、预防控制疾病、构建健康生态和强化卫生体系具有重要的意义。它是中国政府致力于打造一个人人享有健康的社会的重要战略举措。一是能提升民众健康水平。健康中国战略旨在促进全民健康，通过加强疾病预防控制、提高医疗服务质量、推动健康教育和健康促进等措施，提升民众的健康水平和生活质量。二是促进经济社会发展。健康中国战略将健康视为人力资本的重要组成部分，通过提高人口的健康素养和劳动力的健康状况，可以促进劳动生产力的提升，推动经济社会的可持续发展。三是预防控制重大疾病。随着非传染性疾病的不断增多，健康中国战略强调了预防控制重大疾病的重要性。加强慢性病管理、控制传染病的传播、提高癌症筛查和早期诊断率等措施，可以减少疾病的发生和传播，减少疾病对个人和社会的负面影响。四是构建全民参与的健康生态。健康中国战略强调了全社会的共同参与和共同责任。鼓励社会各界积极参与健康促进和疾病预防控制，形成全民共建、共享的健康生态，可以提高公众对健康问题的重视程度，推动健康意识的普遍提升。五是强化卫生体系和应急能力。健康中国战略提出了提高基本公共卫生服务能力和建立健全应急管理机制的目标。加强医疗卫生体系建设、提高应急响应能力，可以更好地应对突发公共卫生事件和传染病的暴发，保障公众的健康安全。

（三）健康中国的主要内容

从现代健康社会的结构来看，健康国家的建设离不开健康生活、健康服务、健康保障、健康环境和健康产业五大基本任务。习近平总书记强调"以普及健康生活、优化健康服务、完善健康保障、建设健康环境、发展健康产业为重点，加快推进健康中国建设"，明确了健康中国建设的五大任务。一是普及健康生活。普及健康生活是健康中国建设的前提，能为健康中国建设奠定重要基础。健康与人们的生活方式密切相关，不健康的生活方式引起的疾病问题日益突出。根据世界卫生组织相关研究，在影响个人健康和寿命的四大因素中，生活方式与行为占比高达60%。普及健康生活是促进健康的关键环节之一，是预防和控制疾病的基础性工作，也是提升国民健康素质、提高社会生产力的重要途径。因此，普及全民健康生活、倡导树立科学的健康观、营造积极的健康文化，对于增进人民健康和促进经济社会全面协调可持续发展至关重要。二是优化健康服务。优化健康服务是健康中国建设的重点，为健康中国建设提供强有力的支撑。健康服务包括公共卫生服务、医疗服务、中医药服务以及针对重点人群的医疗卫生服务。我国作为人口基数庞大、人口老龄化程度不断加深的发展中国家，医疗卫生系统面临着巨大的压力。面对卫生健康领域出现的新形势、新问题、新挑战，只有不断优化健康服务，才能更好地满足人民群众多层次、多样化的健康服务需求。三是完善健康保障。完善健康保障是健康中国建设的关键，能为健康中国建设提供坚强保障。我国已经建立了世界上规模最庞大的社会保障体系，基本医疗保险的覆盖范围超过90%。只有建立公平的卫生健康保障系统，才能缩小城乡间、人群间、区域间的健康状况差异。加强医疗保障体系和药品供应保障体系建设是完善健康保障的重点，全民医疗保障体系是解决人民群众看病难、看病贵的基础性、兜底性制度安排，药品供应保障体系是维系医药卫生体系良性运行的重要保障。四是建设健康环境。建设健康环境是健康中国建设的条件，为健康中国建设展示良好形象、为人的健康奠定了良好基础。习近平总书记指出："良好的生态环境是人类生存与健康的基础。"维护人民健康和保护生态环境都是事关中华民族伟大复兴的大事，人民健康和生态环境密不可分。世界卫生组织研究发现：影响人的健康的因素中，环境影响占17%，医疗服务仅占8%。生态环境对健康的影响远高于医疗服务，因此，要切实解决好影响人民群众健康的生态环境问题。五是发展健康产业。发展健康产业是健康中国建设的动力，可以为健康中国建设提供有力支撑。健康产业涉及医药、保健、食品营养、医疗器械、运动健身等与健康相关的生产及服务领域，蕴含着巨大的市场潜力。随着健康中国战略的深入实施，人民健康意识会大大提升，健康需求将会形成巨大的消费市场，发展健康产业是一个重要契机。

（四）对健康中国战略的评价

健康中国战略作为中国政府的重要举措，具有积极的评价和意义，具体如下：

一是健康导向。健康中国战略将健康置于国家发展的核心位置，强调预防为主、全民参与、多部门协同的原则。这种健康导向的政策思路有助于提高公众对健康的认识和重视程度，并推动社会各界共同参与健康事业。二是全面提升健康水平。健康中国战略致力于提升全民健康水平，通过加强基本公共卫生服务、改善医疗资源配置、开展健康教育和健康促进活动等措施，有效满足人民群众的健康需求，提高整体的健康水平。三是突出重大疾病防控。健康中国战略强调对重大疾病的防控和管理，特别是非传染性疾病、慢性病等在中国面临的严峻挑战。加强疾病监测、推动早期诊断和治疗、促进健康生活方式的养成，有助于减轻疾病负担，提高人民群众的健康素养。四是多元参与和社会共治。健康中国战略强调社会各界的参与和共同责任，形成政府主导、多元参与、社会共治的工作格局。这有助于整合社会资源，提高公共卫生服务的可及性和可持续发展能力，推动全民健康的实现。五是提升公共卫生应急能力。健康中国战略强调加强公共卫生应急能力的建设，以应对传染病和突发公共卫生事件。这对于保障社会公众的健康安全具有重要意义，有利于提高国家的应急管理能力。

总之，虽然健康中国战略仍面临一些挑战，如医疗资源不均衡、医患关系等问题，但总体而言，它为中国全民健康的宏伟目标明确了方向，提供了重要的政策支持和指导，为构建一个健康、幸福的社会奠定了基础。

二、新时代党的卫生与健康工作方针

（一）新时代卫生健康工作的特点

党的十八大以来，中国特色社会主义进入新时代，以习近平同志为核心的党中央对卫生健康工作给予高度重视，积极统筹谋划，卫生健康工作也表现出新特点。一是人民健康至上。新时代卫生健康工作始终将人民群众的健康放在首位，以满足人民对健康的需求为出发点和落脚点。注重加强基本公共卫生服务，提高医疗卫生质量和效率，努力实现全民健康目标。二是全民参与共建共享。新时代卫生健康工作强调多方面参与和共同责任。政府、社会组织、企事业单位和个人都应承担起推动健康的责任和义务，通过搭建参与平台、加强健康教育等措施，形成全民参与、共建共享的健康生态系统。三是以预防为主。新时代卫生健康工作倡导以预防为主，注重推动健康促进、疾病预防和控制工作；加强疾病监测预警、筛查早期诊断、健康干预等，有效降低疾病的发生和传播，提高人民群众的健康素养。四是促进医疗卫生体制改革。新时代卫生健康工作推动医疗卫生体制改革，加强基层医疗卫生服务能力，提高医疗资源配置效率，推动分类诊疗、综合改革等措施，提高医疗服务的质量和便捷性。五是应急管理能力提升。新时代卫生健康工作重视应对突发公共卫生事件和重大传染病的能力；加强公共卫生应急管理体系建设，提高应急响应能力和科学决策水平；有效处置突发事件，保障公众的健康安全。六是科技创新驱动。新时代卫生健康工作注重发挥科技创新的作用，推动医疗卫生领域的科技进步；加强信息化建设，推动大数据、人工智能等前沿技术在健康领域的应用，提高医疗服务的精准性和效率。这些特点体现了新时代卫生健康工作的发展方向和主要特征，也为全面推进健康中国建设提供了具体的指导和支持

（二）新时代卫生与健康工作方针的提出

2016 年 8 月，全国卫生与健康大会在北京召开，习近平总书记坚持把人民健康放在优先发展的战略位置，回首新中国卫生与健康工作的成功经验，指出在健康中国建设的过程中，要坚持走中国特色的卫生与健康发展道路。在深入分析我国卫生健康事业发展大势的基础上，习近平总书记提出了新时代卫生与健康工作方针，俗称 38 字卫生工作方针："以基层为重点，以改革创新为动力，预防为主，中西医并重，将健康融入所有政策，人民共建共享。"这一方针把卫生与健康相提并论，凸显了新时代卫生工作的目标与本质要求，同时也扩展了方针的适用范围，是一切与健康相关联的事业的指导方针。从内涵上看，新时代卫生与健康工作方针继承了以往卫生工作方针的思想精髓，不仅保留了"预防为主，中西医并重"，而且浸透着"为人民健康服务"的精神。把"以农村为重点"调整为"以基层为重点"，适应了城镇化的快速进程和城乡统筹发展的新要求，坚持了我国在卫生与健康工作中一贯倡导的公平正义原则；增加了"改革创新""共建共享"等新元素，与新形势下国家总体发展战略和发展理念相协调，为卫生与健康工作增添了新活力；"将健康融入所有政策"则突出了大健康的新观念，体现了党和国家在维护人民群众健康上的决心和力度。

（三）新时代卫生与健康工作方针的内涵

这 38 字卫生工作方针既与党在不同历史时期的卫生工作方针一脉相承，又体现了新发展理念的科学内涵，具有鲜明的时代特征，是对新形势下卫生与健康工作的总要求，是推进健康中国建设和制定相关政策的基本遵循。一是体现了党"以人为本"的执政理念，解决好经济社会发展和健康的关系，树立"大卫生、大健康"理念，将健康融入所有政策，推动健康危害的源头治理。二是明确了建设健康中国的战略主题和基本路径，触

及了健康的本质、健康既是人们的权利，也是人们的责任，要形成"政府主导、全社会广泛参与、共建共享"的健康格局，实现全民健康。三是探索出一种具有中国国情的健康服务模式，创新医疗服务供给模式。

（四）新时代卫生与健康工作方针的价值

新时代卫生与健康工作方针具有以下五个重要价值：一是保障人民健康权益。新时代卫生与健康工作方针将人民健康置于至高无上的位置，强调人民的健康权益和幸福感是国家发展的核心。这为全面保障人民的健康需求和权益提供了政策和法律的支撑，促进社会公平正义，推动人民获得更好的健康服务。二是建设健康中国的指导思想。新时代卫生与健康工作方针奠定了建设健康中国的指导思想和发展路径，通过加强预防、推动医疗体制改革、加强应急管理和科技创新等措施，全面提升国家健康水平，实现人民健康和社会进步的良性循环。三是促进卫生与健康事业可持续发展。新时代卫生与健康工作方针着眼于长远，注重系统性、全面性和可持续性；通过推动卫生与健康事业的全面发展，优化医疗资源配置，提升基层健康服务能力，加强预防和控制工作，提高公众健康素养等，使卫生与健康事业得以长期稳定发展。四是助力社会经济发展。人民的健康是社会经济发展的重要支撑和动力。新时代卫生与健康工作方针的实施，将有助于减轻疾病负担，提高人民群众的生产能力和创造力，促进经济的可持续发展，为全面建设社会主义现代化国家提供有力支持。五是加强国际合作和交流。新时代卫生与健康工作方针强调国际合作的重要性，推动共同应对全球公共卫生挑战。我国积极参与国际卫生事务，分享经验和技术，促进卫生与健康领域的全球合作与发展。

总体来说，新时代卫生与健康工作方针的价值在于保障人民健康权益、指导建设健康中国、促进卫生与健康事业可持续发展、助力社会经济发展和加强国际合作。

三、城乡一体的医疗保障制度

（一）城乡医疗保障制度整合的意义

城乡一体的医疗保障制度旨在实现城市和农村居民享有相同的基本医疗保障权利，消除城乡之间医疗保障的差距。这种制度的目标是提供全面、公平和可持续的医疗保障，确保每个人都能够获得负担得起的医疗服务。党中央、国务院高度重视广大人民群众的医疗保障问题，不断完善覆盖全体城乡居民的医疗保障制度。1998年，我国开始建立城镇职工基本医疗保险制度；2003年，启动新型农村合作医疗制度试点，并逐步建立城乡医疗救助制度；2007年，正式启动建立城镇居民基本医疗保险制度。三项医疗保障制度是在不同时期、针对不同人群相继建立起来的，在保障城乡居民基本医疗等方面发挥了积极作用。然而，这种体制割裂、制度分设、管理分散的城乡二元结构也带来了不公平的问题，特别是城镇居民基本医疗保险和新型农村合作医疗，两种制度筹资模式和缴费标准相近，却享受不同的医保待遇。进入新时代以来，我国医疗保障制度改革正由城乡分割转为城乡一体化发展的新时期，城乡医保整合已是必然趋势。整合城乡医保制度，一是实现健康公平的必然要求。城镇职工、城镇居民、新农合三项医保制度在筹资水平、保障范围、服务水平等方面均存在一定差异，这种差异直接导致城乡居民在医疗卫生服务利用方面产生区别，进而导致健康权利的不公平。将全体居民按照不同人群区别对待、基本医疗保障制度分开设置、医疗保障待遇明显有别，是社会保障领域不公平的表现之一。制度整合，可以逐步缩小基本医疗保障待遇之间的差别，真正实现城乡居民健康权益的公平化。二是提高医疗资源配置效率的有效途径。此前我国大多数统筹地区都存在城乡居民重复参保现象，并衍生出重复补贴、资金浪费等问题。整合城乡医保制度，有利于医保经办机构准确识别城乡居民参保情况，统一管理，更好地分配医疗资源。同时由于制度不统一，一个地区需要建设两个医保经办机构，造成社会资源的浪费。整合医疗保障制度可以解决重复建设问题，节约人力和管理成本，提高运行效率。三是促进医保资金可持续运行的重要保障。整合医保制度可以扩增参保人数，扩大基金规模，不断增强医保基金抵御风险的能力，保障制度的可持续发展。同时，制度整合可以提高医保基金的统筹层次，打破条块化分割模式，更好发挥医保基金的共济能力。

（二）整合建立城乡居民基本医疗保险

在城镇居民基本医疗保险和新型农村合作医疗两项制度独立运行十年后，国务院出台了《关于整合城乡居民基本医疗保险制度的意见》（国发〔2016〕3号），将城镇居民基本医疗保险和新型农村合作医疗两项制度整合，建立统一的城乡居民基本医疗保险制度，并提出推进覆盖范围、筹资政策、保障待遇、医保目录、定点管理、基金管理"六统一"要求，推动保障更加公平、管理服务更加规范、医疗资源利用更加有效。随后，各省份相继出台了整合城乡居民基本医保制度的政策文件和实施细则，并轨工作总体运行平稳。2018 年 5 月，国务院将原来分散在人力资源和社会保障部等部门，与医疗保险相关的职责加以整合，组建了国家医保局。2018 年 7 月，国家医保局、财政部、人力资源和社会保障部、国家卫生健康委员会联合印发《关于做好 2018 年城乡居民基本医疗保险工作的通知》（医保发〔2018〕2 号），提出提高城乡居民医保筹资标准、推进统一的城乡居民医保制度建立、完善门诊统筹保障机制、做好贫困人口医疗保障工作、改进服务管理等重点任务，要求 2019 年全国范围内统一的城乡居民医保制度全面启动实施。截至 2022 年年底，参加城乡居民基本医疗保险人数达到 98 328 万人。

四、均衡高质量发展政策

构建优质均衡的医疗服务体系是"十四五"时期国家医疗卫生服务体系建设的重要内容，我国农村卫生体系的发展不仅是房屋的修缮、设备的更新，更需要高水平医疗卫生机构的帮扶带动，需要农村医疗卫生人员的能力提升，全面提高医疗卫生服务能力和服务水平，更好地满足农村居民日益增长的卫生健康需求。

（一）以高水平技术引领农村卫生事业发展

一是推动公立医院高质量发展。公立医院是我国医疗卫生服务体系的主体，党的十八大以来，公立医院改革作为深化医改的重要内容，取得重大成效，为持续改善医疗卫生服务公平性、可及性，保障人民群众生命安全和身体健康发挥了重要作用。2021 年 5 月 14 日，国务院办公厅印发《关于推动公立医院高质量发展的意见》（国办发〔2021〕18 号）。《关于推动公立医院高质量发展的意见》的主要内容主要包括以下九个方面：一是完善医院治理结构。提出建立现代企业制度，推动科学决策、权责清晰、管理高效的医院治理体系。加强董事会和职业经理人制度建设，引入社会资本，推动公立医院改革。二是深化医药分开改革。进一步推进公立医院与药品、耗材等商业利益的分离，完善医药采购和使用管理制度，加强药品供应保障和合理用药。三是实施绩效管理。建立有效的绩效考核机制，综合评价医疗质量、医疗安全、患者满意度等指标，推动医务人员绩效工资制度改革，激励医务人员提供优质医疗服务。四是推进医联体建设。鼓励公立医院与社区医疗机构、乡镇卫生院等形成医共体或医联体，整合资源，提升基层医疗服务能力。五是加强创新发展。支持公立医院开展临床研究、技术创新，鼓励引进和培养高层次医疗人才，提升医院的科技创新能力。六是改革医疗服务定价机制。推动公立医院实施按病种付费、按诊疗工作量付费等医疗服务定价机制，促进医疗资源合理配置。七是强化医院安全管理。加强医疗质量安全管理，完善不良事件报告、处理和追责机制，提高医疗安全水平。八是加快医院信息化建设。推动公立医院信息化建设，加强医疗信息共享，提升医疗服务效率和质量。九是完善医保支付方式。优化公立医院融入医保支付的方式，推进按病种付费、按病例负担、综合目录管理等医保支付模式改革。《关于推动公立医院高质量发展的意见》旨在推动公立医院管理体制改革，提高医疗服务质量和效率，加强医疗安全管理，优化资源配置，为人民群众提供更好的医疗服务。这些举措有助于推动公立医院向高质量发展转型，并提升整个医疗卫生体系的水平和效益。

《关于推动公立医院高质量发展的意见》的价值主要在于提升医疗服务质量、优化资源配置、推动医疗领域创新发展以及促进公立医院改革和发展。这些举措有助于改善人民群众的就医体验，提高医疗卫生体系的整体水平和效益。一是提升医疗服务质量。该意见提出了完善医院治理结构、推动绩效管理、加强医疗安全管理等措施，可以促使公立医院提升医疗服务的质量。建立科学决策和管理高效的治理体系，激励医务人员提供优质医疗服务，以及加强医疗安全管理，可以增加患者对医疗机构的信任，提高医院的整体服务质量。二是优化资源配置。该意见提出推进医联体建设、深化医药分开改革等措施，旨在优化医疗资源的配置和利用效率。加强公立医院与社区医疗机构、乡镇卫生院等的合作，整合资源并提升基层医疗服务能力，可以更好地满足人民群众的医疗需求。三是推动医疗领域创新发展。该意见鼓励公立医院开展临床研究、技术创新，并支持引进和培养高层次医疗人才。这有助于推动医疗领域的创新发展，提高医疗技术水平，为患者提供更先进的诊疗手段和更有效的治疗方案。四是促进公立医院改革和发展。该意见提出了一系列改革措施，如引入社会资本、推动医药分开、改革医疗服务定价机制等。这些举措有助于推动公立医院改革，提高医院的自主经营能力，提高整体效益，为公立医院的长期可持续发展提供支持。

（二）推进分级诊疗制度建设

分级诊疗制度是指将医疗服务按照不同层次进行分类和分配，根据患者的病情轻重、需要医疗资源的程度，将患者引导到适宜的医疗机构就医，以提高医疗资源的合理利用和医疗效率。分级诊疗制度的主要目标是实现以下四个方面的改革：一是强化基层医疗机构。通过提升基层医疗机构的设施、技术和人员水平，使其能够承担更多的基本医疗服务和常见病、多发病的诊疗工作。患者可以在社区卫生服务中心或诊所就医，获得常规的疾病诊断和治疗服务。二是加强专科医疗机构。将复杂疾病和需要高水平医疗技术支持的患者转诊至专科医疗机构。这些机构具备更先进的医疗设备和更专业的医疗团队，能够提供更高水平的医疗服务。三是建立网络医院和远程医疗。通过互联网技术，实现医院之间的远程医疗协作和患者与医生的远程咨询、诊断和治疗。这样可以充分利用医疗资源，让患者获得更及时、便捷的医疗服务。四是引导患者就医行为。通过医保政策等措施，引导患者形成正确的就医观念，遵循分级诊疗的原则，在合适的医疗机构就诊，减少对高级医疗资源的过度依赖。分级诊疗制度的实施需要政府、医疗机构和患者的共同努力。政府应加大对基层医疗机构的支持力度，完善转诊机制和医保政策；医疗机构要提高自身的专业水平和服务质量；患者要正确了解分级诊疗的意义，积极配合分级诊疗制度的运行。分级诊疗制度的实施，可以优化医疗资源的配置，缓解高级医疗机构压力，提高医疗效率，让患者能够更好地获得适宜的医疗服务。

建立分级诊疗制度，是合理配置医疗资源、促进基本医疗卫生服务均等化的重要举措，是深化医药卫生体制改革、建立中国特色基本医疗卫生制度的重要内容，对于促进医药卫生事业长远健康发展、提高人民健康水平、保障和改善民生具有重要意义。2015 年 9 月，国务院办公厅出台了《关于推进分级诊疗制度建设的指导意见》（国办发〔2015〕70 号），提出以强基层为重点完善分级诊疗服务体系，明确加强基层医疗卫生人才队伍建设、大力提高基层医疗卫生服务能力、全面提升县级公立医院综合能力、整合推进区域医疗资源共享、加快推进医疗卫生信息化建设等重点任务，推动形成基层首诊、双向转诊、急慢分治、上下联动的分级诊疗模式。这主要体现在：一是指导思想。建立健全分级诊疗制度，通过居民健康管理、基层医疗卫生服务能力建设、医疗资源配置和管理等方面的改革，提高医疗服务的效率和质量，满足人民群众多层次、多样化的医疗需求。二是分级诊疗体系。建立城乡居民基本医疗保险制度和医疗救助体系，构建以社区为基础、以县域为核心的分级诊疗网络，实现居民在就近便利的基层医疗机构得到及时就医，在中级医院获取较复杂和高水平医疗服务。三是基层医疗卫生服务能力提升。加强基层医疗服务能力建设，提高基层医疗机构的综合服务能力，包括人员培训、诊断技术、设备配备、医疗卫生信息化建设等方面的支持和保障。四是医疗资源整合与配置。优化医疗资源配置，推动医疗机构间的合作与协同发展，实施医疗卫生服务网络规划，促进优质医疗资源下沉到基层医疗机构。五是医疗服务价格改革。推进医疗服务价格改革，建立合理的医疗服务价格机制，促进医疗资源的合理流动和使用。六是健全监管体系。加强对分级诊疗制度的监督和评估，建立健全责任追究制度，规范医疗行为，保障患者权益。通过以上内容，该指导意见旨在推进分级诊疗制度建设，有效整合医疗资源，提升基层医疗卫生服务水平，满足人民群众的医疗需求，从而促进医疗服务的公平性、可及性和可持续发展。

2015 年《关于推进分级诊疗制度建设的指导意见》的价值主要在于优化医疗资源配置，提升基层医疗服务水平，促进医疗服务的公平性和可及性，减轻患者的医疗费用负担。这些措施有助于改善患者的医疗就诊体验，提高医疗卫生体系的整体效益，推动医疗服务的可持续发展。一是优化医疗资源配置。该指导意见提出要通过建立分级诊疗体系，优化医疗资源的配置和利用效率；将适合基层医疗机构处理的常见病、多发病引导到基层就医，减轻高级医院的负担，提高医疗资源的利用效率，让患者能够更便捷地获得相应的医疗服务。二是提升基层医疗服务水平。该指导意见强调要加强基层医疗卫生服务能力建设，包括人员培训、设备配备、信息化建设等方面的支持；通过提高基层医疗机构的综合服务能力，让患者在基层就可以得到及时、准确的诊断和治疗，减少对高级医院的过度依赖，提升基层医疗服务的水平和质量。三是促进医疗服务公平性和可及性。通过建立城乡居民基本医疗保险制度和医疗救助体系，构建分级诊疗网络。该指导意见旨在让居民能够就近便利地获得医疗服务，将医疗资源合理配置到基层，让患者能够在就近的基层医疗机构解决大部分医疗需求，提高医疗服务的公平性和可及性。四是降低医疗费用负担。分级诊疗制度的实施可以避免患者因为就医需要到高级医院，从而减轻患者的医疗费用负担。引导患者在基层就医，可以降低患者的就医成本，提高医疗服务的经济效益。

（三）推进紧密型县域医共体建设

紧密型县域医共体是指在县域范围内，将医疗机构、卫生健康部门、社会资源等相互关联起来，形成一体化的医疗服务网络。通过深化医疗卫生体制改革，强调县域内医疗资源的整合和协作，实现医共体内各级医疗机构间的密切配合，提供全方位、连续性的卫生服务。紧密型县域医共体的特点和目标包括：各级医疗机构在县域内进行资源整合和优势互补，形成专科、基层、社区医疗机构之间的合理分工与协作，以满足患者各种不同程度的医疗需求。通过县域医共体的组织形式，加强对基层医疗机构的支持和培训，提高其诊断、治疗和转诊能力，使基层医疗机构能够承担更多的常见病、多发病的诊疗工作。建立科学的转诊制度和诊疗协作机制，实现高级医疗机构与基层医疗机构之间的有效衔接和顺畅转诊，让患者就近就医，并在需要时能够及时获得专家的远程会诊。通过建立健全的管理体系和信息化系统，实现对县域内医疗资源的统一调度、协调和监管，提供全程、全方位的服务，提高患者的满意度和就医体验。紧密型县域医共体的实施需要政府的指导和支持，医疗机构的积极参与和协作以及各相关部门和社会资源的配合。

推进县域医共体建设，是落实分级诊疗制度的具体举措，其最根本的出发点和落脚点是要让人民群众获得更高质量、更加便捷、更为经济的医疗卫生服务。随着医疗改革的加快推进，总的来看，我国医疗卫生服务能力整体大幅提高，群众健康保障水平不断提升。但优质医疗资源的供给仍然不足，结构不太合理，质量和效益还没有得到充分体现，尤其是部分地区基层医疗服务能力有所弱化，群众希望就近"看得好病"的需求难以得到很好满足。从医疗服务体系构建来说，建立分级诊疗制度，一定要强基层，把大多数患者留在基层。为此，2017年4月，国务院办公厅印发《关于推进医疗联合体建设和发展的指导意见》，明确指出要在县域组建医疗医共体，也就是县域医共体，推动优质医疗资源向基层和边远贫困地区流动。文件印发后，各地采取多种形式推进医共体建设，取得了一定成效。但还存在整合程度、推行力度不一，内部管理不够紧密，资源下沉、双向转诊效果不明显等问题。为进一步规范县域医共体建设，2019年，国家卫生健康委员会在全国启动紧密型县域医共体建设试点，确定山西、浙江2省，其他省份567个县（市、区，下同）共754个县为试点县，2021年又增加新疆维吾尔自治区为试点省份。围绕建设责任共同体、管理共同体、服务共同体、利益共同体，形成县域一盘棋、管理一本账、服务一家人的紧密型县域医共体，国家卫生健康委员会出台了试点指导方案，明确了

4个方面13项重点任务；制定了11条评判标准，定性判断医共体是否紧密；明确了26条监测评价指标，定量评估医共体运行成效。试点地区立足"强县域、强基层"，在医共体管理体制、运行机制、服务模式等方面深化改革、细化措施。

推进紧密型县域医共体建设的主要内容包括：一是组建医共体。鼓励并支持县域内的医疗机构、社区卫生服务机构、基层医疗卫生机构等相互合作，形成紧密型的医共体组织。医共体的成员可以包括县级综合医院、乡镇卫生院、社区卫生服务中心等，旨在通过共同合作，整合资源，提供全面连续的医疗服务。二是建立协作机制。医共体成员之间建立起协作机制，明确各个医疗机构之间的分工合作关系，包括转诊制度、病案管理、医疗信息共享等方面的合作；通过有效的协作机制，实现患者在不同医疗机构之间的顺畅转诊和医疗服务衔接，提高医疗服务的连续性和一体化水平。三是优化分工布局。在医共体内，根据不同医疗机构的能力和特长，进行合理的分工布局。例如，将基层医疗机构定位为常见病、多发病的诊疗和健康管理中心，将县级综合医院定位为重症病情救治和高级技术医疗中心。通过优化分工布局，提高医疗资源的合理利用，更好地满足患者的不同医疗需求。四是建立健全管理体系。建立健全医共体的管理体系，包括领导机构、工作机构和管理人员的配备等。明确医共体的目标和任务，制定相应的管理规范和制度，保障医共体的顺利运行和协同发展。五是促进信息化建设。推动医共体内各个医疗机构的信息化建设，实现医疗信息的互联互通和共享。通过建立统一的电子病历系统、健康档案系统等，共享患者的健康信息和病历资料，方便医疗机构之间的协同工作和医疗服务的衔接。通过以上内容的实施，紧密型县域医共体可以实现医疗机构之间资源的整合和优化，提高医疗服务的质量和效率，增强基层医疗卫生服务能力，满足患者的就医需求。同时，紧密型县域医共体建设也有助于减轻医疗费用负担，提高医疗资源的利用效率，推动医疗卫生事业的可持续发展。

推进紧密型县域医共体建设具有以下五个方面的价值：一是整合优化医疗资源配置。县域医共体可以整合和优化医疗资源，将各级医疗机构的专业特长和服务能力进行合理分工，提高医疗资源的利用效率。通过合作共享，避免医疗资源的重复建设和浪费，提高医疗服务的整体水平。二是提升基层医疗服务水平。县域医共体将基层医疗机构纳入合作网络，通过培训、技术指导、信息化支持等方式提高基层医务人员的专业水平和综合服务能力；让基层医疗机构能够承担更多的常见病、多发病的诊疗任务，减轻高级医院的压力，提高基层医疗服务的质量和效率。三是改善就医体验。县域医共体可以打破医疗机构之间的壁垒，实现医疗资源的共享和互认，方便患者就近就医。患者不再需要频繁转诊到其他地方就医，可以在自己所在的县域内得到连续的医疗服务，减少就医的时间和成本。四是降低就医费用负担。通过县域医共体建设，可以将不同级别医疗机构的诊疗流程和费用标准进行协调和统一，避免因跨机构就医而产生的重复检查和费用浪费。同时，基层医疗机构的费用相对较低，患者可以得到更经济、合理的医疗服务，有效减轻居民的就医费用负担。五是提高医疗服务公平性和可及性。通过县域医共体建设，可以避免资源过度集中于大城市和高级医院，提供更加均衡的医疗服务分布。特别是对于偏远地区和农村地区的居民，可以方便地在本县范围内就医，提高医疗服务的可及性和公平性。

综上所述，推进紧密型县域医共体建设有助于优化医疗资源配置，提升基层医疗服务水平，改善患者的就医体验，减轻居民的就医费用负担，并提高医疗服务的公平性和可及性。这些价值的实现将有助于构建更加健康、平等和可持续的医疗卫生体系。

（四）加强基层医疗卫生能力建设

2018 年 9 月，国家卫生健康委员会、国家中医药局印发《关于开展"优质服务基层行"活动的通知》（国卫基层函〔2018〕195 号），逐步建立起符合我国基层医疗卫生机构特点的服务能力标准和评价体系。力争使乡镇卫生院和社区卫生服务中心的服务能力达到基本标准，部分服务能力较强的乡镇卫生院和社区卫生服务中心达到推荐标准，以达到持续提升基层服务能力，提高服务质量之目的。2019 年 2 月 27 日，国家卫生健康委办公厅印发了《关于开展社区医院建设试点工作的通知》（国卫办基层函〔2019〕210 号）。该通知决定 2019 年在 20 个省（区、市）开展社区医院建设试点，提升基层医疗卫生服务能力。明确试点要健全临床科室设置和设备配备，补齐短板，以提升基本医疗服务能力为重点，着力体制机制创新。

"优质服务基层行"活动和社区医院建设是基层医疗卫生服务能力提升的重要抓手，有利于指导基层医疗卫生机构对照标准，补短板、强弱项，持续改善基础设施条件，稳步提升医疗卫生服务能力。2022 年 5 月，国家卫生健康委办公厅、国家中医药局办公室印发《关于深入开展"优质服务基层行"活动和社区医院建设的通知》，力争在"十四五"期间，使乡镇卫生院普遍达到服务能力基本标准，部分达到推荐标准。对常住人口较多、管辖面积较大的县，在县城之外选择 1~2 个中心卫生院，在达到推荐标准的基础上，进一步加强医疗服务能力建设，使其逐步达到二级医院服务能力。2018 年关于开展"优质服务基层行"活动具有以下五个方面的价值：一是强调基层医疗服务的重要性。通知通过开展"优质服务基层行"活动，强调了基层医疗服务的重要性和必要性。基层医疗服务是人民群众就医的第一入口，对于保障基本医疗卫生需求、提高群众健康水平具有重要作用。这一活动的开展，使得社会各界更加关注和重视基层医疗服务，促进了基层医疗服务的发展。二是提升基层医务人员的服务能力。开展"优质服务基层行"活动，可以提升基层医务人员的服务能力和专业水平。活动中组织专家团队赴基层进行指导和培训，帮助基层医务人员解决临床技术、诊疗流程、服务态度等方面存在的问题，提高他们的工作能力和服务质量。这将进一步提升基层医疗机构的服务能力，提高基层医疗服务的质量。三是加强基层医疗机构的管理和规范。通知中强调了基层医疗机构的管理和规范问题。开展"优质服务基层行"活动，可以发现和解决基层医疗机构存在的管理不规范、服务流程不清晰等问题，推动基层医疗机构的规范化建设。这有助于提高基层医疗机构的运行效率，提升服务质量，更好地满足人民群众的医疗需求。四是深化医患关系改革。通知提出要加强医患沟通和关系改善。开展"优质服务基层行"活动，可以加强医患之间的交流和互信，减少医患矛盾，改善医患关系。这对于营造和谐稳定的医疗环境，提高患者就医体验具有积极意义。五是促进医疗资源合理配置。开展"优质服务基层行"活动，可以推动医疗资源的合理配置，减少一二级医院的过度就医和资源浪费。提升基层医疗服务能力、引导患者就近就医，可以合理利用基层医疗资源，提高整体医疗服务效率，降低患者就医成本。

综上所述，"优质服务基层行"活动的开展，强调了基层医疗服务的重要性，提升了基层医务人员的服务能力，加强了基层医疗机构的管理和规范，促进了医患关系改革，优化了医疗资源的合理配置。这些价值的实现将有助于提高基层医疗服务的质量和效率，更好地满足人民群众的健康需求。

（五）推动健康扶贫成果同乡村振兴有效衔接

2016 年 7 月，国家卫生计生委、国务院扶贫办等在甘肃兰州召开了全国健康扶贫工作会，对实施健康扶贫工程进行了全面部署。时任国家卫生计生委主任李斌在会上提出："要加强贫困地区医疗卫生服务体系建设，强化人才综合培养，实施三级医院稳定持续的'组团式'对口帮扶，提高贫困地区医疗卫生服务能力""要加快建设分级诊疗制度，组建家庭医生的签约团队，推进支付方式改革，统筹推进贫困地区医药卫生体制改革，激发贫困地区医疗服务内生动力"。2016 年 12 月，国务院印发《"十三五"卫生与健康规划》，将实施健康扶贫工程作为一项重点任务，除了对贫困人口医疗费用、医疗保险等进行补贴，减轻贫困人口就医负担，防止因病致贫、因病返贫外，还要求改善贫困地区医疗服务能力，实施军地三级医院与集中连片特困地区县和国家扶贫开发重点县县级医院稳定持续的一对一帮扶，深入推进二级以上医疗机构对口帮扶县乡镇卫生院。自 2016 年以来，全国深入实施健康扶贫工程：一是围绕基本医疗有保障目标，全面消除乡村医疗卫生机构和人员"空白点"，历史性解决了部分地区的基层缺机构、缺医生问题，基本实现农村群众公平享有基本医疗卫生服务。二是中央财政累计投入资金超过 1.5 万亿元，设立了 832 个贫困县医疗服务能力提升项目，支持贫困地区所在省份 15 万多个医疗卫生机构的项目建设等，实现 98% 的脱贫县有 1 所二级及以上医院，脱贫地区县医院收治病种的中位数已达到全国县级医院整体水平的 90%。组织 1 007 家城市三级医院与 1 172 家贫困县县级医院结对帮扶，累计支援乡村两级医务人员近 10 万人，脱贫地区县级医院服务能力实现跨越式提升，城乡医疗服务能力差距不断缩小。三是实施重大传染病、地方病防治攻坚行动，长期影响人民群众健康的艾滋病、包虫病和地方病等重大疾病得到有效控制。

脱贫摘帽不是终点，按照党中央、国务院决策部署，推动巩固拓展健康扶贫成果同乡村振兴有效衔接。推动巩固拓展健康扶贫成果同乡村振兴有效衔接的主要内容包括：一是健康扶贫政策衔接。将健康扶贫政策与乡村振兴战略相衔接，确保群众继续享受健康扶贫政策的福利。这包括确保健康扶贫项目的可持续性，如医疗保障政策、医疗救助制度等，以及加强对贫困地区的卫生健康基础设施建设和医疗资源配置。二是加强基层卫生健康服务。提升乡村医疗机构的能力和水平，加强基层卫生健康服务，确保农村居民能够获得基本的医疗卫生服务。这可以通过培训基层医务人员、增加基层卫生人员数量、改善基层卫生机构条件等方式实现。三是建立健康档案和健康管理体系。推动建立农村居民健康档案和健康管理体系，实现健康信息的共享与管理。这有助于提高农村居民的健康管理水平，及时发现和干预慢性病等问题。四是加强健康教育和健康宣传。加强健康教育和健康宣传，提升农村居民的健康素养和健康意识。这可以通过开展健康知识普及、组织健康讲座和宣传活动等方式实现，以提高农村居民的自我保健能力。五是促进乡村环境改善。加大对乡村环境卫生的改善力度，提高农村居民的生活环境和卫生条件。这包括改善饮水安全、加强垃圾处理、防治疟疾和传染病等方面的工作，以改善农村居民的生活环境和健康状况。以上措施的有效衔接，可以确保健康扶贫成果得到巩固和拓展，并与乡村振兴战略相互促进，进一步提升农村居民的健康水平和生活质量。

总之，推动巩固拓展健康扶贫成果同乡村振兴有效衔接具有重要的社会、经济和人文价值。这将带来资源整合与优化利用、提高农民群众的健康水平、促进可持续发展和加强社会稳定与公平正义等多重价值，为建设富裕、美丽、幸福的新农村做出积极贡献。这主要体现在以下四个方面：一是资源整合与优化利用。将健康扶贫和乡村振兴战略有效衔接，可以实现资源的整合与优化利用。健康扶贫带来的医疗人力、卫生设施和服务网络等资源可以更好地支持乡村振兴的发展，提升农村地区的卫生健康水平和可持续发展能力。二是提高农民群众的健康水平。通过有效衔接健康扶贫成果和乡村振兴战略，可以进一步提高农民群众的健康水平。健康扶贫措施的落实使得农村居民更容易获得基本医疗保障和相关服务，而乡村振兴战略的推进则有助于改善农村生活环境和卫生条件，从根本上改善农民的健康状况。三是促进可持续发展。健康扶贫的目标是解决贫困地区群众的医疗问题，而乡村振兴战略的目标是实现农村地区的全面发展。有效衔接两者，可以促进农村地区的可持续发展。健康扶贫成果的巩固和拓展为农村居民提供了稳定的医疗保障和服务，有助于激发他们的生产和创业活力，推动农村经济的发展。四是加强社会稳定和公平正义。健康是人民的基本权利，通过衔接健康扶贫成果和乡村振兴战略，可以促进社会稳定和公平正义。

第二节　卫生服务体系发展

党的十八大以来，党中央、国务院坚持以基层为重点，加大基层资金投入，加强基层机构建设，健全基层运行机制，创新基层服务模式，基层防病治病和健康管理能力持续提高。

一、机构建设

（一）进一步健全县乡村三级医疗卫生体系

2015 年 3 月，国务院办公厅出台了《全国医疗卫生服务体系规划纲要（2015—2020 年）》，对全国医疗卫生服务机构设置进行了科学规划，规定"在县级区域依据常住人口数，原则上设置 1 个县办综合医院和 1 个县办中医类医院（含中医、中西医结合、民族医等）""50 万人口以上的县可适当增加公立医院数量""到 2020 年，实现政府在每个乡镇办好 1 所标准化建设的乡镇卫生院""全面提升乡镇卫生院服务能力和水平，综合考虑城镇化、地理位置、人口聚集程度等因素，可以选择 1/3 左右的乡镇卫生院提升服务能力和水平，建设中心乡镇卫生院。有条件的中心乡镇卫生院可以建设成为县办医院分院""原则上每个行政村应当设置 1 个村卫生室""县级及以上每个行政区划内原则上只设 1 个疾病预防控制中心"。

（二）全覆盖开展县级公立医院综合改革

2015 年 5 月 8 日，国务院办公厅出台了《关于全面推开县级公立医院综合改革的实施意见》（国办发〔2015〕33 号），明确了县级公立医院改革的主要目标、关键环节、重点任务和时间节点。县级公立医院改革的路径更加清晰，实施改革的县级公立医院达到 4 107 个。中央财政对全国 1 977 个县下达补助资金 59.31 亿元，推动建立新的补偿机制。各地取消药品加成，按照"总量控制、结构调整、有升有降、逐步到位"要求，采取调整医疗服务价格、增加政府投入、节约运行成本等综合措施。加强优化县域资源配置，探索建立新的管理体制，稳步推进医保支付方式改革、人事薪酬制度改革，服务能力逐步提升，县级公立医院新的运行机制初步建立。

（三）基层改革推动乡镇卫生院整合

乡镇卫生院整合是指将相邻或同一地区的多个乡镇卫生院进行整合和

合并，形成更大规模、更综合功能的医疗机构。乡镇卫生院整合的作用包括以下部分：首先，整合乡镇卫生院，可以实现资源的优化配置和充分利用。合并后的医疗机构规模更大，设备和人力资源得以整合，可以更好地满足患者的医疗需求，提供更全面的医疗服务。其次，整合后的乡镇卫生院可以集中优势资源，提高医疗服务的质量和水平。合并后的医疗机构可以引进更多的专科医生和先进的医疗设备，提供更全面、高水平的医疗诊疗服务，改善基层医疗条件。再次，乡镇卫生院整合后，可以实现医院管理的集中化，提升管理效能。合并后的医疗机构可以建立更完善的管理体系和工作机制，统一规范医院运作和管理流程，提高管理人员的专业水平和管理能力。最后，乡镇卫生院整合可以解决资源分散、重复建设等问题，促进医疗资源的均衡分布。乡镇卫生院整合，可以避免资源浪费和冗余，使得医疗资源更加合理地分布在各个地区，扩大医疗服务的覆盖范围。

随着脱贫攻坚任务如期完成，乡村面貌发生了历史性变化，乡村基层治理取得积极进展，全面实施乡村振兴战略刻不容缓。为推动乡村振兴战略，重塑乡村经济和治理格局，2019 年年初，以四川为代表的省份启动了全省乡镇行政区划和村级建制调整改革。全省乡镇（街道）从 4 610 个减至 3 101 个，减少 1 509 个、减幅达 32.7%；建制村从 45 447 个减至 26 369 个，减少 19 078 个、减幅达 41.98%，乡镇和建制村数量大"瘦身"。为适应乡镇行政区划和村级建制调整，做好改革"后半篇"文章，乡村医疗体系随之发生相应变革。在每个乡镇办好 1 所达标卫生院，每个行政村办好 1 所达标村卫生室的基础上，被撤并乡镇原卫生院调整归并为建制乡镇卫生院分院，乡镇改街道的原乡镇卫生院逐步转型为社区卫生服务中心。部分乡镇卫生院在合并后，资产、房屋、设备、人员等得到充实，达到二级综合医院建设标准。

乡镇卫生院整合虽然有一系列的好处，但也可能带来一些不利影响，主要包括以下四点：一是就医距离增加。乡镇卫生院整合后，部分原本相对就近的卫生院可能会被关闭或转型，导致一些患者需要前往较远的地方就医。这会增加患者的交通成本和时间成本，特别是对于身体较为虚弱或行动不便的患者而言，可能带来不便和困扰。二是医疗资源集中化。整合后的乡镇卫生院可能会集中更多的医疗资源，这可能导致其他地区医疗资源的匮乏和不均衡。一些原本较为偏远的地区可能会面临医疗资源的匮乏问题，居民在就医时可能需要长时间等待或选择到其他地区寻求医疗服务。三是基层医疗服务能力下降。乡镇卫生院整合后，原本独立运作的卫生院可能会丧失一定的管理自主权，医疗服务能力可能受到一定程度的限制。整合后的医疗机构规模较大、管理层级较多，可能会导致行政运作的复杂性，从而导致一些基层医疗服务质量下降。四是人员流动和适应问题。乡镇卫生院整合后，可能需要重新安排医务人员的岗位和工作职责，这可能引起部分医务人员的流动或调整。对于医务人员而言，其需要适应新的工作环境和人际关系，可能需要一定时间来适应和融入新的医疗团队。但这些问题可以通过适当的管理和政策措施来解决。比如，可以对交通条件较差的地区提供相应的补贴或改善交通设施条件，加强对基层医疗机构的支持和培训，确保医疗服务的质量和可及性。同时，也需要密切关注整合后的医疗机构运营情况，及时采取措施解决实际问题，确保患者的利益和健康权益得到有效保障。

（四）农村健康服务机构应运而生

积极有效应对人口趋势性变化、促进人口长期均衡发展，是我国经济社会发展的基础性、全局性和战略性工程。2021 年 7 月，国务院作出优化生育政策、促进人口长期均衡发展的决定，为破解"不愿生""生不起""养不起"难题，部署发展多种形式普惠托育服务体系，发挥中央预算内投资的引导和撬动作用，推动建设一批方便可及、价格可接受、质量有保障的托育服务机构。我国将发展普惠托育服务体系纳入全方位全周期健康服务体系中，要求扩大普惠托育服务供给，新建、改扩建一批公办托育机构，引导社会力量兴办托育机构，支持企事业单位等提供普惠托育服务；提出支持 150 个城市利用社会力量发展综合托育机构和社区托育服务设施，新增示范性普惠托位 50 万个以上，每千人口拥有 3 岁以下婴幼儿托位数达到 4.5 个。多地积极发展农村托育，青岛市平度市康贝托育中心便是一个典型案例。平度康贝托育中心 24 小时全托家园驿站是平度市第一家、青岛市乡镇唯一一家能够提供 7×24 小时全天候托育服务的农村婴幼儿托育中心，为园所婴幼儿提供托育照护服务。山东省济南市则推动家庭托育点建设，由政府主导成立管理中心辐射管理家庭托育点，从服务管理、配套设施到师资培训实施统一规范化管理，确保托育服务的质量安全。在 2023 年召开的全国托育服务工作推进会上，国家卫生健康委副主任于学军表示，2020—2023 年共安排中央预算内投资约 36 亿元，新建 48 个地市级以上托育综合服务中心，截至 2022 年年底，全国共有托育机构约 7.5 万家，提供托位约 350 万个，每千人口托位数约 2.5 个。与托育机构相呼应，建设农村养老机构也是近年来应对人口老龄化的重要发展。由于农村人口老龄化程度严重，家庭养老能力不足，农民养老保障不足，党的十八大以来，我国农村养老服务基本形成了以家庭养老为基本方式、以特殊困难老年人为服务保障重点、以互助养老服务为创新方向，面向全体农村老年人不断拓展服务的发展格局。据统计，截至 2020 年，全国农村地区已有养老机构 2 万多家，提供养老床位 194 万多张，幸福院、颐养之家等互助养老设施 10.8 万个。

截至 2021 年年底，全国共有县级（含县级市）医院 17 294 个、县级（含县级市）妇幼保健机构 1 868 个、县级（含县级市）疾病预防控制中心 1 999 个、县级（含县级市）卫生监督所 1 761 个；全国 2.96 万个乡镇共设 3.5 万个乡镇卫生院，全国 49.0 万个行政村共设 59.9 万个村卫生室。

二、床位资源

《全国医疗卫生服务体系规划纲要（2015—2020 年）》要求到 2020 年，每千常住人口县办公立医院床位达到 1.8 张、每千常住人口基层医疗卫生机构床位数达到 1.2 张。2021 年年末，全国医疗卫生机构床位 944.8 万张，其中，医院 741.3 万张（占 78.5%），基层医疗卫生机构 171.2 万张（占 18.1%），专业公共卫生机构 30.2 万张（占 3.2%），每千人口医疗卫生机构床位数增加到 6.70 张。基层床位资源得到大发展，从 2012 年的 132.4 万张到了 2021 年增加到 171.2 万张，乡镇卫生院床位达到 141.7 万张。

三、卫生技术人员

（一）概述

2012 年以来，国家先后发布《全国医疗卫生服务体系规划纲要（2015—2020 年）》《"十三五"全国卫生计生人才发展规划》等，在分析人口、居民两周患病率、就诊率等相关数据的基础上，提出到 2020 年每千常住人口执业（助理）医师数达到 2.5 人、每千常住人口注册护士数达到 3.14 人，每千常住人口公共卫生人员数达到 0.83 人。截至 2021 年年底，卫生人员总量大幅增加，我国卫生人员总量达到 1 398.3 万人，其中，执业（助理）医师 428.7 万人；注册护士 501.8 万人；每千人口执业（助理）医师数达到 3.04 人，每千人口注册护士达到 3.56 人，每万人口专业公共卫生机构人员 6.79 人，分别较 2012 年增加 1.1 人、1.71 人、1.83 人。其中，乡镇卫生院卫生人员 149.2 万人，卫生技术人员 128.5 万人，分别较 2012 年增加 28.7 万人、26.8 万人。乡镇卫生院执业医师人员中大学以上学历的占比也有所提升，从 2012 年的 10% 提高到 2021 年的 32%。

（二）乡村医生发展情况

乡村医生是我国农村医疗卫生服务体系的重要组成部分，是发展农村医疗卫生事业、保障农村居民健康的重要力量。乡村医生队伍一直是农村医疗卫生服务体系的薄弱环节，难以适应农村居民日益增长的医疗卫生服务需求。为切实筑牢农村医疗卫生服务网底，国务院办公厅继 2011 年出台《国务院办公厅关于进一步加强乡村医生队伍建设的指导意见》（国办发〔2011〕31 号）后，2015 年又出台《国务院办公厅关于进一步加强乡村医生队伍建设的实施意见》（国办发〔2015〕13 号），足以看出对乡村医生队伍建设的重视。《国务院办公厅关于进一步加强乡村医生队伍建设的实施意见》要求，改革乡村医生服务模式和激励机制，落实和完善乡村医生补偿、养老和培养培训政策，加强医疗卫生服务监管，稳定和优化乡村医生队伍，全面提升村级医疗卫生服务水平。为补充和优化乡村医生队伍，2020 年 7 月，《国家卫生健康委关于允许医学专业高校毕业生免试申请乡村医生执业注册的意见》（国卫基层发〔2020〕11 号）发布，允许具有全日制大专以上学历的临床医学、中医学类、中西医结合类等相关专业应届毕业生（含尚在择业期内未落实工作单位的毕业生）免试申请乡村医生执业注册。这一政策的施行，有利于吸引较高学历人才投身农村卫生健康事业，提升乡村医生队伍整体水平，改善乡村医生的学历结构，提高农村地区医疗服务水平。

截至 2021 年年底，在村卫生室工作的人员有 136.3 万人，其中，执业（助理）医师 47.6 万人、注册护士 19.3 万人、持乡村医生证的人员和卫生员 69.1 万人，每千农村居民村医数从 2012 年的 1.25 人上升到 2021 年的 1.3 人。虽然村卫生室人员较 2012 年减少 0.8 万人，但村医队伍中执业医师和执业助理医师数量是上升的，执业（助理）医师、注册护士分别增加 24.3 万人、14.9 万人，分别增长 104.29%、338.64%，村卫生室向广大居民提供医疗服务人员的素质能力有了明显提升。

（三）护理队伍发展情况

2016 年 11 月，国家卫生计生委印发《全国护理事业发展规划（2016—2020 年）》，对护理人才队伍建设作了详细规划，要求增加注册护士总量，特别是基层医疗机构的护士数量。2020 年，国际护士节来临之际，习近平总书记作出重要指示，充分肯定了广大护士为打赢中国疫情防控阻击战、保障各国人民生命安全和身体健康作出重要贡献。习近平总书记强调，各级党委和政府要关心爱护广大护士，把加强护士队伍建设作为卫生健康事业发展重要的基础工作来抓。为认真学习领会、全面贯彻落实习近平总书记重要指示精神，国家卫生健康委员会印发《国家卫生健康委关于学习贯彻习近平总书记重要指示精神进一步加强护士队伍建设的通知》（国卫医发〔2020〕7 号），对进一步加强护士队伍建设作出安排。该通知要求，采取有效措施增加护士队伍数量，特别是从事老年护理、社区护理、传染病护理和安宁疗护工作，以及基层医疗机构的护士数量。

2012—2021 年，我国护士的数量每年以平均 8%的增幅逐年增加，截至 2021 年年底，我国护士队伍已经超过 500 万人，达到 501.8 万人；每千人口的注册护士数量从 2012 年的 1.85 人，增加到 2021 年的 3.56 人；医护比从 2012 年的 1∶0.95 发展到 2021 年的 1∶1.17，医护比例倒置的问题得到了根本的扭转。护士队伍当中具有大专学历以上的接近 80%，护士队伍的整体素质和专业能力不断提升。在护士队伍发展过程当中，特别注重向基层倾斜，以满足基层的卫生和护理需求。2021 年，在基层从事护理工作的护士数量达到 115 万人，较 2012 年增加 62 万人。

第三节　服务提供

一、医疗服务提供情况

（一）概述

2021 年，全国医疗卫生机构总诊疗 84.7 亿人次，比 2012 年增加 15.8 亿人次（增长 22.93%）。总诊疗量中，医院 38.8 亿人次（占 45.8%），基层医疗卫生机构 42.5 亿人次（占 50.2%），其他医疗卫生机构 3.4 亿人次（占 4.0%）。与 2012 年比较，医院诊疗增加 13.4 亿人次，基层医疗卫生机构诊疗增加 1.4 亿人次，基层医疗机构诊疗人次占总诊疗人次的比例下降。全国医疗卫生机构入院 24 726 万人次，比 2012 年增加 13 395 万人次（增长 118.22%），居民年住院率为 17.5%。入院人次中，医院 20 149 万人次（占 81.5%），基层医疗卫生机构 3 592 万人次（占 14.5%），其他机构 985 万人次（占 4.0%）。与 2012 年比较，医院入院增加 7 422 万人次，基层医疗卫生机构入院减少 617 万人次，其他医疗机构入院增加 109 万人次。

（二）门诊服务提供情况

门诊服务是医院提供的一种医疗服务形式，通常指患者在不住院的情况下，通过预约或挂号，在医院门诊部门接受医生的诊断、治疗和咨询。门诊服务的优势在于可以为患者提供方便、快捷的医疗服务。患者无须住院，节约了时间和费用，特别适用于一些常见的、不严重或慢性病的就诊需求。同时，门诊服务也能够有效分流医院资源，提供及时的医疗咨询和初步治疗，缓解了医院住院部门的压力。2021 年，全国县级（含县级市）医院诊疗 13.1 亿人次，比 2012 年增加 4.4 亿人次；乡镇卫生院诊疗 11.6 亿人次，比 2012 年增加 1.92 亿人次；村卫生室诊疗 13.4 亿人次，比 2012 年减少 5.9 亿人次，平均每个村卫生室年诊疗量 2 239 人次，比 2012 年减少 710 人次。乡、村两级门诊服务呈现萎缩趋势，农村地区居民就诊更偏好县级及以上医院。

（三）住院服务提供情况

住院服务的优势在于可以提供全方位、密切监护的医疗服务，特别适用于需要较长时间观察和治疗的重症患者或需要手术、特殊治疗的患者。住院期间，患者能够得到更加专业的医护团队关注和治疗，并且可以及时处理可能出现的不良反应和并发症。此外，住院服务也便于医生进行长期和连续的监测和观察，有助于制定更加精准的治疗方案。2021 年，全国县级（含县级市）医院入院 8 371.8 万人次，比 2012 年增加 2 379 万人次；病床使用率 72.3%，比 2012 年下降 14.8 个百分点。乡镇卫生院入院 3 223.0 万人次，比 2012 年减少 642 万人次。2021 年，医师日均担负诊疗 8.9 人次、住院 1.2 床日，病床使用率 48.2%，出院者平均住院日 6.6 日。与 2021 年相比，乡镇卫生院医师日均担负诊疗人次减少 0.2 人次，日均担负住院床日减少 0.3 床日，病床使用率下降 13.9 个百分点，平均住院日延长 0.9 日。

二、公共卫生服务提供情况

（一）概述

2022年，国家卫生健康委员会副主任李斌参加"中国这十年"系列主题新闻发布会时曾说："这十年，是公共卫生防护网织牢织密，传染病、慢性病、职业病、地方病防控更有效有力的十年。我国消除了疟疾，实现了乙肝控制目标，艾滋病疫情得到有效控制。重大慢性病过早死亡率低于全球平均水平。尘肺病等重点职业病高发势头得到初步遏制。血吸虫病疫情降至历史最低水平，如期实现地方病防治三年攻坚行动目标。"

（二）基本公共卫生服务提供情况

全面深化医药卫生体制改革以来，我国以人民群众公平享有基本公共卫生服务为导向，积极推进基本公共卫生服务均等化，服务的内涵逐步丰富，受益的人群不断扩大。一是建立了符合中国国情的基本公共卫生服务制度。我国基本公共卫生服务项目是由国家免费向全体城乡居民提供的服务，是落实预防为主的工作方针、保障居民健康权益的一项重大制度创新。中央和地方上下结合，合力推进，在经费保障、管理体制、运行机制、监督管理等方面逐步建立了一套完整的体系，为建成健康中国提供了基础保障。2022年，基本公共卫生服务经费人均财政补助标准提高至84元。二是基本公共卫生服务均等化水平逐步提升。基本公共卫生服务的对象是辖区内的常住居民，包括居住半年以上的户籍及非户籍居民，不论性别、年龄、职业、民族、户籍等，均可平等地获得基本公共卫生服务。基本公共卫生服务的重点是0~6岁儿童、孕产妇、老年人、慢性病患者和重性精神疾病患者等。国家先后制定了三版《国家基本公共卫生服务规范》，在现行《国家基本公共卫生服务规范》中，明确服务对象、服务内容、服务提供机构和评价指标，确保提供服务的内容规范统一。基层公共卫生服务包含城乡居民健康档案管理、健康教育、预防接种、0~6岁儿童健康管理、孕产妇健康管理、老年人健康管理、慢性病患者健康管理（高血压、糖尿病）、严重精神障碍患者管理、结核病患者健康管理、传染病及突发公共卫生事件报告和处理服务、中医药健康管理、卫生计生监督协管服务、免费提供避孕药具、健康素养促进行动14项内容。基本公共卫生服务主要由乡镇卫生院、村卫生室、社区卫生服务中心（站）负责具体实施，村卫生室、社区卫生服务站分别接受乡镇卫生院和社区卫生服务中心的业务管理，合理承担基本公共卫生服务任务。这些机构基本实现了县、乡、村、社区的全覆盖，方便居民就近获得基本公共卫生服务。三是基本公共卫生服务项目的实施有效促进居民健康水平的提升。国家城乡居民健康素养水平监测显示，我国居民健康素养水平从2012年的8.8%提高到2021年的25.4%，居民健康素养水平的提升，离不开基本公共卫生服务项目的实施。我国每年向儿童提供2亿多针次的免疫规划疫苗接种服务，为预防脊髓灰质炎、麻疹、乙型肝炎等12种传染病筑起了牢固的防火墙。

（三）重大疾病防控情况

重大疾病是指严重威胁人类健康、常常导致严重后果的疾病。重大疾病对个人和社会健康都带来了巨大的挑战，需要全社会共同努力进行预防、治疗和管理。政府、医疗机构和公众应加强疾病预防意识，推动科学研究和医疗技术创新，提供优质的医疗服务，同时注重营造健康的社会环境，以减少重大疾病的影响。疾病预防控制体系是保护人民健康、保障公共卫生安全、维护经济社会稳定的重要保障。党的十八大以来，我国坚定不移地贯彻预防为主的工作方针，坚持防治结合、联防联控、群防群控，不断完善疾病预防控制体系。我国通过强化监测体系、提升公共卫生服务和教育水平、加强科学研究等手段，取得了显著的成就，保障了人民群众的健康安全，但仍然需要持续努力，加强疾病防控工作，为人民提供更好的健康保障。一是传染病防控。中国加大了对各类传染病的监测和防控力度，建立了全面、系统的传染病监测和报告机制；通过加强科学研究、提升公共卫生服务水平、推广健康教育等手段，有效控制了多种传染病的传播和暴发扩散，保障了人民群众的健康安全。二是艾滋病防控。中国加强了对艾滋病的防控工作，实施了全国范围的艾滋病病毒感染者的免费抗逆转录病毒治疗，加强了对艾滋病病毒感染者和高危人群的宣传教育和自我防护，减少了艾滋病的传播和感染。三是结核病防控。中国采取了一系列措施加强结核病的防控，包括推广结核病的早期诊断和治疗、提供免费的抗结核药物等。通过积极的结核病防控措施，中国成功降低了结核病的发病率和死亡率。四是慢性病防控。中国积极开展慢性病的预防和管理，加强慢性病健康教育宣传，推广健康生活方式，提供慢性病的早期筛查和管理服务等。这些举措帮助人们提高了慢性病的预防意识和治疗水平，有效控制了慢性病的发病率和死亡率。

其主要经验在于：一是及时有效的应对措施。针对突发的重大疾病，中国政府采取了果断、迅速和有力的行动。在新冠病毒感染疫情暴发时，中国实施大规模核酸检测，建立隔离点和医疗救治中心，有效控制了病毒的传播。二是强大的组织协调能力。中国政府高度重视重大疾病防控工作，建立了多级、全方位的指挥体系，并加强了与相关部门的合作和协调；通过这种组织协调的方式，及时调集了人力、物力和资金资源，为疾病防控提供了强大的支持。三是全面加强监测和预警。中国完善了对重大疾病的监测和预警机制，通过国家卫生健康委员会和各级疾病预防控制中心等机构，及时获取疫情信息、开展流行病学调查和病原学鉴定，为防控决策提供科学依据。四是科学技术支撑。中国在重大疾病防控中充分发挥科技的作用。通过基础研究、药物研发、疫苗研制等方面的努力，取得了多项重要科技突破。五是积极参与国际合作。中国积极响应国际疾病防控合作的呼吁，加强了与世界卫生组织及其他国家的合作，通过分享经验、提供援助和支持，为全球疾病防控做出了重要贡献。

综上所述，党的十八大以来，中国在重大疾病防控方面表现出了高度的责任感和应对能力；通过果断有力的措施、组织协调、监测预警、科技支撑和国际合作，成功控制了多种疾病的传播，保障了人民群众的生命安全和身体健康。这些努力得到了广泛的赞誉和认可，同时也为其他国家提供了宝贵的经验和启示。然而，我们也要清醒地认识到，在全球化背景下，疾病防控仍然面临很多挑战，需要继续加强合作，共同应对。

（四）妇幼保健服务提供情况

妇幼保健服务是指专门为妇女和儿童提供的医疗、保健和支持服务。这些服务旨在保障妇女和儿童的身体健康、促进健康的孕育和母婴健康，以及提供相关的教育和咨询支持。妇幼保健服务的目标是确保妇女和儿童能够获得全面、平等、高质量的医疗和保健服务，提高他们的健康水平和生活质量。加强妇幼保健服务，可以降低孕产妇和儿童的患病率和死亡率，提高他们的生存能力和发展潜力，促进社会的可持续发展。党的十八大以来，中国高度重视妇幼保健服务，在政策支持、基础设施建设、健康宣教与咨询、健康档案管理等方面取得了显著进展。一是政策支持和法律保障。中国制定了一系列法律法规，如《中华人民共和国人口与计划生育法》《中华人民共和国妇女权益保障法》等，为妇幼保健工作提供了明确的政策支持和法律保障。这些政策为妇幼保健服务的开展提供了指导和规范。二是基础设施建设。中国在妇幼保健领域加大了基础设施建设力度。

大量的妇幼保健机构、孕产妇医院、儿童医院等得到兴建或改建，为人民提供了更好的医疗设施和环境。三是健康宣教与咨询。中国通过各种渠道加强了妇幼保健知识的宣传教育，提高了公众的保健意识。广播、电视、互联网等媒体被广泛用于传播健康知识。同时，我国也增加了妇幼保健咨询服务，为妇女和儿童提供专业的健康指导和咨询支持。四是健康档案管理。中国建立了全国统一的妇幼保健健康档案管理制度，并推行电子档案系统。这促进了妇幼保健服务信息的记录、存储和共享，提高了服务的连续性和个性化程度。五是乡村妇幼保健工作。中国加强了对农村地区妇幼保健工作的重视，推动乡村医生、妇幼保健员等基层人员的培训和配备。

总体来说，党的十八大以来，中国在妇幼保健服务方面取得了积极的成果。政策支持、基础设施建设、健康宣教与咨询、健康档案管理等方面的改善为妇幼保健服务的提供提供了重要支持。然而，在一些偏远地区和特殊群体中，仍然存在一些挑战和问题，需要进一步加大工作力度，确保妇幼健康权益得到全面保障。

三、健康服务提供情况

健康服务是指为个体或群体提供的促进身体、心理和社会健康的各种服务和支持。它涵盖了预防、治疗、康复和促进健康的方方面面。健康服务的目标是提供全面、可及和质量优秀的健康照护，帮助人们预防疾病、管理健康问题和提高整体健康水平。党的十八大以来，中国在健康服务提供方面取得了显著的进展，通过建立基本医疗保障制度、加强健康扶贫工作、推动互联网+健康服务、加强健康管理和健康教育以及优化医疗资源分配等举措，提升了人民群众的健康水平，推进了全民健康。然而，中国仍然面临一些挑战，如城乡差距、医生资源不均衡等问题，需要进一步加大工作力度，确保健康服务的全面覆盖和质量的持续提升。一是基本医疗保障制度的建立和完善。中国大力推进基本医疗保险制度改革，全面建立了覆盖城乡居民的医保体系。这使得广大人民群众可以享受到基本的医疗保障和财务风险分担，提高了健康服务的可及性和可持续性。二是健康扶贫工作的加强。中国政府实施了健康扶贫工程，通过提供基本医疗保障、医疗援助和健康管理等服务，帮助人们解决看病就医问题。这有效促进了农村地区的健康状况改善，缩小了贫富健康差距。三是"互联网+"健康服务的发展。中国借助互联网和新技术的发展，推进了"互联网+"健康服务；通过电子健康档案、在线问诊、远程医疗等方式，方便人们获得及时、便捷的医疗服务。这种模式的推广不仅提高了服务效率，也扩大了健康服务的覆盖范围。四是健康管理和健康教育的加强。中国积极推动健康管理和健康教育，提升人民群众的健康素养；通过建立健康档案、开展健康检查、普及慢性病管理等措施，加强对个体的全生命周期健康管理；通过宣传教育活动，普及科学健康知识，提高人们的健康意识和健康行为。五是医疗资源分配的优化。中国在优化医疗资源分布方面取得了一些成果；通过建设医联体、推进分级诊疗制度、加强医师队伍建设等措施，改善了医疗资源的配置问题，使得人们能够更公平地享受到医疗服务。

尤其在医疗服务方面，中国通过加大医疗机构建设和改革、更新医疗技术和设备、提升医疗服务质量、改进专科医疗服务、扩大医疗服务覆盖范围等举措，不断提高了人民群众的医疗服务水平，满足了人民群众日益增长的健康需求。一是医疗机构建设和改革。中国加大了医疗机构的建设和改革力度。大量的医院、诊所、社区卫生服务中心等医疗机构被兴建或改扩建，提升了医疗服务的供给能力。二是医疗技术和设备更新。中国积极引进和推广国际先进的医疗技术和设备。各级医疗机构配备了更多高质量的医疗设备，提高了医疗诊断和治疗的水平，使患者能够获得更准确、有效的医疗服务。三是医疗服务质量提升。中国重视医疗服务质量的提升，推行了全面的医疗质量管理制度。医院和其他医疗机构采取了临床路径管理、医疗质量评价等措施，提高了医疗服务的效果和安全性。四是专科医疗服务的改进。中国加强了专科医疗服务的建设和发展，通过打造专科医疗中心、推进专科医师培养等措施，提高了患者就诊的便利性和专业性。五是医疗服务覆盖范围的扩大。中国致力于提高医疗服务的覆盖范围，特别是在偏远地区和贫困地区，加强了基层医疗机构的建设，增加了医务人员的数量，使更多的人民群众能够获得及时的医疗服务。

第四节　健康水平

一、概述

2012—2021 年，是我国卫生健康事业进步最大的十年，健康中国战略全面实施，促进健康的政策体系基本建立。我国主要健康指标居于中高收入国家前列，人民群众健康权益得到充分保障，人民群众健康幸福感安全感获得感不断增强。

二、疾病谱和死因谱变化情况

《2022中国卫生健康统计年鉴》显示，2020年，农村居民主要疾病死亡率及死因构成前五位如下：恶性肿瘤、脑血管病、心脏病、呼吸系统疾病、损伤和中毒外部原因，死亡率分别为153.94/10万、153.63/10万、144.79/10万、79.96/10万、53.49/10万，占比构成为23.22%、23.17%、21.84%、12.06%、8.07%。2020年，农村居民主要疾病死亡率及死因构成前五位如下：心脏病、脑血管病、恶性肿瘤、呼吸系统疾病、损伤和中毒外部原因，死亡率分别为171.36/10万、164.77/10万、161.85/10万、63.64/10万、50.93/10万，占比为24.47%、23.53%、23%、9.09%、7.27%。对比可发现，死因前五位疾病并未发生变化，心脏病顺位从第3位上升到第1位，死亡率从144.79/10万上升到171.36/10万。

三、重大疾病发病率和死亡率控制情况

（一）传染病防控有力有效

随着社会经济的发展，居民生活条件的改善、环境的改善，健康素养、健康意识不断提升，传染病防控能力不断提高，各项防控政策不断落实落地，传染病防控效果十分显著。2012年，我国27种甲、乙类法定传染病总共报告321.69万例，报告发病率为238.76/10万；报告死亡16 721人，死亡率为1.24/10万。2021年，27种甲、乙类法定传染病报告272.7万例，报告发病率降至192.58/10万，下降了19.3%；报告死亡2.2万人，死亡率为1.57/10万。2021年，报告发病数居前5位的是病毒性肝炎、肺结核、梅毒、淋病和布鲁氏菌病，占甲乙类传染病报告发病总数的93.3%。报告死亡数居前5位的是艾滋病、肺结核、病毒性肝炎、狂犬病、流行性出血热，占甲乙类传染病报告死亡总数的99.7%。甲、乙类传染病前5位报告传染病和前5位报告死亡传染病与2012年基本保持一致。

2012年，全国丙类传染病共报告发病373.45万例，死亡594人；传染病报告发病率为277.18/10万，死亡率为0.04/10万。2021年，全国11种丙类传染病共报告发病350.6万例，死亡19人；全国丙类传染病报告发病率为248.71/10万，死亡率为0.001 3/10万；报告发病率和死亡率较

2012 年均有下降。报告发病数居前 5 位的病种依次为手足口病、其他感染性腹泻病、流行性感冒、流行性腮腺炎和急性出血性结膜炎，占丙类传染病报告发病总数的 99.9%。报告死亡数较多的病种依次为手足口病、其他感染性腹泻病和流行性感冒，占丙类传染病报告死亡总数的 94.7%。丙类传染病前 5 位报告传染病和前 5 位报告死亡传染病与 2012 年基本保持一致。

（二）地方病防治取得历史性成效

我国将地方病防治与乡村振兴紧密结合，坚持预防为主、防治结合、分类指导、分省推进、综合施策、目标管理的地方病防治工作策略，形成了有效的防控工作机制和完善的标准体系，创造了发展中国家有效控制消除重点地方病危害的奇迹，为全球治理地方病引起的公共卫生问题提供中国智慧和方案。国家先后出台《全国地方病防治"十二五"规划》《"十三五"全国地方病防治规划》，2018—2020 年卫生部等 10 个部门联合实施地方病防治专项三年攻坚行动，将地方病防治纳入政府目标管理，各部门联防联控、综合施策，合力推动食盐加碘、防病改水、低氟砖茶、改炉改灶等防治干预措施，改善病区人居环境，消除地方病风险。通过政策法规的制定和实施、病因控制和治疗技术的创新、健康教育和宣传活动的加强、环境治理和改善以及综合治理和跨部门合作等措施，中国显著降低了地方病的发生率。然而，地方病防治工作仍面临一些挑战，如人力资源不足、偏远地区防治难度较大等问题，需要继续确保地方病的有效防治。一是政策法规的制定和实施。中国政府高度重视地方病的防治工作，出台了一系列有力的政策法规，为地方病防治提供了法律依据和政策支持。这些政策法规明确了责任分工、资源保障、防治措施等方面的要求，推动了地方病防治工作的开展。二是病因控制和治疗技术的创新。中国加大了对地方病病因的研究和控制力度，通过科学研究和技术创新，开展了各种地方病的防治技术攻关，取得了许多重要的成果。例如，在氟中毒的防治方面，中国发展了钙剂补充、水源改善等技术，显著降低了患病率。三是健康教育和宣传活动的加强。中国积极开展地方病的健康教育和宣传活动，提高了公众对地方病的认识和防治意识；通过开展健康教育讲座、发放宣传资料、展示教育片等方式，普及地方病的防治知识，提醒人们注意饮水和环境卫生等方面的问题。四是环境治理和改善。中国加大了地方病易发地区的环境治理力度，通过改善水源、治理污染、改善卫生环境等措施，有效减少了地方病的发生。例如，在砷中毒的防治方面，中国进行了大规模的水源改造工程，提供安全水源，降低了砷中毒的风险。五是综合治理和跨部门合作。中国推动地方病防治工作的综合治理和跨部门合作。各级政府部门、医疗机构、环保部门、农业部门等共同参与，形成了合力；通过建立健康档案、定期筛查、早期诊断等方式，加强了地方病的监测和管理。截至 2021 年年底，全国 2 799 个碘缺乏病县、379 个大骨节病病区县、330 个克山病病区县、171 个燃煤污染型氟中毒病区县、12 个燃煤污染型砷中毒病区县、122 个饮水型砷中毒病区县或高砷区县均达到控制或消除标准，达标率均为百分之百；全国血吸虫病流行县（市、区）451 个；达到消除、传播阻断、传播控制的县（市、区）分别为 339 个、100 个、12 个。2021年，全国晚期血吸虫病病人 29 037 人，比上年减少 480 人。

（三）慢性病综合防治成效显著

慢性病是指持续或长期存在的疾病，其特点是发展缓慢、持续存在和反复发作。慢性病通常进展较慢，并且可以影响人们的生活质量和健康状况。通过政策支持和法规制定、健康教育和宣传活动的加强、健康管理和干预措施的推广、健康促进和预防措施的加强以及医疗服务和治疗技术的改善等措施，中国显著降低了慢性病的发病率和死亡率，提高了人民的健康水平。然而，慢性病仍然是一个严重的公共卫生问题，需要继续加强工作，加大预防和控制力度，确保人民的身体健康。一是政策支持和法规制定。中国政府高度重视慢性病防治工作，出台了一系列相关政策和法规，为慢性病综合防治提供指导和支持。二是健康管理和干预措施的推广。中国推广了慢性病的健康管理和干预措施，包括建立慢性病患者档案、开展定期随访和健康评估、提供个体化的干预指导等。这些措施有助于早期发现慢性病风险，实施有效的管理和干预。三是健康促进和预防措施的加强。中国加大了慢性病的健康促进和预防措施的力度，通过推动健康饮食、积极锻炼、控制吸烟和酗酒等健康生活方式的倡导，促进了慢性病的预防和控制。四是医疗服务和治疗技术的改善。中国改善了慢性病的医疗服务和治疗技术；加强了基层医疗机构的能力建设，提高了慢性病的早期诊断和规范化管理水平；推广了先进的治疗技术和手段，提高了慢性病的治疗效果；落实慢性病综合防治策略与措施，创新慢性病防治工作模式。截至 2022 年年末，在全国范围内建成 488 个国家慢性病综合防治示范区，建立了 605 个死因监测点和 2 085 个肿瘤登记点，重大慢性病过早死亡率从 2015 年的 18.5%下降到 2021 年的 15.3%。2021 年，对 311.6 万高危人群开展食管癌、胃癌、肝癌等重点癌症早诊早治工作，心脑血管疾病筛查干预项目筛查 155.9 万人，儿童口腔疾病综合干预项目年度免费口腔检查 484.4 万人。广泛倡导"健康一二一""三减三健"等健康理念，"日行万步，吃动平衡""管住嘴、迈开腿"等健康口号深入人心，引导人民群众树牢每个人是自己健康第一责任人的理念，群众自觉践行健康生活方式的意识和能力显著提升。

（四）严重精神障碍管理服务规范开展

严重精神障碍是指一类严重影响个人思维、情感、行为和社交功能的精神疾病。这些精神障碍严重干扰了个体的正常生活、工作和社交能力。我国加强精神卫生和心理健康服务体系建设，截至 2021 年年底，全国有精神卫生医疗服务机构 5 936 家，较 2020 年增加 205%；精神科医生、执业注册医生超过 5 万人，较 2010 年增长 144%；在册严重精神障碍患者服务管理覆盖到全国所有的区县，在册的患者规范化管理率达到 92%。截至 2021 年年底，31 个省份和新疆生产建设兵团建立了严重精神障碍管理治疗服务网络，在精神卫生专业机构指导下，基层医务人员对 633.1 万例严重精神障碍患者进行定期随访管理并提供康复指导。

严重精神障碍管理服务规范的开展对于提高患者的生活质量、降低精神障碍的发病率和病残率具有重要意义。以下是严重精神障碍管理服务规范的一些关键方面：一是多学科团队协作。建立多学科团队，包括精神科医生、心理治疗师、社会工作者、康复师等，进行全面评估和治疗。团队成员之间需要密切合作，共同制定个体化的治疗方案，并进行定期讨论和评估。二是医疗干预和药物治疗。根据患者的具体情况，制定科学合理的医疗干预方案，包括药物治疗和其他治疗方法。确保药物的正确使用，注意患者的用药依从性和不良反应的监测。三是心理社会干预。通过心理治疗、社会支持和康复训练等方式，帮助患者应对精神障碍带来的困扰和社会功能障碍。同时，关注家庭支持和社区融入，促进患者的康复和社会参与。四是康复服务和社区支持。建立完善的康复服务网络，提供康复评估、职业培训、就业支持和社会融入等服务，帮助患者重建自信、提高生活质量，并促进其社会功能的恢复。五是防止歧视和保护权益。加强对患者的权益保护，禁止歧视和侵害行为。促进公众对精神障碍的正确理解和认知，消除对精神疾病患者的偏见和歧视。为了有效开展严重精神障碍管理服务规范，需要加强医疗机构和人员的培训，提高他们的专业水平和服务质量。此外，还需要建立健全的信息管理系统，收集和分析患者的相关数据，不断优化管理和服务策略。

总体而言，严重精神障碍管理服务规范的开展是一个综合性、系统性的工作，需要政府、医疗机构、专业人员和社会各界的共同努力。要通过规范化的管理和个体化的治疗，为患提供更好的精神健康服务，改善患者的生活质量，并促进社会的稳定和发展。

（五）重大疾病与健康危害因素控制

我国高度重视健康危害因素的监测和控制。2021 年，在全国所有县区开展城乡饮用水水质监测，共设置监测点 13.5 万个，采集 27.0 万份水样开展水质检测；在 87 个城市设置 167 个监测点，开展空气污染（雾霾）对人群健康影响监测；在 132 个城市设置公共场所监测点，对 7 240 家公共场所开展健康危害因素监测。2021 年，在 1 606 个县（市、区）的 8 710 个学校，开展学生常见病监测，共监测 273.6 万人；在 1 683 个县（市、区）的 2 307 所幼儿园和 6 286 所中小学校，开展儿童青少年近视监测，共监测 373.9 万人。

重大疾病与健康危害因素控制之间存在紧密联系。例如心血管疾病是全球范围内的主要死亡原因之一。要减少高血压、高血脂、糖尿病等危险因素，推广健康饮食和适度的体力活动，戒烟限酒，减少心血管疾病的发生。癌症是一类造成重大健康负担的疾病。控制吸烟、二手烟暴露，提倡健康饮食，增加蔬菜水果的摄入，避免过量饮酒，加强感染预防，如乙型肝炎疫苗接种，减少暴露于致癌物质中。慢性阻塞性肺疾病（COPD）和哮喘等呼吸系统疾病的控制需要控制环境污染和吸烟，提倡室内空气净化和通风，加强咳嗽、喘息和呼吸困难的早期筛查和治疗。糖尿病患者需要控制体重，保持健康的饮食习惯，限制高糖和高脂肪食物的摄入，适度锻炼，管理血糖水平，预防和控制糖尿病的发生和并发症。传染病的控制需要加强疫苗接种，提高个人和公共卫生水平，如勤洗手、正确使用个人防护用品，建立有效的疾病监测和报告系统，严格实施传染病防控措施。精神卫生问题对个人和社会都有重大影响。需要加强心理健康宣教，提供心理咨询和支持服务，优化精神卫生资源的分配，并推动心理健康政策的制定和执行。每种疾病都有其特定的防控策略。重大疾病的控制需要综合考虑个体行为、环境和社会因素，并采取综合性的干预措施，包括个人行为改变、政策制定、健康教育和促进全民参与等方面的措施。这需要政府、医疗机构、社区和个人的共同努力，形成多部门合作的综合性防控体系，以提高人民的健康水平和生活质量。

（六）职业病防治工作硕果累累

职业病是由于长期从事特定工作环境或从事特定职业所导致的一类与工作相关的疾病。这些疾病通常与工作环境中的化学、物理、生物因素以及心理社会因素等有关。预防职业病的关键在于控制和减少工作环境中的危险因素。工作场所应采取必要的安全措施，包括提供个人防护装备、改进工艺流程、加强通风和排除有害物质等。此外，员工应接受必要的职业健康教育，了解并正确使用个人防护装备，并定期接受健康监测和体检。中国在职业病防治方面取得了显著的成效。以下是一些主要的成就：一是立法和政策。中国制定了一系列职业病相关的法律、法规和政策，如《中华人民共和国职业病防治法》《职业病危害因素分类目录》等，为职业病防治提供了法律依据和政策支持。二是职业危害因素控制。通过加强环境监测、危害因素源头治理和工艺改进，中国成功降低了多种职业危害因素的暴露水平，包括粉尘、有毒化学物质、噪声等。三是健康监测和职业病诊断。中国建立了健全的职业健康监测和职业病诊断体系，提供了职业病的早期筛查和确诊服务，使患者能够及早接受治疗和干预。四是健康教育和培训。加强了对劳动者的职业健康教育和培训，提高了他们的职业病防护意识和知识水平。同时，也加强了职业卫生专业人员的培训，提高了防治技能和能力。五是职业病监测与报告。中国建立了完善的职业病监测与报告系统，实现了职业病案例的及时报告、追踪和统计分析，为职业病防控提供了科学依据。六是行业治理和合作机制。中国建立了行业职业病防治联席会议制度，并推动建立了行业防治基金，加强了不同部门和利益相关方之间的合作，共同推进职业病防治。虽然中国在职业病防治方面取得了显著成效，但仍面临一些挑战。其中包括职业病防治工作在中小微企业和非正规就业领域的普及和推广、关注职业病患者的康复和救助、加大职业病监管和执法力度等。因此，中国将继续加大对职业病防治的力度，完善政策法规，提高监测和诊断能力，促进行业合作，不断提升职业病防治水平。

截至 2021 年年底，全国共有职业卫生技术服务机构 1 022 家，放射卫生技术服务机构 605 家，化学品毒性鉴定中心 23 家，职业健康检查机构

5 067 家，职业病诊断机构 588 家。中央转移地方资金建设 671 家尘肺病康复站（点），覆盖辖区内近 17 万名尘肺病患者，患者对康复服务满意度达 96%。将全部职业病病种纳入职业病及职业病危害因素监测范围，监测县区覆盖率达 95% 以上。全国报告新发职业病病例数从 2012 年的 27 420 例下降至 2021 年 15 407 例，降幅达 43.8%；其中，报告新发职业性尘肺病病例数从 2012 年的 24 206 例下降至 2021 年的 11 809 例，降幅达 51.2%。

四、健康水平提升情况

2010 年全国人均期望寿命为 74.83 岁，2021 年全国人均期望寿命达到 78.2 岁，提高了 3.37 岁。2012 年，全国孕产妇死亡率为 24.5/10 万，其中：城市为 22.2/10 万，农村为 25.6/10 万。2021 年，全国孕产妇死亡率为 16.1/10 万，其中：城市为 15.4/10 万，农村为 16.5/10 万。全国孕产妇死亡率明显下降，且城乡间差距逐步缩小。婴儿死亡率和 5 岁以下儿童死亡率方面，2012 年，5 岁以下儿童死亡率为 13.2‰（其中，城市为 5.9‰，农村为 16.2‰）；婴儿死亡率为 10.3‰（其中，城市为 5.2‰，农村为 12.4‰）；新生儿死亡率为 6.9‰（其中，城市为 3.9‰，农村为 8.1‰）。2021 年，5 岁以下儿童死亡率为 7.1‰（其中，城市为 4.1‰，农村为 8.5‰）；婴儿死亡率为 5.0‰（其中，城市为 3.2‰，农村为 5.8‰）；新生儿死亡率为 3.1‰（其中，城市为 1.9‰，农村为 3.6‰），妇幼健康核心指标已降至历史最低水平。

第五节　小结

这一时期，健康中国建设深入推进，医药卫生体制改革持续深化，我国历史性地全面破除了以药补医的体制，持续推进"以治病为中心"向"以人民健康为中心"的转变；看病贵问题得以逐步解决，公立医院全部取消药品和耗材加成，截至 2021 年年底，国家基本药物目录品种增加到 685 种，基本医疗保险参保人数超过 13.6 亿，居民个人卫生支出占卫生总费用比例降至 27.7%；医疗卫生服务体系不断完善，覆盖城乡的医疗卫生服务三级网络不断健全，90% 的家庭 15 分钟内能够到达最近的医疗点；医疗服务能力显著提升，设置了 12 个专业类别的国家医学中心，建设 50 个国家区域医疗中心，组建各种形式的医联体1.5万个，推动优质医疗资源下沉；公共卫生防护网织牢织密，传染病、慢性病、职业病、地方病防控更有效有力，我国消除了疟疾，实现了乙肝控制目标，艾滋病疫情得到有效控制；基本医疗卫生服务公平性和可及性持续提高，农村贫困人口基本医疗有保障全面实现，人民群众健康状况持续改善，主要健康指标居于中高收入国家前列。但同时，与经济社会发展和人民群众日益增长的高品质、多样化健康服务需求相比，还存在着优质医疗资源不足、结构不合理、分布不均衡、基层服务能力薄弱等问题，进一步深化改革促进乡村医疗卫生体系健康发展仍是下一步工作的重点。

2023年，中共中央办公厅、国务院办公厅印发《关于进一步深化改革促进乡村医疗卫生体系健康发展的意见》强调，把乡村医疗卫生工作摆在乡村振兴的重要位置，以基层为重点，以体制机制改革为驱动，加快县域优质医疗卫生资源扩容和均衡布局，推动重心下移、资源下沉，健全适应乡村特点、优质高效的乡村医疗卫生体系，让广大农民群众能够就近获得更加公平可及、系统连续的医疗卫生服务，为维护人民健康提供有力保障。未来，乡村健康治理将以深化改革促进乡村医疗卫生体系健康发展为重点，强化县域内医疗卫生资源统筹和布局优化，发展壮大乡村医疗卫生人才队伍，改革完善乡村医疗卫生体系运行机制，加快建成符合中国国情的健康乡村。

第六章 中国农村卫生健康治理面临的现实制约

从微观层面来看，健康是一种个体状态，是身体的无疾病、不虚弱状态，而且是身体、心理和社会生活等方面的总体状态。从中观层面来看，健康还包括了人类生存环境的状况，生态环境、生活环境对健康具有较强影响。从宏观层面来看，健康是促进人的全面发展的必然要求，是经济社会发展的基础条件，是一种重要的治理能力，是国家治理体系和治理能力现代化的重要组成部分。《"健康中国 2030"规划纲要》明确指出，"实现国民健康长寿，是国家富强、民族振兴的重要标志，也是全国各族人民的共同愿望"。

回顾 1949 年至今我国农村卫生健康发展的四个时期，均体现卫生健康治理微观、中观、宏观三个层面的状态。除此之外，不少国家在健康治理、农村卫生健康治理方面已经走出了可借鉴的道路，我国的多个省份按照中央部署，结合自身发展实际，在探索健康治理的机制、模式上也做出了有益探索。

当前，健康中国建设实现良好开局、平稳起步，卫生健康治理进程总体顺利，突出表现在我国在人均预期寿命、婴儿死亡率、孕产妇死亡率三项指标上居于中高收入国家前列，具体来看包括基本建立健康促进政策体系，从领导组织架构、协调机制、落实机制，整体构新中国成立家部门协同、各地省市县联动的工作模式；有效控制健康风险因素，以提升居民健康素养水平为重点；提高对妇女儿童、青少年、老年人等重点人群的健康维护能力；有效遏制防治重大传染病、慢性非传染性疾病，重大慢性病过早死亡率低于全球平均水平。当然，卫生健康治理是一个系统工程、长期工程，有学者认为，我国卫生健康治理进入攻坚克难的关键时期，面临不少挑战，主要体现在以下五个方面：①从健康服务供给主体的角度来看，卫生健康治理过于单一，在满足全方位、全生命周期保障人民健康方面仍然存在问题，特别是中国当前人口结构变化较快，疾病谱随着人口结构变化而改变，短板有待补齐；②从卫生资源配置的角度来看，我国整个医疗卫生服务体系还不完善，卫生资源供给总量不足、结构不合理，不同等级医院医疗卫生机构的协作机制还不健全；③从医疗卫生的公益性角度来看，经过了"以药养医"，在经济利益的驱使下"大处方、大检查"等情况，基本医疗保障也有差异，损害医疗的公益性和公平性；④从政府履行监管责任角度来看，缺位、越位现象时有发生，特别是针对医疗卫生机构，以及社会健康服务组织的监督力度还不够；⑤从健康教育与促进体系建设角度来看，政府在营造良好环境，推行公民健康教育和健康促进的力度不足，对公民参与健康治理的意义认识还有待提升①。

农村是卫生健康治理的重要区域。党的十八大以来，特别是乡村振兴战略实施以来，农村卫生健康治理体系和能力开始向现代化迈步，农村卫生健康治理既拥有普遍性的问题，同时在城乡一体化治理、城乡融合背景下，农村发展有新的特点、新的问题，农村卫生健康在治理环境、治理模式、资源配置、服务供给等方面的现实制约和主要问题需要被高度重视并深入研究。

第一节 健康治理环境上：局部"乡村衰落"导致乡村健康治理环境欠佳

乡村衰落和乡村振兴，是乡村治理现代化进程中必须面对的现实状况。在乡村衰落的原因归结上，往往呈现出一致结论：城市的高速发展，虹吸、耗尽了乡村的人才、资金等要素，直接导致乡村衰落。纵观当前世界主要国家发展历程，工业化、城镇化必然带来乡村人口减少、乡村面貌变化，城市与乡村的冲突升级等问题。这是一个世界问题，从20世纪以来，美国、俄罗斯、日本、巴西、瑞典等国家在乡村发展方面，均先后暴露出人口流失、文化流失、价值流失、财富流失等情况。

---

① 郭建，黄志斌. 中国健康治理面临的主要问题及对策 [J]. 中州学刊，2019（6）：68-72.

"中国社会是乡土性的"，这是我国当代著名社会学家、人类学家、民族学家费孝通先生在其代表作《乡土中国》提出的重要观点。虽然此书已经出版70余年，彼时中国乡村经济社会发展状况与现在大相径庭，但在一定程度揭示了我国乡村建设的重要性。在农耕社会向工业社会的快速发展中，乡村社会、乡土文化发展变迁是必然的，局部衰落是当前发展的重要特征。有学者在我国西南地区深入调查，以重庆市的3个村庄为案例，深入研究乡村衰落问题，认为衰落的具体表现有8个方面：人口大量外流、耕地撂荒增加、农房闲置率提高、务农人员老龄化、农民务农意愿不高、农业经营收入占家庭收入比重下降、义务教育外移、村自治组织弱化，据此导致乡村养老、农业发展、乡村治理和乡土文明四大问题[①]。

卫生健康是乡村治理中的一环，与教育、养老、就业等一样，受到乡村经济社会发展水平的影响较大。总体来看，产业发展滞后、人口数量和结构变化、乡村文化和教育需要引起高度关注。

一、产业发展滞后导致对乡村健康领域的经费投入不足

我国是农业大国，大部分乡村地区仍然以第一产业为主。单家独户的小农经济是传统农业的主要形式，整体的生产效率不高，时间成本、交通成本、人力成本较大，经济效益水平较低。产业兴旺是乡村振兴的重点，是解决农村一切问题的前提。习近平总书记强调："要把产业振兴作为乡村振兴的重中之重，积极延伸和拓展农业产业链，培育发展农村新产业新业态，不断拓宽农民增收致富渠道。"近年来，特别是党的十八大以来，我国的乡村产业得到较快发展，突出表现在农产品加工、乡村特色产业蓬勃发展，"乡字号""土字号"乡土特色品牌数量不断增多，乡村休闲旅游业、乡村新型服务业加快发展。除此之外，农业产业化深入推进，农业产业化龙头企业、农民合作社、家庭农场蓬勃发展。这些得益于对县域内产业资源的统筹优化，得益于一、二、三产业的融合发展，得益于绿色兴农、品牌强农等理念引领。但也要看到，乡村在产业发展上仍然有很多制约因素，例如当前人才、资金、技术主要从乡村流向城市，因此要推动资源要素向乡村流动的障碍仍不少，还需要更加稳定的资金投入机制、更加强有力的人才激励保障机制、更加具有吸引力的资本投资环境；再比如现

---

① 唐丽桂. 西南地区乡村衰落具体表现及诱发问题研究［J］. 中国农学通报，2020，36（10）：158-164.

在的农村地区，交通、通信等基础设施仍然薄弱，三次产业小、散、弱等问题亟待解决，符合我国家乡村发展实际的现代产业体系尚未形成。

乡村因其独特的自然环境，是发展大健康产业的优势区域，第一产业包括中药材、绿色有机农产品等健康种养业，第二产业包括生物医药、医疗器械、健康食品、健身用品等健康制造业，第三产业包括医疗服务、康疗服务、养生服务、养老服务、健康管理和健康文化旅游等健康服务业，健康保险、医药商贸物流、互联网+健康医疗和健康地产等健康配套服务业。与整体乡村产业发展一致，乡村健康产业最大的问题仍然是要素供给不足，特别是人力资源，乡村医疗卫生人才在发展医疗卫生服务业方面有专业优势，比如中医康复理疗等，但当前全国乡村医疗卫生人才总量不足、结构不优、引不进流不出问题严重，更多立足于开展基本医疗和公共卫生服务，无力支撑大健康产业发展；由于乡村发展前景有限，第三方专业人才也不愿意来到乡村。第一、二产业往往投资过大、专业性强，社会资本、公司在风险不可控的背景下投资意愿不强。

乡村产业发展的总体不足、整体发展滞后，直接导致县级财力不足，卫生健康领域获得的投入更少。卫生健康治理离不开服务供给主体，也就是医疗卫生服务体系的建设和发展。2016年，《全民健康保障工程建设规划》明确提出，在基层医疗卫生机构建设方面，按照总量不减、结构调整、中央和地方分工负责的原则，对中央预算内投资方向进行优化调整，即中央投资不再支持乡镇卫生院和村卫生室项目建设，中央涉农补助资金也不能整合用于医疗卫生事业。有观点称，这是对卫生院、村卫生室的项目建设"断奶"，地方政府对卫生健康投入压力势必加大。加大对县级医院补助比例，同时从合理划分中央和地方事权的角度，从地方政府更能够发挥组织能力强、贴近基层优势的角度，将其对县级医院建设减少的投资，统筹用于改善乡镇卫生院、村卫生室等设施条件。以上政策变化，对东部发达地区影响不大，东部发达乡村医疗卫生服务体系整体比较完善，重点更多放在内涵发展、人的能力提升方面，但中西部财力薄弱地区压力较大，比如四川、云南、贵州等地，乡村地区往往是民族地区、革命老区、边远山区，地广人稀，由于历史欠账较多，仍有卫生院、村卫生室未完成标准化、规范化建设，一旦中央缺乏中央预算内投资资金撬动，地方政府发展重心很难放到乡村卫生上来。

发展改革重点是项目建设资金投入，卫生健康治理还需要财政资金的支持。2018 年 7 月，国务院办公厅印发《医疗卫生领域中央与地方财政事权和支出责任划分改革方案》（国办发〔2018〕67 号），将医疗卫生领域的财政事权事项明确划分为中央财政事权、中央与地方共同财政事权和地方政府财政事权三类，同时强调中央财政事权由中央财政承担支出责任、地方财政事权由地方财政承担支出责任以及中央与地方共同财政事权需区分情况划分支出责任。地方所属医疗卫生机构改革和发展建设、地方自主实施的卫生健康能力提升项目、地方卫生健康管理事务、地方医疗保障能力建设均为地方财政事权，同时要按分档比例等承担公共卫生中基本公共卫生服务，医疗保障中城乡居民基本医疗保险补助、医疗救助，计划生育中计划生育扶助保障，能力建设中国家根据战略规划统一组织实施的卫生健康能力提升项目、中医药事业传承与发展中地方政府应当承担的部分。从笔者调研的中西部省份部分县来看，县级财政承担中央与地方共同财政事权已经较为吃力，单独再设置卫生健康相关支出计划寥寥无几，这使得乡村卫生健康治理水平提升无疑困难重重。

　　产业发展还会对乡村家庭收入产生影响，当产业水平低、家庭收入水平低时，个人在"贫困"状态下很难为疾病、健康付出更多成本，且容易造成因病致贫、因病返贫，往往形成"贫困"与"疾病"恶性循环链，即疾病发生后，人民群众抵抗经济风险能力不足，医疗支出使得整个家庭面临严峻的经济风险；与此同时，疾病导致家庭生产力下降，包括疾病直接的作用以及家庭成员因照顾而花费的时间成本造成的间接作用，使得家庭的收入下降。党的十八大以来，我国深入实施健康扶贫工程，累计帮助近 1 000 万个因病致贫返贫家庭成功摆脱贫困，取得显著成效。同时，我国也制定了巩固拓展健康扶贫成果同乡村振兴有效衔接的有关政策。但我们仍然要看到，乡村产业水平不高，乡村群众的脱贫基础不牢固，面临疾病风险，仍然可能因病致贫、因病返贫。在广东省郁南县万洞村委田边村村民的案例中，我们能看到产业发展对乡村居民、家庭发展的正向效果，对于因病致贫、因病返贫的遏制作用。

案例1 广东省郁南县万洞村委田边村村民从因病致贫到创业致富

30多岁的陈伟令，原先作为田边村的砂糖橘种植者，多年来，通过种植砂糖橘并饲养家禽的方式生活得轻松自在。然而，2010年，一种被称为果树"癌症"的黄龙病对砂糖橘产业产生了重大影响，砂糖橘的产量不断下降，最后甚至直接导致了产量降至零。屋漏偏逢连夜雨。经过数年的艰苦奋斗，产业无法维持运营时，一场对他来说是致命的病（肠癌）以及6次化疗、30万元的医疗费用，不仅耗尽了他的多年积蓄，还让他背负了大量的债务，这让本已陷入困境的陈伟令全家陷入了深深的绝望。

2016年，国家实施了精准扶贫的政策，陈伟令一家选择了种植油茶的项目。经过两年多的努力，他们种植了50亩的油茶，并使得其产业收入在2017年达到了8 000多元/人，而在2018年，收入更是增长到了13 000多元/人。陈伟令的妻子在接受了技能培训之后，在外地务工的收入也达到了每月3 000多元。遇到一场大病，产业毁了、积蓄花光了，一个好好的家庭陷入贫困，遇上一个好政策（精准扶贫），学到技能、发展新产业，使村民的生活蒸蒸日上。

二、乡村人口"空心化"带来乡村医疗卫生服务业务萎缩

"乡村空心化"，自20世纪末成为学术界研究的热点，特别是对"空心村"讨论。但是对于乡村空心化，学界并没有相对统一的定义，从城乡建设、人口流动角度的研究较多，比如城乡建设层面，强调乡村的土地、房屋荒废，出现"新屋不断村外建，老房破屋村内留"现象；人口流动层面，强调大量农村人口流向城镇，乡村人口总量大幅减少，人口结构以老人、小孩为主。但笔者认为，乡村空心化不仅仅是空间、人口的变化，而应该是乡村经济社会发展的方方面面，经济发展动力不足、发展空间缩小、人口外溢、公共服务供给不足等，是对乡村整体发展的综合评价。当然对于乡村卫生健康治理，影响最大的还是乡村人口"空心化"。

"保基本、强基层、建机制"是我国新医改重要原则，但是当前，我国乡村医疗卫生服务总体发展缓慢，部分业务萎缩，健康"守门人"作用发挥不足。其中，乡镇一级层面，部分区域医生将主要时间用于开展公共卫生服务，乡镇卫生院医生数量不多，经常需要花费大量精力下乡进行家

庭医生签约、健康体检等，临床业务荒废；在基本药物制度、药品采购"两票制"实施背景下，部分药物供应不足、价格上涨，患者无法在卫生院购买到相应的药品；B超、DR等虽有设备但无人会用，导致设备未开封，血常规、尿常规、大便常规等检验无法正常开展；薪酬制度改革推进缓慢，干多干少一个样，奖励绩效未体现多劳多得、优绩优酬、同工同酬，"低水平大锅饭"现象普遍；医保"总额预付"等支付方式影响卫生院的发展。村级层面，乡村医生普遍能力不足且"后继无人"，无法满足乡村群众日益增长的医疗卫生服务需求。

而乡村"空心化"致使乡村医疗卫生服务人口减少，这既是乡村医疗卫生服务业务萎缩的原因，又加剧了业务萎缩。从第七次与第六次全国人口普查的对比情况来看，2020年全国城乡人口分别为9.01亿和5.09亿，占比为63.89%、36.11%；与2010年相比，城镇人口增加2.36亿，乡村人口骤减1.64亿。服务人口减少带来的医疗卫生服务对象减少，一是导致乡村医疗卫生机构和人口分布发生分离。随着城镇化进程的加快，人口大量外流，根据原有服务人口配置的乡镇卫生院、村卫生室可能处在"空心村"范围，或者服务范围的服务人口不足以支撑1家医疗卫生机构正常运转，大量乡村人口流向县城或重点镇，导致机构所在地与服务人口聚集地发生分离、不相匹配。二是导致设施设备闲置。2008年，卫生部发布的《乡镇卫生院建设标准》明确要求，乡镇卫生院床位规模应根据其服务人口数量、当地经济发展水平、服务半径、地理位置、交通条件等因素，按照乡镇卫生院的类型、基本任务和功能合理确定，每千服务人口宜设置0.6~1.2张床位。原来的服务人口越多，那么床位设置越多、设备配备越足。现如今，人口减少、服务对象减少，床位、设备闲置情况相对普遍，部分地区床位使用率常年在30%~40%。三是导致乡村医疗卫生机构服务能力、经济效益"双下降"。服务人口减少，卫生院往往进一步压缩临床业务，把绝大多数人员安排到基本公共卫生服务工作，导致医务人员技术能力进一步下降，久而久之临床相关技能荒废，能够开展手术的卫生院越来越少，遇到急危重症的患者，往往安排救护车转运到市县大医院。这样一来，服务对象就越少，技术水平相应下降，群众信任感也随之下降，来看病的患者就越来越少，形成恶性循环。

案例 2　广东梅州市坪畲村服务人群减少、大量药物过期

兴宁市水口镇坪畲村是兴宁南部最偏远的城市，距离水口镇中心约 25 千米。村里原来的卫生站因为年久失修被弃用，唯一的村医刘焕彬将诊疗室搬到自己家里的一间小居室内。在梅州，大部分村卫生站业务用房都是如刘焕彬般将自家房屋简单改造，而以村委会办公用房为业务用房的只占极少数，而且村委会还要收取一定的租金。坪畲村常住人口仅 120 多人，有时候连续 10 天卫生站里见不到一个病人，病人减少，药物的储备也相应减少。刘焕彬每年丢掉的过期药成本都要几千元。一边是村里人数减少，病人用药减少；另一边是村里以老弱为主，看病时常面临病情复杂，缺乏相关药物和设备的情况。"那些不常用的药又贵，买回来也用不上，就不储备了，但是要用的时候却缺乏，就会很致命。"

资料来源：https://static.nfapp.southcn.com/content/201512/02/c20508.html.

三、乡村人口结构变化带来健康养老压力剧增

当前乡村地区青壮年外出务工、人口外流，真正居住人群主要是妇女、儿童、老年人，而这其中老年人的比重更大、健康问题更突出。根据第七次全国人口普查数据，从人口年龄构成来看，0～14 岁、15～59 岁、60 岁及以上分别占比 17.95%、63.35%、18.70%，其中 65 岁及以上占比 13.50%。与 2010 年对比，占比分别上升 1.35%、下降 6.79%、上升 5.44%、上升 4.63%。国际上通常把 60 岁及以上人口占总人口比重达 10%，作为一个国家或地区进入老龄化标准；比重达 14%，进入深度老龄化；比重超过 20%，进入超老龄化社会。按此标准，我国已经进入深度老龄化，并向超老龄化社会趋近。在城乡对比中，乡村老龄化率明显高于城市，老龄化问题更为突出。2020 年我国乡村 60 岁以上占比从 2000 年的 10.9% 上升到 23.8%，已经进入超老龄化社会，而城镇 60 岁以上占比从 2000 年的 9.7% 上升到 15.8%，刚刚达到深度老龄化初期，乡村比城镇高出 8 个百分点。四川省作为全国人口大省，相关数据也印证了这一情况：四川省 0～14 岁常住人口占比中，社区和村占比差别不大；15～64 岁占比中，社区比村高出近 10 个百分点；而 65 岁及以上常住人口占比，社区为 13.5%，乡村为 21.7%，这在一定程度上反映出更多的青壮年人口在城镇聚集，但乡村的老龄化情况不容乐观。

我国是世界上老年人口规模最大的国家之一，也是世界上老龄化速度最快的国家之一。而健康老龄化是卫生健康领域治理老龄化的主要路径。1997年，欧洲社会老年学界首次提出健康老龄化，随后世界卫生组织在2015年提出健康老年化的定义：所谓健康老龄化，指的是发展和维护老年健康生活所需的功能发挥的过程。功能发挥由个人的内在能力、相关的环境特征及其之间的相互作用组成。内在能力是指个体在任何时候都能动用的全部身体机能和脑力的组合。外在环境包括家庭、社区和更广泛的社会因素。生活在能够支持和维持内在能力和功能发挥的环境中被认为是健康老龄化的关键。国内有学者从个体内在要素、外在环境因素两个角度，对农村老年人健康老龄化影响因素进行分析，结果显示：在身体健康维度，高龄农村老年人日常生活能力存在功能障碍的可能性更大；在心理健康维度，农村男性、低龄老年人的认知能力更好；在综合健康维度，农村高龄、女性老年人虚弱指数水平更高，健康状况更差[①]。也有学者基于中国健康与养老追踪调查（CHARLS）2018年的数据进行分析，对城市、农村的老年人的生理健康及心理健康进行描述性和比较性分析，认为就城乡老年人躯体、认知和心理健康水平差异而言，农村老人总体健康水平低于城市老人[②]；在得出城镇老年人口健康水平远高于农村的基本结论基础上，进一步分析2010—2015年城乡老年人口健康水平差距增大，在空间上差距较大的地区从2010年的西南地区到2015年转移到大西北地区，而东部沿海地区城乡差距较为稳定[③]。

相较于城市，乡村人口老龄化的数量增多和程度加深，对乡村健康养老服务的压力进一步加大。

首先是健康养老需求量攀升和相应的服务体系供给不足之间的矛盾。年龄增长、寿命延长随之带来疾病谱变化，有数据显示78%以上的老年人患有一种以上慢性病，同时因衰弱、肌少症、营养不良、视力下降、听力下降、失智等老年综合征和急慢性疾病引起的失能半失能的老年人将显著增加。这对乡村地区康复护理、长期照护、安宁疗护等接续性服务要求进

---

① 陆杰华，汪斌. 乡村振兴背景下农村老年人健康老龄化影响机理探究：基于CLHLS2018年数据 [J]. 中国农业大学学报（社会科学版），2022，39（1）：134-147.

② 王思晗，瞿先国，黄诗睿. 城乡健康老龄化差异及影响因素探究 [J]. 现代预防医学，2022，49（21）：3951-3956.

③ 梁琼，张晓波，宋雪茜. 中国老年人口健康水平空间分布及影响因素 [J]. 中国老年学杂志，2022，42（8）：1994-2000.

一步提高。但是当前，在我国乡村医疗卫生服务体系中，康复医院、护理院、安宁疗护中心数量较少，老年医护专业技术人员、照护人员严重短缺，乡村医疗卫生机构老年相关的专科能力薄弱，难以有效满足老年人多层次、多样化健康服务需求。除此之外，乡村医养结合服务设施覆盖率不高，医养结合服务人才供给不足，医养结合服务水平整体效能有待提升。

其次是老年人疾病经济负担增加与个人支付、医保支付不高之间的矛盾。老年人是慢性病的主要群体，慢性病是老年人疾病经济负担中的主要部分。第五次和第六次全国卫生服务调查显示，2013 年和 2018 年老年人慢性病疾病经济负担分别为 0.5 万亿元和 2.2 万亿元，到 2030 年可能为 2018 年的 1.6 倍。一项涉及农村贫困地区 2 447 名年龄大于 60 岁，并且至少患一种慢性疾病老人的调查显示，老年慢病患者年人均直接经济负担为 3 156 元，经估算同年的年人均可支配收入为 11 107 元，老年人年人均直接经济负担占比达到 28.4%，总体的疾病经济负担较重①。而未来，随着经济社会发展水平不断加快，乡村老年人就医费用将快速增加，疾病负担也越发加重。当然我们也要看到，我国的医疗保障体系逐步完善，对于缓解农村老年人疾病经济负担具有积极作用。但也需要看到，我国乡村老年人的家庭经济状况往往不够好，拥有退休工资的老年人人数不多，大多数老年人是靠子女供养、靠国家补配、靠地流转带来的收入等，能够用于健康的支出总体不足。未来，人口老龄化进程进一步加快，作为基本医疗保险制度缴费主体的年轻人占比越来越小，而享受保障待遇的老年人群体不断扩大，医保对农村老年人的保障力度下降，农村社会健康养老压力剧增。

四、文化的异化与教育的缺失导致乡村居民健康素养提升缓慢

乡村文化是乡村的灵魂所在，是乡村社会的精神纽带，曾在"拆"与"建"中不断摇摆，造成现今破坏有余而重建不足的境遇。尤其是受到城市化带来的重大影响，道德理念、伦理习惯、乡风民俗等方面有所改变，熟人社会有所瓦解。在利益至上的原则支配下，很多乡村文化出现了一定程度的异化，过去那种建构在熟人关系上的亲切与温情有所瓦解。在功利主义的驱使下，乡村居民更加关注外在的发展，对于自身健康关注不够，

---

① 李艾春，向琴，闫朝阳，等. 农村贫困地区老年慢病患者疾病直接经济负担及影响因素研究 [J]. 中国卫生事业管理，2020，37 (12)：927-931.

加之缺乏健康生活方式和行为习惯，整体的健康意识普遍不强。

在"预防为主"方针引领下，我国的健康教育工作进展顺利。党的十八大以来，全国上下不断加强健康教育，推动个人和群体树立健康观念、掌握健康知识、养成健康行为，从而预防疾病，促进健康，提高生活质量。2020年，全国居民健康素养水平提高23.15%，超过五年规划2020年目标值；其中，城乡比较来看，乡村居民为20.02%，而城市高出8.06个百分点，达到28.08%。

健康教育离不开健康促进与教育体系建设。但是当前，我国由健康教育专业机构、各类医疗卫生机构健康教育科（室）以及机关、学校、社区、企事业单位健康教育职能部门等组成的健康促进与教育体系还不完善，独立设置的健康教育专业机构较少，每个村尚未覆盖至少有1名健康教育人员。在开展健康促进与教育工作中，农村群众对健康知识的需求和期盼并不高，健康教育工作距离走近百姓身边、贴近大众生活还有较长一段路要走，而日常的医疗卫生服务中，我们的医疗卫生机构、医务人员开展往往忽略健康教育对病人的作用，较少开展有针对性的健康教育和医学科普。全国政协委员、中国科学院院士葛均波通过调研发现，政府和医疗机构对农村的医学科普宣传与教育极为不足，特别是针对心脑血管病等其他重大疾病的预防和治疗，很少有纯公益性且知识量足够的宣传。而这些重大疾病，往往是农村人口当前面临的重大健康考验。大众传媒对于医学科普知识的宣传教育有限。当然也要看到，结合农村实际特点开展具有地方特色的健康素养也有一些可借鉴的案例，比如四川雅安市芦山县将"非遗文化"芦山花灯与健康传播融合，通过"线上+线下"形式，传播健康知识和技能，受到群众的欢迎。四川省绵竹市以当地群众都比较接受的绵竹年画为载体，制作健康教育的科普读书，让当地群众可接受、能读懂，大大提高了健康素养宣传的可及性和实用性。

案例3　四川省绵竹市编印年画健康素养科普读物

绵竹年画早已享誉海内外，而从2022年起，绵竹年画的内容里又增加了不少健康知识的新内容。在四川省绵竹市汉旺镇就有以《健康66条》为蓝本制作的年画66幅，"心脏骤停伤病员，心肺复苏不能慢，待到呼吸畅通时，紧急就医送医院。"每一幅年画上都有生动的图画和通俗易懂的四句顺口溜。不仅如此，这66幅年画还被做成了陶版年画小景墙，矗立在汉旺镇的一条健康步道沿线。此外，以健康为主题的扇子、扑克、雨伞等绵竹年画延伸品也已成为人们手中之爱。

除了文化、健康教育等影响，还需要正视的是，乡村人口结构特征，即一老一小居多，老年人比重大，增加了健康素养提升难度。农村老年人知识欠缺，接受新知识的能力不强，获取有效健康信息的渠道有限，容易受到各种虚假健康信息传播的影响。有学者在对浙江省农村居民健康素养分析时也印证了以上观点：55 岁及以上农村居民的健康素养水平 2016—2021 年累计增长量较小，总体在一个区间内波动，这可能与老年人记忆力减退、对知识的理解和掌握速度较慢、较难改变固有的生活习惯有关[①]。

第二节　健康治理模式上：传统高度行政化的治理模式导致治理机制不活不畅

改革开放以来，我国乡村的治理体制从过去"政社合一"的人民公社体制过渡到基层政府领导下的村民自治实践[②]。在这种"乡政村治"的模式下，原本属于村民自治的村委会被基层政府作为下属单位，形成高度行政化的治理结构。由于医疗卫生健康服务的多样性、多维性和多层性，其善治的实现必定具有如下特征：多元主体横向协作，通过参与互动，以取长补短，相互增进；多层主体纵向协作，通过沟通与协商，以上下共进，互为支撑；多种协调（或治理）机制相互嵌入，通过互补与协同，以相辅相成，相得益彰[③]。而传统高度行政化的治理模式导致乡村健康治理机制不活不畅，主要表现治理主体单一化、治理体系碎片化、治理手段运动式三个方面。

一、治理主体单一化

乡村健康治理的主体一般包括行政部门、村委会、医疗卫生机构、医

①　闫晓彤，徐越，姚丁铭，等. 2016—2021 年浙江省农村居民健康素养分析 [J]. 预防医学，2022，34（10）：1053-1058.

②　李梅. 新时期乡村治理困境与村级治理"行政化"[J]. 学术界，2021（2）：87-96.

③　顾昕. 专栏导语：医疗卫生健康治理现代化的挑战与解决路径 [J]. 公共行政评论，2018，11（6）：1-8.

务人员、乡村群众等。在我国的乡村健康治理进程中，县卫生健康局往往在制度设计、政策制定、建设推进等方面发挥着主导作用，医疗卫生机构和医务人员负责具体落实和执行，而其他主体往往参与不足。这些主体包括乡镇政府、村委会，企业与社会组织，乡村居民等。

乡镇政府、村委会层面，主要是缺位现象突出。在现行的体制下，属地管理和行业管理在乡村卫生健康治理中发挥作用各不相同，乡镇卫生院的主要属性为国有，村卫生室以集体为主，在乡村一体化管理要求下，村卫生室接受乡镇卫生院的管理和指导，乡镇卫生院院长、副院长等干部一般由县卫生健康行政部门管理，在行业管理层面具有拥有足够的主导权和话语权。乡镇政府的上级机构主要是县级政府，村委会属于村民的自治组织，在保证乡村稳定发展上起到重要作用，虽然在乡镇政府也设有社会事业办、卫生健康办等，但对乡镇卫生院、村卫生室的属地管理上没有相应权限，更多是协调开展相关卫生健康工作。山东省就已经出台相关文件，明确了乡镇关于卫生健康领域的 8 条法定职责。

案例 4　山东省明确乡镇卫生健康职责任务

2021 年，《山东省乡镇（街道）职责任务清单指导目录（试行）》发布，明确乡镇（街道）应承担的 176 项具体职责任务。其中，涉及卫生健康领域的共有 8 项法定职责。

配合做好职业病防治监督管理。支持职业卫生监督管理部门依法履行职责；巡查辖区内用人单位职业卫生情况，及时报告发现的问题隐患，协助卫生监督执法人员开展职业卫生监督检查和查处违法行为。

负责组织开展传染病预防监控、群防群治工作和其他公共卫生工作。做好传染病预防和其他公共卫生工作，防范突发事件的发生，协助卫生健康部门和其他有关部门、医疗卫生机构做好疫情信息的收集和报告、人员的分散隔离、公共卫生措施的落实工作，向居民、村民宣传传染病防治的相关知识。

负责组织开展预防精神障碍发生、促进精神障碍患者康复等工作。组织开展心理健康服务、精神障碍患者康复、严重精神障碍患者服务管理等工作。

负责开展爱国卫生运动。组织开展各项爱国卫生运动日常工作。

负责人口与计划生育工作，落实计划生育奖励扶助政策。负责做好计划生育关系管理，做好独生子女父母奖励、特殊家庭扶助等审核上报工作。

负责开展计划生育技术服务项目，配合做好农村妇女"两癌"免费筛查。对村（社区）上报的免费手术统计表进行初审并上报，对符合实行计划生育技术服务和"两癌"筛查条件的妇女进行摸底调查、登记、动员、宣传。

负责组织开展老年人权益保障工作，落实老年人福利政策。负责老年人权益保障工作，统计上报、受理与审批发放经济困难老年人护理补贴。

负责养老服务工作。负责本辖区内的养老服务工作，完善优惠扶持措施，支持建设互助幸福院、养老院、养老周转房等养老服务设施，因地制宜为农村老年人提供多样化养老服务；加强特殊老年人关爱服务；改善敬老院设施和环境条件。

企业与社会组织层面，主要是参与度较低。当前参与乡村医疗卫生活动的企业，以民营医院居多，比如和乡镇卫生院建立专科联盟，开展技术培训合作，同时积极参与为边远地区群众送医上门服务、义诊等活动。例如，重庆市社会医疗机构协会制定助力乡村振兴专项行动方案，组织、动员协会广大会员单位、全市社会医疗机构积极参与乡村振兴，围绕卫生健康、专家下乡、对口支援、精准帮扶、百姓义诊、捐赠医疗器械等重点工作，打造社会组织助力乡村振兴卫生健康公益品牌。同时还有一些医药企业，在乡村范围内开展卫生健康相关的一、二、三产业，提供相应的工作岗位，带动当地的经济发展。社会组织，在针对妇女、儿童、老年人、残疾人、乡村医生等的具体行动更多，比如中国人口福利基金会结合各地常见病，邀请上级医院骨干医师，针对乡村医生开展系统全面的理论知识及实操培训。但总体来看，企业与社会组织仅仅只是在乡村卫生健康治理参与面上比较单一，发挥作用的效果有待时间检验。社会组织还需要支持做好重点对象医疗保障，发挥补充保障功能，采取商业健康保险、医疗互助等方式，切实减轻脱贫人口医疗负担，有效防止因病致贫、因病返贫。继续把乡村医疗卫生机构能力建设作为支持重点，帮助乡镇卫生院、村卫生室配备必要的诊疗设施设备，经常性开展义诊和医务人员培训，组织跨层级、跨区域考察学习，力所能及提升医疗服务能力。继续做好、做强、做大健康乡村品牌项目，加强乡村医疗需求调研，结合实际，谋划更多的健康乡村项目，让农村地区和广大农民更多受益。

乡村居民层面，主要是参与严重不足。村民在乡村卫生健康治理过程中积极性不高。部分卫生健康事项比较专业，导致村民很少参与具体事项的筹划和设计过程。比如，在乡村的卫生环境治理过程，并未主动投身到爱国卫生运动中，在开展区域地方病防治策略的制定中，较少有机会发表看法和意见，村卫生室也并未成为农民健康参与的重要空间，健康教育、就医意愿的需求交流及意见反馈等目前作用比较有限。

二、治理体系碎片化

乡村治理等基层治理问题，受制于基层政府权能和资源有限的双重约束，基层治理实践存在信息不对称、权责不清晰、政策执行不畅通、治理活动"内卷"等模糊性和碎片化样态，造成基层政府超负荷运转[①]。其中，信息不对称，是在理解上级决定和倾听公众声音层面的模糊和碎片；权责不清晰，是上级职能部门与乡镇（街道）之间权责、属地化管理与部门履职之间边界存在真空地带，致使条块协作运转不畅和力量分散，基层治理缺乏黏合力；执行不畅通，是变通执行政策、机械执行政策；形式主义，是会议多、文件多、表格多、工作留痕多、口号多、督查考核多、责任状泛滥、问责泛化和简单化等形式主义问题困扰着基层政府。

乡村卫生健康治理，同样面临信息不对称、权责不清晰、执行不畅通、形式主义等问题，而更突出地表现在治理体系碎片化。横向治理体系上，在县级层面，卫生健康、医保、体育、教育等政府部门在乡村健康治理中的良性协作机制尚不健全，卫生健康部门单打独斗的局面还未完全破解；在乡村层面，乡镇政府、村委会、乡镇卫生院、村卫生室等功能职能未厘清，还未形成共同推动健康治理的合力。纵向治理体系上，县级卫生行政部门、乡镇政府、村委会的在乡村健康治理的目标上各有侧重，而县级医疗卫生机构（县人民医院、县中医医院、县妇幼保健院、县疾病预防控制中心等）、乡镇卫生院、村卫生室之间没有形成良好的资源整合机制，上下联动模式尚未真正形成，在面对村民卫生健康问题、乡村卫生健康治理难点时作用有待进一步发挥。这迫切需要建立多主体协同参与的健康治理体系，明确各类主体的功能职责，推动各主体之间的横向协同和纵向协作，构建多层次、多维度的协同治理网络。

---

① 周振超，黄洪凯. 象限治理：应对基层治理模糊性和碎片化难题的策略选择 [J]. 理论与改革，2022（3）：70-82，153.

三、治理手段运动式

运动式治理亦称运动型治理、运动化治理、运动式执法等，是"治理主体运用自身资源，打破常规程序，对社会重大问题或难题进行的运动式专项整治的方式"。非常态化、非固定化、流程模式化是其重要特征。抗战结束后解放区的土地制度变革，就是我国乡村治理中经典的运动式治理成功案例，当时多数地区都经过了减租减息、反奸清算、土地改革、土改复查、平分土地、结束土改等不同名目的群众运动，每次运动都包含着资源再分配、权力调整、精英监控、民众动员等要素，从而帮助党和国家实现乡村治理的目标①。有研究显示，运动式治理模式的优势在于治理效率高，能够提高社会对政府的认同感，同时能为常规治理、常态化治理提供宝贵经验；当然其劣势也十分明显：治理活动持续性不足，治理效果短期化且较难治本，治理还容易形成依赖性和反复性，治理的高成本和低效益并存②。

运动式治理方式对于乡村健康治理也是最常用的手段和方式：确定一个主题、组织动员多方参与、在规定的时间完成相应的目标，然后再确定下一个主题或下一阶段目标，循环往复。不得不说，这种治理方式效率高、针对性强，短期内能够取得很好的成效，比如农村环境卫生整治，2018 年中共中央办公厅、国务院办公厅印发《农村人居环境整治三年行动方案》，要推进农村生活垃圾治理、开展厕所粪污治理、梯次推进农村生活污水治理、提升村容村貌、加强村庄规划管理、完善建设和管护机制，同时编制实施方案、开展典型示范、稳步推进整治任务的步骤有序推进。该行动 2020 年结束，取得良好成效。随后 2021 年，中共中央办公厅、国务院办公厅公布《农村人居环境整治提升五年行动方案（2021—2025年）》，对下一个五年行动进行安排，时间更长、重点内容清晰、组织领导更明确，分类指导、推进机制、考核激励等落实措施更加长期有效。

但也要看到，这种治理方式需要对运动、行动进行整体设计、分步实施，推进过程中容易"按下葫芦浮起瓢"，特别是当基层对政策理解不透，往往容易造成政策走样，达不到预期效果。如果是"项目制"，项目经费

---

① 李里峰. 运动式治理：一项关于土改的政治学分析 [J]. 福建论坛（人文社会科学版），2010（4）：71-77.

② 孙捷. 运动式治理的优势与困境 [D]. 上海：上海交通大学，2020.

使用完毕或来源渠道停止，治理活动往往也随之停止，导致治理的持续性不够。这要求乡村健康必须从"运动式治理"向"制度性治理"的转向，以通过法律、制度等相对稳定方式，在乡村健康问题上"治标又治本"。

第三节　健康资源配置上：数量不足、结构不合理 与效率低下导致资源难盘活优化

资源配置是一个经济学概念，简单来说就是合理分配和利用资源，并通过资源的调配组合，达到资源利用效益最大化，避免浪费。医疗卫生资源，通常包括机构、床位、人员、设备等，其优化配置的主要目的是达到资源供给与群众健康需求之间的平衡。目前，我国乡村医疗卫生资源配置数量不足、结构不合理、配置效率低下，直接导致乡村健康治理在资源供给层面的能力和水平不高，也造成乡村群众对乡村医疗卫生的长期不信任。

一、乡村健康资源数量不足

1999 年，原国家计委、财政部、卫生部联合发布的《关于开展区域卫生规划工作的指导意见》，主要是以满足区域内全体居民的基本卫生服务需求、保护与增进健康为目的，对机构、床位、人员、设备等卫生资源进行统筹规划，合理配置。目标是构建与国民经济和社会发展水平相适应，有效、经济、公平的卫生服务体系和管理体制，改善和提高卫生综合服务能力和资源利用效率。当然，其中一个核心问题是破解卫生资源的布局不合理，特别是在城乡配置上，卫生资源过多地集中在城市；农村卫生基础薄弱，基层卫生机构服务能力低下，质量不高，部分贫困地区缺医少药。

据《2020 中国卫生健康统计年鉴》，2019 年农村每千人口床位数、卫生技术人员、执业（助理）医师、注册护士仅分别为 4.81 张、4.96 人、1.96 人和 1.99 人，而城市分别是 8.78 张、11.1 人、4.1 人和 5.22 人，城乡数量差距较大。乡村医生情况也不乐观，1970 年我国乡村医生和卫生员有 477 万左右，而 40 多年后的 2019 年这一群体数量降至 84 万左右，每千农村人口乡村医生和卫生员仅为 0.9 人，加上待遇、老龄化、养老、退出等问题影响，在乡村居民中发挥"健康守门人"的作用越发甚微。

医疗卫生资金投入安排用于公立医院相对较多，流向基层卫生院相对较少。据统计，2011 年至 2020 年，中央财政支持各级医疗卫生机构建设投资 2 560 亿元，其中用于乡镇卫生院和村卫生室等乡村基层机构的资金仅占 13.2%。这致使基层医疗卫生机构乡村医师老化、医疗设施软硬件落后，网络信息化建设滞后，医疗卫生难以满足群众"小病不出村、大病不出乡"的期望。同时由于区域间医疗资源差异，存在 47% 左右的患者到省、市等县外医疗机构住院就诊，县外次均费用约 11 000 元，县内次均费用约 4 900 元，增加了医保基金压力，且不利于县域医疗卫生事业发展。

二、乡村健康资源结构不合理

按照国家要求，医护比应在 1：1.25 左右，而农村医护比仅为 1：1，一方面表现出农村地区医护总量均不足，另一方面护士相对缺口更大，在乡村老龄化程度不断加深的背景下，护理服务的供需矛盾将越发突出。在我国乡村健康治理发挥重要作用的乡村医生情况也不乐观，1970 年我国乡村医生和卫生员有 477 万左右，而 40 多年后的 2019 年这一群体数量降至 84 万左右，加上待遇、老龄化、养老、退出等问题影响，导致其在乡村居民中发挥"守门人"作用越发甚微。虽然近年来国家层面已经认识到此问题，出台推动落实医学专业大学生免试注册乡村医生等政策，让新鲜血液进入乡村医生队伍，也有不少省市在探索新的模式，比如河北省近年来大力推广乡村医生本土化培养模式，由地方财政出资，委托医学院校培养本乡本土、高中学历人员或乡村医生子女达到中等医学专业水平，按程序注册后直接到村卫生室工作，但乡村地区医务人员的整体服务能力仍然不强，对于解决群众"看病就医"问题，实现"小病在乡村解决"的目标还有差距。

三、乡村健康资源利用效率低下

全国不少地区，相应的医疗卫生设施有了而且是新建的，设备也有了，但好多都没有有效利用起来，这种资源不足和闲置并存现象在一些民族地区、革命老区等特殊类型地区相对比较常见。乡镇卫生院病床使用率长期低于 60%，医师日均担负住院床日仅 1.5 天，远低于各级各类医疗卫生机构 8 天的平均水平。为了解决这些问题，近年来国家层面推动县域紧密型医共体试点建设，大力推广远程医疗，希望通过新的服务模式，整合优化现有资源，提高资源配置效率。比如上级医院名医定期到乡村医疗机构坐诊，让乡村群众在家门口享受到优质资源，再比如建立区域影像中心，乡镇卫生院医务人员负责为患者拍片，上级医院医生负责阅片，乡村群众不用多跑路，就能做到、做好相应检查。从"十三五"起国家层面要求县级层面要统一制定县域医疗卫生服务体系规划，对县域内的所有医疗卫生资源进行全盘规划，但是当前乡村医疗卫生资源在县域统筹上还不够，整合型医疗卫生服务体系构建还在路上，横向建立医院、基层医疗卫生机构、专业公共卫生机构的密切协作关系还有差距，纵向进一步"强基层"，深入推进分级诊疗制度，建立良好乡村就诊秩序仍然任重道远。

在这方面，四川省正在探索，并已经有一些成果。2022年习近平总书记在四川眉山考察时强调："乡亲们吃穿不愁后，最关心的就是医药问题。要加强乡村卫生体系建设，保障好广大农民群众基本医疗。"近年来，四川省针对乡村医疗卫生服务情况，持续探索，创新推进县域医共体建设、开创打造县域医疗卫生次中心，积极探索联村卫生室的建设，不断优化乡村医疗卫生机构布局和功能定位，增加乡村医疗卫生资源供给，取得了良好效果。

案例5　四川省加强乡村医疗卫生资源供给、提升资源配置效果

大力推进紧密型县域医共体。四川省不断推进紧密型县域医共体的建设，2019年发布《四川省紧密型县域医疗卫生共同体建设试点实施方案》，提出四川省紧密型县域医共体试点建设方向。一是以1+N模式组建医共体，1指县级二甲以上综合医院牵头，N包括辖区内乡镇、社区卫生服务机构，也包括村卫生室、社区卫生服务站和有意愿的社会办医疗机构，打破原有县乡村医疗机构各自为政的体系；二是实施医保基金总额预算管理和医保基金打包；三是制定医共体协调机构与卫生健康等相关部门、卫生健康等相关部门与医共体、牵头单位与成员单位管理的三张权责清单，明确各自职能；四是确保"四个不变"，包括政府办医主体责任、财政投入保障机制、机构原有行政建制等不变、机构承担职能不变；五是实施信息化、财务管理、药械招采支付、质量控制、内部管理机构设置统一。全力探索紧密型县域医共体的建设，提升县域内就诊率。

强化医疗卫生次中心建设。四川省为推进乡镇设置更加合理，提出了乡镇行政区划调整改革，为使卫生健康行业适应四川省该项改革，省委省政府于 2020 年 9 月发布《关于推进中心镇改革发展的指导意见》，提出依托调整后的中心镇卫生院，按照二级综合医院标准规划建设，打造成为县域医疗卫生次中心，至此四川省开启了"以县医院为龙头、县域医疗卫生次中心为支撑、乡镇卫生院和社区卫生服务中心为骨干、村卫生室为网底"的基层医疗卫生新格局。加强顶层设计，发布《四川省县域医疗卫生次中心建设指南（试行）》，从占地面积、业务用房、科室设置等 9 大方面明确县域医疗卫生次中心的建设标准，同时各级政府高度重视，不断加强财政补助，各级部门也将次中心建设纳入"十四五""百强中心镇""乡村振兴"考核。巴中市南江县赤镇中心卫生院辐射周边超过 20 万人口，但在次中心建设之前，其业务用房仅 6 000 平方米，就医高峰期床位总是不能满足需求，在次中心建设项目开启之后，南江县赤镇中心卫生院重新选址 20 亩，将卫生院搬家后，医疗服务承载能力得到显著提升，医疗服务水平也越来越高。

探索联村卫生室。四川省遂宁市针对农村空心化、老龄化的问题以及农村卫生事业结构现状，从 2017 年开始，在市县两级政府、民间资本和乡镇卫生院等力量的共同努力下，选择人口相对集中，但距综合性医疗机构较远的行政村布局，建立联村卫生室。联村卫生室由地方所属乡镇卫生院统筹管理，在全国首创"联村示范卫生室"建设工程。联村卫生室以"小乡镇卫生院"为建设标准，可以独立开展"3+1"检查，配备不低于 150 种药品，提升了位置偏远地区医疗服务能力，到 2019 年，遂宁市联村卫生室累计门诊量达到 4 万余人次，弥补了农村地区卫生资源不够的缺陷。遂宁市安居区保石镇水井村天遂水井联村示范卫生室为全国首个联村示范卫生室，其整合保石镇 3 个村的村医资源，对当地公共卫生服务工作和基础医疗服务工作重新进行布局，最终辐射三个村及相邻县的部分乡镇，整合后的医疗资源更加丰富、医疗技术得到提升，村民能够享受安全、有效、方便、廉价的公共卫生和基本医疗服务，使辐射范围内 2 万余村民基本实现"小病不出村、治疗在当地"的目标。

第四节　健康服务提供上：治病为主的服务提供方式尚未扭转导致忽视健康需求

2014 年 12 月，习近平总书记前往镇江市丹徒区世业镇卫生院调研，了解农村医疗卫生事业发展和村民看病就医情况。在查看了诊疗科室、医疗设施后，与医务人员、乡村患者交流后，他指出，要推动医疗卫生工作重心下移、医疗卫生资源下沉，推动城乡基本公共服务均等化，为群众提供安全有效方便价廉的公共卫生和基本医疗服务，真正解决好基层群众看病难、看病贵问题。随后，更加注重工作重心下移和资源下沉成为我国医药卫生体制改革的重要原则，把大医院技术传到基层、把大医院医生引到基层，其实质仍然是"强基层"。当然，"强基层"不仅仅是增强基层的医疗服务能力，还需要把关口往前移、往后看，特别是前端的预防和后端的康复，提升乡村整体的健康服务水平。

一、乡村健康服务链条并未形成

经过 3 年调研和起草，2017 年《中华人民共和国基本医疗卫生与健康促进法（草案）》第一次提交全国人大常委会审议，2020 年 6 月 1 日起正式施行。它从医疗机构配置、分级诊疗医疗服务下沉、医疗卫生人才建设、边远贫困地区保障四个方面对促进基层医疗卫生发展进行了详细的规定。整个法律的着力点或亮点，一是保基本，二是强基层，三是促健康，四是促改革。它明确了基本医疗卫生服务的内涵，即维护人体健康所必需、与经济社会发展水平相适应、公民可公平获得的，采用适宜药物、适宜技术、适宜设备提供的疾病预防、诊断、治疗、护理和康复等服务。同时，该文件明确了基层医疗卫生机构的功能定位，即主要提供预防、保健、健康教育、疾病管理，为居民建立健康档案，常见病、多发病的诊疗以及部分疾病的康复、护理，接收医院转诊患者，向医院转诊超出自身服务能力的患者等基本医疗卫生服务。

我们的乡村医疗卫生机构主要以乡镇卫生院、村卫生等基层医疗卫生机构，从法律的角度已经规定了它们不光要在"治疗"上履行责任，还需要提供预防、保健、健康教育、护理、康复等职能。在制度设计之初，乡镇卫生院、村卫生室等基层医疗卫生机构，确定为基本卫生保健的骨干提供者和全科医生的主要工作场所，其功能是提供"六位一体"的服务，即融预防、医疗、保健、康复、健康教育、计划生育于一体的服务；其特征是提供有效、经济、方便、综合、连续的基层卫生服务；其宗旨是解决社区主要的卫生问题，满足社区居民的基本卫生服务需求①。但是在实际执行过程中，以医疗为主、治病为主的服务提供方式并未得到根本扭转，"生物医学"模式仍然明显，前端预防、健康教育，后端的保健、护理、康复等完整的健康服务链条并未形成。

二、乡村基本公共卫生服务治理还需加强

全国卫生服务统计调查显示，城乡居民两周患病率持续提升，其中农村居民从 1993 年的 12.7% 增加到 2018 年的 33.2%，从远低于城市居民到与城市居民相当。这表明农村居民的健康需求激增，对健康服务的需求甚至高于城市。在生态生活环境变化、生活方式变化、老龄化等因素共同影响下，慢性病已经成为农村居民的主要疾病，不论是东、中、西部，农村慢性病患病率均高于城市。除了需要正常的治疗手段，更需要预防、保健、康复、健康教育、健康管理等多种手段，共同促进农村居民的健康。

全科医生是综合程度较高的医学人才，主要在基层承担预防保健、常见病多发病诊疗和转诊、病人康复和慢性病管理、健康管理等一体化服务，被称为居民健康的"守门人"。建立全科医生制度，发挥好全科医生的作用，有利于充分落实以预防为主的方针，使医疗卫生更好地服务人民健康。2011 年，国务院出台《关于建立全科医生制度的指导意见》，我国才开始建立全科医生制度。目前，我国全科医生的培养和使用尚处于起步阶段，要实现"首诊在基层"的服务模式，全科医生数量严重不足是重要的瓶颈之一。由于我国全科医生的工作起步较晚，在农村疾病预防和健康宣教主要由公共卫生服务人员而非全科医生承担，不少地方仍将预防与治疗分离开来，百姓不信任公共卫生服务人员的业务素质，预防和健康宣教也就容易形式化和表面化②。总体来看，农村公共卫生服务还以开展国家

① 顾昕. "健康中国"战略中基本卫生保健的治理创新 [J]. 中国社会科学，2019（12）：121-138，202.

② 王三秀，卢晓. 健康中国背景下农民健康治理参与模式重构：基于健康乡村的三重逻辑 [J]. 中州学刊，2022（4）：55-64.

基本公共卫生服务项目为主，真正立足农村居民健康需求和健康问题还需要从制度构建、资源投入、体系建设等多个方面入手，改变过去"以治病为中心"的治理理念，转向"以人民健康为中心"的服务模式，为农村居民提供全方位、全周期的健康服务。

案例6 湖南省娄底市娄星区实现全科医生驻村全覆盖

全科医生被视为基层医疗服务的基石，加强全科医生建设是缓解"医疗难题"的关键策略。湖南省娄底市娄星区致力于"软件"优化，全面加强全科医生队伍的培养，建立起健康管理的"守门员"制度。自2017年起，娄星区委派了101名乡镇、社区、村卫生室的医务人员参加全科医生或助理全科医生的转岗培训，并在通过严格考核后，方可获得全科医生转岗培训的合格证书。至2020年，娄星区对全区范围内的原有全科医生再次进行了全面的摸底和注册，截至2020年年底，已完成注册的全科医生（助理全科医生）有174名。自2017年开始，娄星区以健康扶贫工作为依托，全面启动了以全科医生为主体的家庭医生签约，实现了从"坐堂行医"到"上门服务"的转变。截至2020年年底，娄星区已组建了77个家庭医生团队，签约居民达38余万人。"首诊在基层"的服务模式已渐趋成熟。自2017年以来，已经累计接诊、签约服务、上门服务超过10万人次，尤其对基层高血压、糖尿病等慢性常见病的预防和治疗起到了积极的指导作用。

资料来源：https://www.ldlx.com/content/2021/01/26/8925891.html.

第七章　国内外农村卫生健康治理现代化的实践探索和经验启示

第一节　国外地区

一、医疗技术世界领先的美国

美国在医疗技术和创新方面处于世界领先地位，拥有世界上最好的医疗设施、先进的医疗技术和卓越的医学研究机构。虽然，复杂的保险制度、高昂的医疗费用和不平等问题是该体系面临的主要挑战，但美国的健康体系在提供高质量医疗服务和创新方面有着显著的优势。

（一）改善基础设施建设

美国致力于改善乡村地区的卫生健康基础设施，包括医疗机构、卫生站点、医疗设备等；通过投资和政策支持，提高乡村地区的医疗资源供给能力，保障居民获得高质量的卫生健康服务。

（二）推动信息技术应用

美国推动乡村卫生健康信息化建设，利用信息技术提高医疗数据管理、病历电子化、远程医疗等方面的效率和便利性；通过电子健康档案和远程卫生监测，实现医疗资源的跨地区共享和协同工作。

（三）鼓励社区参与和合作

为了加强乡村健康治理，美国鼓励社区参与和合作机制的建立，通过与当地政府、非营利组织和社区团体紧密合作，协同推动基层健康服务的提供，增强居民的健康意识。

（四）加强人才培养和队伍建设

美国注重培养和吸引乡村卫生健康人才，通过奖励政策、培训项目和留任计划等措施，鼓励医生、护士和其他卫生专业人员到乡村地区从事卫生健康工作。同时，美国提供终身学习机会和职业发展支持，提高乡村卫生队伍的质量和素养。

（五）注重动态适应和创新实践

美国乡村健康治理现代化注重不断地适应和创新，根据乡村地区的特点和需求，采用新的策略和模式。例如，推行家庭医生制度、发展远程医疗技术、开展移动卫生车等创新举措，提供更便捷、贴近和经济的卫生健康服务。

通过以上的实践措施，美国致力于加强乡村地区的卫生健康治理，提高居民的健康水平和生活质量。这些经验对于其他国家和地区也具有借鉴意义，能够在推进乡村卫生健康现代化的过程中发挥积极作用。

二、提供免费医疗服务的英国

英国实行国民医疗服务（NHS），这是一种公共医疗保健系统。NHS的核心原则之一是提供免费的医疗服务。居民在接受医疗治疗时通常无须支付直接费用，这对于经济困难的人群来说是非常重要的福利。免费医疗服务确保了人人享有平等的医疗待遇，无论其收入水平如何。此外，英国的医疗技术和医疗创新也在全球范围内享有盛誉，为医学进步做出了贡献。虽然存在诸如等待时间较长、医生短缺和财政压力等挑战，但英国的健康治理在公共医疗保健、免费医疗服务、高质量医疗、综合性医疗保健以及持续改进方面取得了显著成就。

英国乡村地区的健康服务一直是一个备受关注的问题，因为相对于城市地区，乡村地区面临着诸多挑战，如医疗资源不足、交通不便以及人口老龄化等。为了改善乡村地区的健康服务，英国一直开展着各种探索实践。以下是英国乡村健康服务和治理的一些探索实践：

（一）分级护理模式

分级护理模式通过在医疗服务中引入不同层次的专业护理人员（如社区护士、社区医生助理等），将一部分基本医疗服务下放到乡村地区，减轻乡村医疗中心的压力。这样可以提供更便捷的诊断、治疗和常规护理服务，同时也在一定程度上解决了乡村地区医生短缺的问题。

（二）移动医疗服务

为了解决交通不便的问题，英国一些地区推出了移动医疗服务，通过移动医疗车辆或者送医上门的方式，将医生、护士和其他医疗服务直接送到乡村居民的家门口，提供基本的医疗和护理服务。

（三）电子健康服务

英国各地也在积极推广电子健康服务，通过利用信息技术和远程通信，提供线上咨询、远程诊断和医疗咨询等服务。这样可以让居民在家中获得医疗建议和监护，并减少不必要的就医和交通成本。

（四）社区合作与志愿者支持

在乡村地区，社区合作与志愿者支持发挥着重要作用。一些社区组织和志愿者团体与医疗机构合作，提供社区护理、健康教育和支持服务。这样可以弥补医疗资源的不足，并为乡村居民提供更全面的健康支持。

总的来说，英国乡村健康服务的探索实践包括分级护理模式、移动医疗服务、电子健康服务以及社区合作与志愿者支持等。这些实践旨在提高乡村地区居民的医疗可及性和便利性，减轻医疗资源不足的压力，同时也需要政府、医疗机构和社区共同努力，以持续改进乡村健康服务。

三、拥有"长寿之国"之称的日本

日本人民的平均寿命在全球范围内名列前茅，这与日本的健康体系、饮食习惯和生活方式密切相关。虽然人口老龄化、医疗资源分配和医疗费用控制等问题对日本来说仍然是挑战，但日本的健康体系在全民医疗保险、高效的医疗服务、预防保健和长寿方面取得了显著成就。通过持续改进和创新，日本可以继续提高健康体系的可持续性和适应性，为人民提供更好的医疗保健服务。日本一直致力于改善乡村地区的健康治理，以下是一些关键措施和特点：

（一）推广家庭医生制度

日本实施了家庭医生制度，鼓励医生在乡村地区提供全科医疗服务。这样可以提高居民的就医便利性，并建立长期的医患关系，提高医疗服务质量。

（二）重视基层医疗机构

日本通过农村地区的基层医疗机构，例如卫生所、诊所等，提供常规的健康检查、疾病预防和基本医疗服务。这样可以满足居民的基本医疗需求，解决因交通不便造成的就医难题。

（三）促进跨领域合作

日本积极推动跨部门、跨领域的合作，包括卫生部门、农业部门、社会保障部门等。日本通过整合资源和合作行动，解决乡村地区的综合健康问题，包括健康教育、环境卫生、营养保健等方面。

（四）强调健康教育与预防

日本注重乡村居民的健康教育和疾病预防，通过向居民提供健康知识、培养健康生活方式和开展预防接种等活动，提高居民的自我保健意识和能力。政府通过提供免费或低成本的预防措施和筛查项目，鼓励人们积极参与健康检查和预防活动。这有助于早期发现和治疗疾病，提高整体健康水平。

（五）推动数字化和远程医疗

日本鼓励乡村地区利用信息技术推进健康治理的现代化，通过数字化健康管理平台、远程医疗和在线咨询等方式，提升乡村居民获得医疗服务的便利性和效率。

这些措施和特点共同构建了日本乡村健康治理的现代化体系，致力于提高乡村地区居民的健康水平，缩小城乡健康差距，为居民提供更加全面、便捷的健康服务。

四、注重健康公平的澳大利亚

成熟的健康体系是现代国家治理体系成熟的标志，澳大利亚的健康体系在全球范围内被认为是较为优秀和先进的，其获得了良好的评价。澳大利亚的健康体系涵盖了从基层到专科、从预防到治疗的全面性服务，具有广泛的医疗机构网络，包括医院、诊所、药店等，确保了人们能够获得质量高且可及的医疗服务。当然，澳大利亚的健康体系仍面临一些挑战，如城乡健康差距大、医疗资源不均衡等问题。不过，总体来说，澳大利亚的健康体系在提供优质医疗服务、公平性和全面性方面取得了良好的成绩，为居民的健康保障做出了积极的贡献。澳大利亚农村地区的健康探索实践主要包括以下方面：

（一）促进健康服务改革

为了改善农村地区的健康服务，澳大利亚政府采取了一系列改革措施。其中包括增加农村地区的医疗资源，提供更多的医疗设施和医护人员，并且鼓励医生到农村地区执业。此外，政府还通过提供财政支持和补贴等方式，促进农村地区的药店、诊所和其他医疗机构的发展。

（二）推广远程医疗服务

远程医疗服务是解决农村地区健康服务不足问题的重要途径之一。澳大利亚积极推广远程医疗技术，通过视频会诊、远程监护和远程医疗咨询等方式，将专业医疗资源引入农村地区。这样，即使没有医生驻扎在当地，农村居民也能够享受到高质量的医疗服务。

（三）开展社区健康项目

为了提升农村地区的整体健康水平，澳大利亚开展了一系列社区健康项目。这些项目包括健康教育、疾病预防和早期筛查等，旨在提高居民对健康问题的认知并采取积极的健康行为。此外，澳大利亚还组织开展社区健康活动，鼓励居民参与运动和健康促进活动。

（四）提供心理健康支持

农村地区的心理健康问题也需要得到关注和支持。政府和非营利组织在农村地区推广心理健康服务，提供心理咨询、治疗和支持。此外，借助远程医疗技术，居民也可以通过在线平台获得远程心理健康支持。

（五）鼓励社区合作与意识提升

澳大利亚政府鼓励社区居民与当地医疗机构、非营利组织和志愿者团体进行合作，共同改善农村地区的健康状况。政府还倡导居民参与健康决策，并提高居民对健康问题的认识和意识。

总的来说，澳大利亚在农村地区健康探索实践方面采取了多种措施，包括改革健康服务、推广远程医疗、开展社区健康项目、提供心理健康支持以及鼓励社区合作。这些实践的目标是提高农村地区居民的健康水平，并缩小城乡健康差距。不过，澳大利亚乡村卫生健康治理仍然存在一些挑战，如医疗资源短缺、人口分散和基础设施不足等，需要进一步努力解决。

第二节　国内地区

一、东部浙江省：以全方位发力助推治理现代化

浙江省作为中国乡村振兴战略的重要实践地区之一，为做好"健康浙江"建设工作，搭建了统筹推进健康浙江建设的政策体系、工作体系、指标体系、评价体系四大体系，按照体系化推进的思路，不断推进健康浙江建设落地落实，努力建设成为"健康中国省域示范区"。其中，积极推进乡村健康治理现代化是建设健康中国省域示范区的重要内容。下面详细介绍浙江省在乡村健康治理现代化方面的探索实践。

（一）建立健全乡村健康服务体系

为了提供更加便捷和高质量的医疗服务，浙江省积极推进乡村健康服务体系的建设。首先，加强基层卫生机构建设，提升基层医疗服务的能力和水平。浙江省鼓励并支持乡村卫生院提高设施设备和医疗技术水平，增加医疗资源供给。其次，加强乡村医生队伍建设，通过引进优秀医生、培养乡村医生和鼓励农村青年从医等措施，提高乡村医疗队伍的专业素养和服务能力。此外，浙江省还积极推动医疗卫生信息化建设，推广电子病历、远程医疗、健康档案等信息化应用，提高医疗服务的便捷性和质量。

（二）加强健康教育和宣传

健康教育和宣传是一种通过传播健康知识、提高健康意识、促进健康行为的手段，旨在改善个人和社区的健康状况。它涉及广泛的健康主题，包括疾病预防、健康促进、生活方式管理、心理健康等方面。健康教育和宣传对于提升农村居民的健康素养和健康意识至关重要。浙江省注重加强健康教育和宣传工作，通过开展健康知识培训、健康宣传活动等形式，向农村居民普及科学的健康知识和生活习惯，提高他们的健康饮食、个人卫生等自我保健意识。此外，浙江省还鼓励农村学校加强健康教育，使孩子们养成良好的健康行为和生活习惯，以提高未来农村人群的整体健康水平。

（三）加强农村环境卫生管理

农村环境卫生管理是指对农村地区进行环境卫生保障和管理的一系列措施和活动。它的目的是改善农村居民的生活环境，预防和控制疾病传

播，提高农民的健康水平。农村环境卫生是乡村健康治理的重要方面。浙江省加强农村环境卫生管理，通过加强农村垃圾分类、污水处理、卫生厕所普及等工作，改善农村环境卫生状况，减少传染病和环境污染对农村居民健康的影响。此外，浙江省还注重加强食品药品安全监管，提高农村居民的食品安全意识，确保农产品符合食品安全标准。

（四）发展健康产业和健康旅游

为了促进乡村经济发展并让农村居民的健康意识增强，浙江省积极培育健康产业和开展健康旅游。首先，发展农村养生旅游，推动乡村旅游与健康养生相结合，打造一批具有特色的农村休闲度假区和健康养生基地。其次，鼓励农村居民参与健康产业的发展，通过发展农业产业化、养殖业、中药材种植等形式，为农村居民提供就业机会和增加收入，改善其经济条件。

（五）加强乡村卫生监督管理

乡村卫生监督管理是保障乡村居民健康的重要保障。浙江省加强乡村卫生监督管理，建立健全卫生监督体系，加强对农村卫生设施、饮用水源、食品药品等的监督和检测工作。浙江省还为农村居民建立健康档案，定期进行健康体检和疫苗接种等工作，及时发现并防控疾病传播的风险。

（六）积极开展全国基层卫生健康综合试验区试点项目

浙江省海盐县是全国基层卫生健康综合试验区的试点项目之一，该试验区是中国政府为推动基层卫生健康事业发展而设立的试点项目。以下是海盐县在试点项目的探索实践：一是健康管理体系建设。海盐县建立了全科医生签约服务制度，为居民提供个性化、连续性的健康管理。通过签约服务，医生能够深入了解居民的健康状况，并提供相应的健康指导和干预措施。二是多元化的基层医疗服务模式。海盐县探索发展多元化的基层医疗服务，包括家庭医生团队、社区卫生服务站、乡村医生等。这些服务模式能够更好地满足居民的医疗需求，并提供更便捷和贴近的医疗服务。三是电子健康档案和远程医疗。海盐县推广使用电子健康档案系统，实现医疗信息的共享和交流。同时，借助远程医疗技术，居民可以通过网络平台咨询医生、预约门诊，提高就医的便利性和效率。四是人才培养与队伍建设。海盐县注重基层卫生健康人才的培养和队伍建设，通过开展培训、进修和学术交流活动，提升基层医务人员的专业素质和技能水平，提高基层卫生服务的质量和效果。五是综合保障机制建立。海盐县建立了基层卫生健康事业的综合保障机制，包括政策支持、经费投入和资源配置等方面。这有助于改善基层医疗设施和医疗器械设备，提高基层卫生健康资源的供给能力。海盐县在全国基层卫生健康综合试验区中积极探索创新，致力于提高基层卫生服务的质量和效益。这些实践措施对于促进基层卫生健康事业的发展，提升居民的健康水平具有重要意义，并为其他地区提供了有益的借鉴经验。

（七）积极开展健康村镇建设

浙江省把健康村镇建设作为推动爱国卫生运动的重要载体，同时作为推进以人为核心的新型城镇化的重要目标。浙江省将健康村镇定义为在卫生村镇建设的基础上，通过完善村镇基础设施条件，改善人居环境卫生面貌，健全健康服务体系，提升群众文明卫生素质，实现村镇群众生产、生活环境与人的健康协调发展。2020年，根据《"健康中国2030"规划纲要》《关于开展健康城市健康村镇建设的指导意见》《健康浙江2030行动纲要》《浙江省人民政府关于推进健康浙江行动的实施意见》《关于开展健康城市健康村镇建设的实施意见》等相关政策规定，浙江省研究制定《浙江省健康乡镇建设标准》《浙江省健康村建设标准》，设置基本条件、普及健康生活、优化健康服务、完善健康保障、建设健康环境、推进健康治理六块内容，其中在健康治理方面明确了工作制度、评价制度等要求，在健康乡镇标准中对健康政策纳入机关干部培训内容等作了要求，提出建立健康影响评价评估制度；在健康村标准中对将文明健康生活方式纳入村规民约作了要求，提出建立健康村自评制度，引导卫生村镇向健康村镇转变，打造卫生村镇升级版。湖州市南浔区在健康村镇建设上走在浙江省前列：南浔区积极探索健康村镇建设评价方式，从健美环境、健达文化、健全服务、健勇人群、健康产业、健康社会六大方面入手，组织制定全国的第一个地方标准——《健康村镇建设与评价规范》，并于2019年12月1日正式实施。按此标准，当地计划用6年3个周期的建设，确保健康镇建设实现全覆盖，到2030年实现健康村全覆盖。2021年，浙江省组织制定《浙江省健康乡镇建设评分细则（试行）》和《浙江省健康村建设评分细则（试行）》。2022年，浙江省印发《关于省级健康村镇建设现场评估情况的通报》，公布了2021年度省级健康乡镇、健康村名单，其中299个乡镇、3 647个村符合省级健康乡镇、健康村标准。其中就有不少健康村镇的建设典型实践：如在杭州市余杭区鸬鸟镇构建"鸬鸟守望"的数智养老服务平台，同时探求"互联网+医疗健康"的养老新模式，致力于使文旅产业深度融合并持续强化健康产业的优势，打造"健康民宿"。宁波市镇海区澥浦镇开展"桶宝宝家庭"活动，以家庭为单位来认领垃圾亭（桶），推动垃圾分类的工作进程。乐清市柳市镇以"工业强镇"为特点，通过"健康企业"来推动"健康乡镇"的发展，并与温州医科大学建立深度合作，完善全镇范围内的健康影响因素评价制度。桐乡市乌镇镇借助互联网推进智慧养老、智慧医疗、智慧教育，将数字化智慧理念全面融入健康乌镇的建设。温岭市箬横镇在镇村规划中有机融入了健身场所、健康步道、健康小屋等健康元素，生动践行了"将健康融入所有政策"的理念。

综上所述，浙江省在乡村健康治理现代化方面进行了一系列的探索和实践。通过建立健全乡村健康服务体系、加强健康教育和宣传、推动农村环境卫生管理、发展健康产业和健康旅游、加强乡村卫生监督管理、积极开展全国基层卫生健康综合试验区试点项目、积极开展健康村镇建设等举措，浙江省不断完善乡村健康治理，促进农村居民的健康水平和生活质量的提升。在未来的发展中，浙江省将继续加强乡村健康治理的各项工作，为实现乡村振兴和人民健康幸福做出更大贡献。

二、东部福建省：以深化基层医改助推治理现代化

基层医药卫生体制改革是全面深化医药卫生体制改革的重要组成部分，是推进健康中国建设的关键任务。近年来，福建省陆续出台《关于进一步加强乡村医生队伍建设实施方案》《关于进一步深化基层医药卫生体制综合改革的意见（试行）》《福建省基层医疗卫生计生机构人员卫生专业技术职务评聘工作实施办法（试行）》《关于充实基层卫生力量稳定医护人员队伍九条措施》等一系列文件并推进实施，加强基层医药卫生体制改革，强化农村医疗卫生服务体系建设。三明市是其中的典型代表。福建省三明市是中国东南沿海地区经济发达、人口众多的城市之一。在人民健康需求日益增长的背景下，为了提高医疗服务水平，优化医疗资源配置，加强基层医疗卫生服务能力，三明市积极开展基层医药卫生体制改革的实践探索。这一实践探索对于提升基层医疗卫生机构服务能力，改善农村医疗卫生条件，促进全民健康有着重要的意义。

（一）建立基层医疗卫生网络

一是设立乡镇卫生院。三明市充分利用乡镇卫生院在基层医疗服务中

枢纽的作用，提高其服务能力和水平；通过加大对乡镇卫生院的资金投入，改善其设施设备条件，完善医疗服务质量，为乡镇居民提供更便捷、高效的医疗服务。二是建设社区卫生服务中心。三明市大力发展社区卫生服务中心，完善社区医疗卫生服务网络；通过建立社区卫生服务中心，提高社区医疗服务的综合能力，加强社区医疗人员队伍建设，提高其技术水平和服务意识，为社区居民提供全方位、多层次的医疗卫生服务。三是设立村卫生室。三明市积极推进农村医疗服务的发展，注重村卫生室的建设和改造；通过设立村卫生室，提高农村居民的医疗服务可及性和质量。同时，三明市加强对村卫生室的管理和监督，确保医疗服务安全可靠。

（二）优化医疗资源配置

一是医院综合改革。三明市积极推进医院综合改革，提高医疗服务质量和效率；通过加强医院内部管理体制改革，优化医疗服务流程，提高医疗服务效率。同时，三明市加强医院之间的合作与协同，推动资源共享，提高医疗服务可及性。二是建立医共体。三明市建立了医共体，推动医院与基层医疗机构的互联互通和紧密协作；通过建立患者转诊制度和分级诊疗制度，合理引导患者就医，避免重复检查和就医。同时，三明市加强对医共体的组织和管理，提高医共体的运行效率。三是制定医疗服务价格政策。三明市根据实际情况，制定医疗服务价格政策，使医疗价格更加合理、透明；通过对医院医疗服务价格的监管，提高医疗服务的价格公平性和合理性。同时，三明市注重医保支付方式的改革，减轻患者医疗费用负担。

（三）推进医药分开改革

一是建立医疗服务价格与药品费用分离机制。三明市建立了医疗服务价格与药品费用分离机制，减轻患者的药品费用负担；通过规范医疗服务价格和药品费用的计费方式，加强对医疗服务价格和药品费用的监管，提高医疗服务的透明度和可信度。二是加强医疗服务质量监管。三明市注重加强对医疗机构的监督和管理，规范医疗服务行为；通过加大对医疗机构的监察力度，及时发现和纠正医疗服务中存在的问题，确保医疗服务的质量和安全。

（四）加强农村医疗卫生工作

一是加强农村医疗卫生人才队伍建设。三明市注重培养和引进农村医疗卫生人才，提高其综合素质和服务能力；通过加大对农村医疗人员的培训力度，提升其专业水平。同时，三明市采取有效措施，吸引优秀医疗人才到农村工作，缓解农村医疗卫生人才不足的问题。二是改善农村医疗卫生条件。三明市加大对农村医疗卫生设施设备的改善力度，改善农村医疗卫生条件。三明市通过投入资金，改造和修建农村医疗机构的设施设备，提高其服务能力和水平。同时，三明市完善农村医疗卫生服务网络，确保农村居民能够及时得到合适的医疗卫生服务。

（五）推动信息化建设

一是建立电子病历系统。三明市积极推动电子病历系统的建设，实现医疗信息的共享和流通；通过建立电子病历系统，实现患者健康信息的电子化管理，方便医生查询和诊断。同时，三明市加强医疗机构之间的数据交换和共享，提高医疗服务的连续性和准确性。二是推行远程医疗服务。三明市加强远程医疗服务的推广和应用，提高医疗服务的便捷性和效率；通过远程会诊和远程诊疗，解决医疗资源分布不均的问题，使远程地区的患者能够获得专业的医疗服务。三是建立健康档案系统。三明市建立健康档案系统，全面了解居民的健康状况和用药情况；通过健康档案系统，提高医疗机构对患者的个性化诊疗水平，加强对慢性病患者的管理和服务。

（六）深化薪酬制度改革

三明市落实公立医疗机构分配自主权，分阶段建立符合行业特点的薪酬制度。2013 年，三明市在全市县级及以上公立医疗机构中先后实行书记（院长）年薪制、总会计师年薪制。2014 年，三明市把薪酬制度改革深入到基层、到农村，打通编内外人员使用界限，实行同工同酬，改革工资总额核定办法，在乡镇卫生院实行全员目标年薪制。2020 年三明市乡镇卫生院院长（社区卫生服务中心主任）、医务人员的年平均收入分别达到 16.94 万元、12.39 万元，出现县级医院骨干愿意到乡镇卫生院担任院长的良好势头。

2021 年，三明市出台《三明市实施"六大工程"推进医改再出发行动方案》，公立医疗机构薪酬制度完善工程就是其中一项重要工程。该工程方案的重大突破就是，将年薪制扩大到县、乡、村公立医疗机构和专业公共卫生机构，实现全覆盖，乡镇卫生院和公办村卫生所等乡村医疗卫生机构的工资纳入总医院年薪工资总额统一核算，与此同时，年薪制的年薪不再区分医院等级，全部按医务人员职称核定基本年薪，规定了主任医师、副主任医师、主治医师、住院医师的基本年薪分别为 30 万元、25 万元、20 万元、15 万元，技师、药师、护师、行政后勤人员分别按照同级别医师类基本年薪的 80%、70%、40% 进行核定。也就是说，即便医生在乡镇卫生院，只要职称达到主任医师同样能够拿到和县医院主任医师同样的基本年薪，这对乡村医务人员有较大激励，有利于推进健康乡村建设。与此同时，该方案专门针对村卫生所人员进行规定，即按照 10 万元的基本年薪标准。除了基本年薪，在绩效年薪总额核定标准公立医疗机构绩效年薪总额按照医疗服务收入的 10% 提取，而医保基金包干结余也将纳入医疗服务收入。

福建省三明市在基层医药卫生体制改革方面，通过建立基层医疗卫生网络、优化医疗资源配置、推进医药分开改革、加强农村医疗卫生工作和推动信息化建设等方式进行了实践探索。这些实践探索为提高基层医疗卫生服务能力、优化医疗资源配置、改善农村医疗卫生条件等提供了宝贵经验。同时，三明市还需要进一步完善相关政策和制度，加大投入力度，加快基层医疗卫生机构薪酬制度改革，进一步激发基层内生动力，加快基层医药卫生体制改革。

三、中部湖北省：以治理主体多元助推治理现代化

湖北省位于长江中游，洞庭湖以北，故名湖北。近年来，湖北省按照"多元共治"的原则，加快推进健康中国建设，实施乡村振兴战略。其中，武汉市和宜都市以治理主体多元助推治理现代化，取得了较好成效。

（一）武汉市

湖北省武汉市作为中国中心城市之一，一直以来都积极探索乡村卫生健康治理主体多元化的实践。湖北省武汉市是一个具有广阔农村地区的城市，农村居民的健康需要日益增长。为了满足农村居民日益增长的健康需求，加强基层卫生健康服务，提高农村居民的医疗保健水平，促进社会公平正义，推动农村发展和实现乡村振兴战略，武汉市积极探索乡村卫生健康治理主体多元化的道路。

1. 推动社会参与和合作

湖北省武汉市鼓励社会力量参与乡村卫生健康治理。武汉市与社会组织、志愿者团体、企事业单位等合作，共同开展健康宣教、疾病预防、孕产妇保健等活动，提高农村居民的健康素养和健康意识。社会力量还可以参与乡村卫生设施设备的改善和建设，改善基层医疗条件。

2．建立村级卫生健康中心

湖北省武汉市通过建立村级卫生健康中心的方式，在乡村地区提供基本医疗、健康宣教、健康管理等服务。这些村级卫生健康中心配备了基本的医疗设备和药品，能够为农村居民提供初步的医疗和健康咨询。村级卫生健康中心与县级医院、乡镇卫生院等医疗机构建立了紧密联系，实现了基层医疗资源的合理配置。

3．培养和引进医疗卫生人才

为了解决农村地区医疗卫生人才不足的问题，湖北省武汉市注重培养和引进医疗卫生人才到乡村工作。一方面，武汉市加大对乡村医生的培训力度，提高他们的专业水平和服务能力。另一方面，武汉市采取措施吸引优秀的医疗人才到农村工作，提高基层医疗水平。通过这些措施，武汉市的乡村卫生健康治理主体的多元化得以实现，从而为乡村居民提供更好的健康服务。

4．创新管理模式

湖北省武汉市在乡村卫生健康治理中不断创新管理模式：首先是信息化建设，推动电子病历系统的应用，提高医疗信息的共享和流通；其次是建立健康档案系统，全面了解居民的健康状况和用药情况，实现个性化诊疗；最后是远程医疗服务，解决农村患者就医困难的问题。

湖北省武汉市乡村卫生健康治理主体多元化的探索实践，为提高农村卫生健康服务水平和农村居民的健康水平发挥了重要作用。未来，武汉市需要进一步加大投入力度，完善相关政策和制度，加强农村医疗卫生人才队伍建设，推动信息化建设，促进社会各方力量的广泛参与，不断提高乡村卫生健康治理主体的多元化程度，为实现乡村振兴和健康中国建设作出更大贡献。通过这些努力，乡村居民将享受到更好、更全面的医疗卫生服务，从而逐步缩小城乡差距，推动农村全面发展和社会和谐进步。

（二）宜都市

除此之外，宜都市也充分调动乡村卫生健康治理的多主体力量，共同抗击新冠病毒感染疫情，构筑人民防线，助力打赢疫情防控战。宜都市位于湖北省西南部，辖8个镇、1个民族乡、1个街道、2个管委会，总人口39.7万人，其中农业人口21万人。2020年，新冠病毒感染疫情暴发后，从武汉返回宜都人数有2 328人，其中返回农村人员占比接近70%，加上农村人多居住分散、村民防范意识淡薄、农村医疗基础薄弱等难点和问题，加大了疫情防控治理难度。

1. 建立三级防控的组织体系

新冠病毒感染疫情暴发后，宜都市迅速向全市各级党组织发布动员令，要求各级党组织承担起责任，并在第一时间建立起疫情防控的治理体系。为加大防控力度，市、乡（镇、街道）、村（社区）、组（片）分别实行了三级包联工作机制。党组织书记、"两委"班子成员、党员作为先锋队，冲在防控一线。位于邻近城镇和交通要道的 46 个村"两委"干部在全市率先成立工作班，123 个村（社区）党组织书记在农村抗疫中起到了核心作用。为了加大防控力度，村级建立了"1+1+N+K"联防联控工作机制，即每个村（社区）都组建了由 1 名医生、1 名民警（辅警）、N 名网格员和混编的机关下沉党员干部、志愿者组成的防控队伍，负责封闭管理的每一个村组和交通管制的每一个卡口（简称 K）。此外，宜都市还开设了心理咨询热线，增加发放口罩、酒精、防疫工作服等必要防疫用品，减轻网格员的压力，及时落实临时性工作补助政策；实施清单化工作指令，发布次日重点工作清单到各村一线指挥部，确保 300 余名一线防疫干部对任务要求清晰明了；实施网格化摸排登记，建立了班子成员联村、镇村干部包组（安置点）、网格支部（组长）包户、物业（楼栋长）包楼的工作机制。

2. 发动社会志愿队伍

宜都市各个乡镇精心设计了诸多志愿服务项目、设置了丰富的志愿服务岗位，充分发挥了"四长"（村长、组长、台长、中心户长）、"四群"（村组干部群、党员群、台长群、各小组户主群）、"四老"（老党员、老干部、老军人、老模范）等在社会中的显著示范引领作用。全市总计有 4 000 多名新时代文明实践志愿者热情地投入到疫情防控工作中，积极为这场抗疫战贡献自己的一份力量。每一个村的新时代文明实践站都是一支抗疫队伍，每个村都组建了"移风易俗"志愿服务队，引导服务群众在疫情期间取消红事 650 起、简办白事 197 起。2020 年以来，宜都市完成近 10 万户的基础信息和近 5 000 条家庭文明诚信档案的诚信失信行为信息录入工作，家庭文明诚信档案成为激励和约束村民参与疫情防控的重要手段。陆城街道尾笔村在疫情阻击战期间建起了 100 多人的志愿者队伍，有的志愿者坚持工作达 40 多天，所有志愿活动都转化成积分，没有安排补助，治理成本大大降低。

3. 医务人员当好疫情防控"守门员"

宜都市乡镇卫生院医护人员不断提升应对传染病的实战能力，做到防控工作关口前移，压实发热门诊"哨点"作用。同时，宜都市乡镇卫生院及时到重点人员家中开展流调、消杀等工作；利用微信、发放宣传单等方式积极向群众广泛宣传新冠病毒感染疫情防控科普知识；深入村卫生室，贯彻传达上级要求与部署工作，联系辖区内所有乡医，进行新冠病毒感染疫情的防控宣传与知识培训，确保防控一线工作多点布局，全面、细化排查疫情。宜都市的 216 名村医，义无反顾地站在基层抗"疫"最前沿，做好为村民量体温、宣传居家医学观察人员注意事项等日常工作。

2019 年，湖北宜都被确定为全国首批乡村治理体系建设试点示范单位。在新冠病毒感染疫情防控期间，宜都市充分发挥乡村治理制度优势，通过多元主体参与，建立战时机制，构筑人民防线，成为湖北省 103 个县（市、区）中的首批 11 个低风险区之一，让乡村卫生健康治理成果惠及广大乡村群众。

四、中部河南省：以事产联动发展助推治理现代化

河南省是我国的人口大省、农业大省，人口总量居全国第三，其中乡村人口 4 428 万，60 岁以上人口 1 796 万人，加上河南还是我国的经济大省，地区生产总值排名全国第五，发展健康产业具有良好基础。2021 年，河南省人民政府出台《河南省"十四五"战略性新兴产业和未来产业发展规划》，明确指出未来将促进康养服务升级。河南省重点打造全国重要的康养目的地和康养产业集群，推进康养服务数字化转型，发展智慧化康养服务、运动健康服务，同时建设郑州迪安检验中心、民生药业现代化医药物流中心、精准医疗和健康研究院平台等 30 个重点项目，推进中科基因郑州科技产业基地、金域医学集团华中区域总部、河南海熙生物科技产业园建设，打造国内康养服务产业高地。其中，洛阳市在乡村健康产业、促进事产联动发展的实践探索中，采取了一系列举措来促进农村地区的健康产业发展。

（一）积极推动健康养老服务

洛阳市积极推动农村地区的养老机构建设，并提供全面的养老服务；通过建设养老院、居家养老服务中心等，为老年人提供专业的护理、康复、心理支持等服务。同时，洛阳市鼓励和支持社区参与养老服务，提供

便利的养老生活设施和活动。

（二）重视中医药健康产业

洛阳市重视中医药传统文化的传承和发展；通过建设中医药健康养生基地、推进中医药旅游、开展中医药科研和临床服务等措施，挖掘中医药资源，发展中医药产业。同时，洛阳市加强中医药知识普及，提供中医药健康咨询和治疗服务。

（三）鼓励健康农产品生产

洛阳市鼓励农民发展健康农业，推广绿色、有机的农产品生产方式，并加强农产品质量安全监管；通过建设农产品加工基地、推进农产品品牌建设等举措，提高农产品的附加值和市场竞争力。

（四）开发健康旅游发展

洛阳市拥有丰富的自然资源和人文资源，积极开发乡村旅游资源；通过整合旅游景点、农业观光、健康养生等元素，推动乡村旅游与健康产业的融合发展；鼓励农民参与乡村旅游经营，提供特色农家乐、农产品体验等服务。

（五）支持人才培养和科技创新

洛阳市注重人才培养和科技创新的支持；通过组织培训、开展科技合作、引导大学生返乡创业等方式，培育乡村健康产业相关专业人才。同时，洛阳市鼓励企业增加科研投入，提升技术水平和创新能力。

通过以上的实践探索，洛阳市积极促进乡村健康产业的发展，提高农民的收入水平，改善乡村居民的健康状况，推动乡村振兴战略和健康中国战略的实施。

五、西部四川省：以全方位全周期服务助推治理现代化

四川省是西部的人口大省、经济大省，近年来先后创建全国医养结合示范省、"互联网+医疗健康"示范省等，在乡村地区大力推进全方位全周期服务，维护重点人群健康。其中，成都市在乡村健康发展和治理的推进上，致力于以全方位、全生命周期健康为中心的探索实践。

（一）开展健康教育与宣传

成都市广泛开展健康教育和宣传活动，提高农民对健康的认知水平；通过组织健康讲座、培训课程、健康知识普及等形式，向农民传授科学合理的健康理念，并倡导积极的生活方式。

（二）提供健康管理与服务

成都市建立健康档案和健康管理体系，为农村居民提供个性化的健康管理服务；通过定期健康检查、健康评估、慢性病管理等手段，提早发现和干预健康问题，促进健康保健和疾病防控。

（三）推动健康养老与托幼

成都市积极推动农村地区养老和托幼机构的建设，提供优质的养老和托幼服务；通过养老院、日间照料中心、托儿所等设施，满足农民对养老和托幼的需求，支持农村居民实现全生命周期的健康关怀。在彭州市，以老年人多层次、多样化健康养老服务需求为导向，充分发挥各级医疗单元优势，大力实践"医疗机构+养老机构""文化旅游+中医养老""医疗机构+社区养老""家医团队+居家养老"等不同主题的嵌入式医养结合新路径，不断推动"医康护养"深度融合。

（四）鼓励健康农产品生产

成都市鼓励农民发展绿色、有机的农产品生产，提供安全、健康的食品；通过推广科学技术和良好的农业实践，提高农产品质量，保障农产品安全，满足消费者对健康食品的需求。

（五）发展健康旅游与休闲

成都市充分利用乡村丰富的自然资源和人文景观，开展健康旅游和休闲活动；通过打造乡村旅游景区、开展农业观光和生态游等，提供健康、放松的旅游体验，促进身心健康的提升。

（六）支持健康科技创新

成都市支持健康科技创新的发展，加强医疗信息化建设，推动远程医疗和互联网医疗服务，提高偏远地区医疗资源的利用效率。同时，成都市鼓励企业和科研机构开展健康产业科技创新，推动健康产业的转型升级。

（七）推动健康与公园城市建设相结合

成都市把促进健康城市与公园城市示范区建设有机融合，将健康融入所有政策，推动各级政府和部门牢固树立"大健康、大卫生、大服务、大共享"理念，进而推动将健康融入城市远景规划。成都市九尺镇，立足"以人为本、打造健康环境、强化健康意识、拓展健康生活"新理念，广泛开展健康促进行动，围绕健康服务、健康农场、健康绿道、健康环境，把农村生态文明建设与健康服务有机结合，形成良好健康生活环境，推动农村生态文明建设与健康服务有机结合起来；通过不断建设群众身边的体育场地和设施，让全民健身蔚然成风。全镇已组建广场舞队伍 5 支，足球队 10 余支，健身运动队伍 200 余人，进一步促进了全镇运动氛围提升，不仅增强了村民体质，也陶冶了村民情操，丰富了村民生活，将健康融入乡村生态文明建设以及乡村生活的多个方面。

成都市乡村以全方位全生命周期健康服务为中心的探索实践，旨在提升农民的健康素养和生活质量，促进乡村特色产业的发展，推动乡村振兴战略的实施。

六、西部云南省：以健康乡村建设助推治理现代化

云南省位于我国西南地区，全境少数民族较多，主要地形为山地高原，山地面积占全省总面积的 88.64%。面对这一省情，云南省加快推进健康乡村建设，已基本实现医疗卫生服务体系进一步健全的目标。其中，楚雄市作为一个多民族地区，一直以来十分重视健康乡村建设，积极探索可行的做法和经验。以下是楚雄市在健康乡村建设方面的一些实践措施：

（一）建立健康乡村规划

楚雄市制定了针对乡村的健康规划，包括改善基础设施、环境卫生和医疗资源的配置。通过规划，楚雄市提高了基础设施水平，改善了乡村居民的生活条件。

（二）促进医疗资源共享

楚雄市加强了乡村和城区医疗资源的共享，通过建立健康档案和健康管理平台，实现了医疗信息的互通互联。这使得乡村居民能够享受到更便捷的医疗服务，提高了就医的效率和质量。

（三）发展乡村医疗卫生服务

楚雄市重视乡村医疗卫生服务的发展，加强了基层医疗机构的建设和医疗人才的培养；通过提供基本医疗服务、健康教育和疾病防控等工作，为乡村居民提供全面的健康服务。同时，楚雄市将乡村健康治理与巩固脱贫工作相结合，重点关注脱贫地区和脱贫人口的健康需求。首先，楚雄市加大巩固健康脱贫成果力度，通过完善医疗救助制度、设立专项资金等措施，改善脱贫家庭的医疗条件和就诊能力。其次，楚雄市加强脱贫地区卫生设施建设，提高基层卫生机构的服务能力，保障脱贫地区居民的基本医疗需求。最后，楚雄市还积极探索建立健康档案和个性化健康脱贫计划，为脱贫人口提供定制化的健康服务。

（四）培育健康乡村产业

楚雄市注重发展乡村特色产业，如生态农业、民宿旅游等；通过培育健康乡村产业，促进农民增收致富，提高农村居民的生活水平。

（五）强化健康教育宣传

楚雄市医务人员积极开展健康教育和宣传活动，提高乡村居民的健康意识和健康素养；通过开展健康知识讲座、义诊活动等，加强对乡村居民的健康教育，推广健康生活方式。

（六）建立健康乡村监测体系

楚雄市建立了健康乡村指标监测体系，定期评估乡村居民的健康状况和健康服务水平；通过监测数据，及时调整和完善健康乡村建设的措施和政策，确保实施效果。

楚雄市在健康乡村建设方面的实践探索，旨在提高农村居民的健康水平和生活质量。这些经验对于其他地区也具有借鉴意义，可推动健康乡村建设在更广泛的范围内得以实施。

与此同时，针对山地高原、交通不便的现状，楚雄市充分运用大数据和人工智能手段，加快推进基层医疗卫生机构信息化建设，完善远程医疗网络。云南省联合科大讯飞大力推进"智医助理"健康扶贫项目，先后在怒江傈僳族自治州、临沧市等云南边远山区建设"智医助理"人工智能辅助诊断系统，助力实现基层医疗一体化、信息化、智慧化。怒江傈僳族自治州使用"智慧村医"，探索用智慧化手段解决农村医疗卫生事业短板问题，"智慧村医"工程把农村最基层的疾病防控体系、健康服务体系、村医管理体系三大系统紧密结合为一体，较好地解决了农村卫生室信息孤岛和村医分散难以考核管理这两大难题，并通过增加设备、医疗技能培训等，让普通农村医务室转变为智慧农村卫健室、让乡村医生成为新时代智慧"赤脚医生"，以实现小病不出乡、大病不出县的目标。以上经验，值得建设健康乡村的边远乡村地区借鉴。

第八章 新形势下推进农村卫生健康治理现代化的发展思路和价值追求

第一节 五大发展思路

一、创新是农村卫生健康高质量发展的动力

创新在新发展理念的五个方面中位居首位，它是引领经济社会发展的第一动力。2021 年，我国进入全球百强的科技集群数量已跃居全球第二，在世界知识产权组织发布的《2021 年全球创新指数报告》中，我国排名第12 位，位居中等收入经济体之首。我国正逐渐迈入创新型国家行列，创新发展在卫生健康领域仍然发挥着引领作用。

创新是乡村卫生健康高质量发展的动力。《"健康四川 2030"规划纲要》明确提出，要坚持改革创新的原则。"以人民健康需求为导向，坚持政府主导，发挥市场机制作用，推进医疗卫生、体育健身等健康服务行业供给侧结构性改革，通过制度创新、管理创新、科技创新，构建全民健康服务新模式。"

（一）健康制度创新

一是推进"三医联动"改革和系统集成改革。经过 70 多年的探索实践，我国初步建立起一套相对行之有效的卫生健康制度，其中，公共卫生服务、医疗服务、医疗保障、药品供应保障四项制度体系，相辅相成、协调发展，用相对较少的投入解决了全世界六分之一人口的看病就医问题，是维护人民健康、促进健康公平的重要制度安排，有着鲜明的中国特色。

进入新时代以来，更多深层次的体制机制问题仍摆在眼前，医疗改革已经啃下了不少"硬骨头"，但还有许多"硬骨头"要啃，如下一步亟须实行医疗、医保、医药由一位政府领导分管，实现"三医"联动、区域联动、部门协同和政策统筹。二是深化科卫协同、医教协同、区域协同、军民融合机制，加强区域医学科技创新平台建设，探索构建医学科技创新区。

（二）管理方式创新

一是在医院管理方面。一方面，要健全县域内现代医院管理制度，深化公立医院绩效考核，推动公立医院发展方式转向提质增效、运行模式转向精细化管理、资源配置转向更加注重人才技术要素；另一方面，要开展公立医院高质量发展试点，选择有条件的公立医院开展公立医院高质量发展"对标竞进"试点，建设功能化、人性化、智能化的现代化医院样板。二是在专业公共卫生机构管理方面。完善疾病预防控制组织管理体系；优化疾病预防控制机构职能，强化乡镇（街道）公共卫生职能，健全基层防控职责；创新医防协同机制，完善专业公共卫生机构、综合医院和专科医院、基层医疗卫生机构"三位一体"的疾病防控机制。三是在基层医疗卫生机构管理方面。推进县域紧密型医共体建设，实现资源整合化、管理一体化、能力现代化、服务同质化；推动城市优质医疗卫生资源下沉至乡村，加强对口帮扶，"从输血到造血"，让乡村基层群众不出乡村就能享受到优质高效的医疗卫生服务。

（三）健康科技创新

一是推进健康科技创新进步。在医疗技术科技、现代中药科技、生物医药科技、医疗器械科技以及大健康服务等方面坚持创新发展，实施医学科技创新行动，让创新为乡村卫生健康高质量发展注入强大动力。二是实施中医药传承创新普及行动。发挥中医药在治未病、重大疾病治疗、疾病康复中的重要作用，推进中医药科技创新，推动中医药建设。三是实施健康产业创新发展行动。以发展乡村医药产业、绿色安全的食品产业、有益身心健康的康养产业、"互联网＋健康医疗"、保健、体育等产业为重点，推动乡村健康产业融合、创新发展。

（四）服务模式创新

一是完善全过程一体化服务。构建以疾控机构、医院、基层医疗卫生机构、妇幼保健机构等为主体，保险与健康管理组织等社会力量为补充，全民参与的健康管理体系；立足健康全过程，形成"病前主动防，病后科学管，跟踪服务不间断"的一体化健康管理服务闭环。二是改善就医环境与医疗服务。大力开展多学科诊疗、日间服务、医务社工、急诊急救等服务，提高患者就医可及性；持续推进二级以上医疗机构检验检查结果互认，持续开展室内质控和室间质评，加强平安医院建设，持续提高医疗机构安全防范能力。三是探索"线上+线下"一站式健康服务模式。在互联网和数字健康时代，充分发挥互联网赋能优势，不断探索"互联网+医疗健康"融合发展模式。

二、协调是农村卫生健康高质量发展的方式

我国经济固然实现了高速增长，但也存在城乡区域之间发展差距较大、民生保障和社会治理存在短板等问题。坚持协调发展，重点要促进城乡区域协调发展，促进经济社会发展，解决发展不平衡的问题。要准确把握新发展阶段，构建以国内大循环为主体、国内国际双循环相互促进的新发展格局。

协调是乡村卫生健康高质量发展的方式。《"健康四川2030"规划纲要》明确提出，要坚持公平公正的原则。"把握医疗卫生公平性、可及性规律，坚持基本医疗卫生事业的公益性，推动健康领域基本公共服务均等化，逐步缩小城乡、地区、人群间基本健康服务差异，实现全民健康覆盖，促进社会公平。"

（一）城乡间协调

一是完善分级诊疗制度。一方面以网格化布局组建城市医疗集团，提供预防、治疗、康复、健康促进等一体化、连续性医疗服务，形成"N+1+N"的格局；另一方面以县域为单位，按照县乡一体化、乡村一体化原则，推进人员、资金、业务、信息、医保的"五统一"，加强紧密型医疗共同体建设。二是健全双向转诊机制。按照"大病重病在本省解决、一般的病在市县解决、头疼脑热在乡村解决"的原则，落实各级医疗卫生机构功能定位，明确各级医疗卫生机构在相关疾病诊疗中的职责分工、转诊标准和转诊程序。

（二）人群间协调

一是脱贫与低收入人群。巩固拓展健康扶贫成果同乡村振兴有效衔接。保持健康扶贫主要政策总体稳定，调整优化支持政策。有条件的地方继续实施脱贫人口"十免四补助"，开展多种专项免费医疗服务，通过医

疗费用减免、医疗救助、慈善捐助、医药爱心扶贫基金帮助等综合措施，减轻慢性病患者的诊疗费用负担。二是健康服务重点人群。针对妇幼、儿童、老年人、职业人群等重点群体，持续加强妇幼健康服务体系建设，不断扩大普惠托育服务供给，建立健全综合连续覆盖的老年健康服务体系，提高职业病监测评估、危害工程防护、诊断救治技术支撑能力，进一步完善健康促进与健康教育体系，优化心理健康和精神卫生服务体系，加快发展康复医疗服务体系，构建优质高效的血站服务体系，建立全周期健康保障体系。

（三）中西医协调

实施中医治未病健康工程，实施基层中医药服务能力提升工程，充分发挥中医药治未病优势和主导作用。提升中医药产业发展水平，保护、传承、发展、普及中医（民族）医药。发挥中医药特色优势，加快发展中医药一、二、三产业。加强基层中医药人才培养，增加中医类别全科医生数量。

三、绿色是农村卫生健康高质量发展的本底

党的十八大以前，我国部分地区的经济发展与生态环境问题形成了较为突出的矛盾。早在 2005 年，时任浙江省委书记习近平在浙江安吉县余村考察时首次提出了"绿水青山就是金山银山"，2015 年 3 月，"坚持绿水青山就是金山银山"首次写入党中央文件。2017 年，"两山论"被写入党的十九大报告。坚持绿色发展，根本上是要解决人与自然和谐发展、经济可持续发展问题，"五位一体"总体布局中的生态文明建设便是绿色发展理念的政策体现。

绿色是农村卫生健康高质量发展的本底。要深入贯彻落实新发展理念，牢固树立绿色发展理念，推动农村卫生健康高质量发展。一是推行"绿色医疗"。控制医源性损害和医源性疾病发生，把中医思想和中医技术融入医疗服务全过程，推动医疗服务向绿色、环保、无害和人性化方向发展。二是实施食在中国健康促进行动。针对中国人饮食习惯，引导合理膳食，加强农产品和食品安全监管，发展绿色食品产业，打造品牌餐饮，推进健康饮食文化建设。三是实施绿色健康环境建设行动。推进绿色发展，打好大气、水、土壤污染防治三大攻坚战，实施工业污染全面达标排放计划，建立健全环境与健康风险评估制度，倡导生态绿色、环境友好，推进人与自然和谐共生。四是推动绿色农业发展。推进绿色食品、品牌餐饮产业发展。稳步扩大总量规模，大力引导发展绿色食品，扩大绿色食品品牌影响力，坚持绿色食品精品定位，不断提升品牌公信力。

四、开放是农村卫生健康高质量发展的路径

纵观历史，开放发展是国家兴盛的必由之路。汉、唐中国因开放而强盛，近代中国因封闭而落后。现阶段，"和平与发展"仍然是时代主题，要坚持开放发展，深度融入世界经济，积极参与全球经济治理，解决发展内外联动问题。2020年3月，习近平总书记首次提出"打造人类卫生健康共同体"。

开放是农村卫生健康高质量发展的路径。坚持开放发展理念，拓展健康领域对外交往空间。一是全方位、多层次开展卫生健康国际交流合作；二是积极参与健康相关领域国际标准规范的研究；三是积极参与"中非卫生合作计划"、国际应急医疗救助；四是促进人才与技术的综合引进；五是强化与共建"一带一路"国家的务实合作；六是积极推广中医药国际规则、标准制定以及实施中医药海外发展工程；七是搭建中医药国际培训平台、开办国外人员中医药培训班；八是推动中医药技术、药物、标准和服务走出去。

五、共享是农村卫生健康高质量发展的目的

坚持共享发展，必须坚持发展为了人民、发展依靠人民、发展成果由人民共享。2016年8月，习近平总书记在全国卫生与健康大会上指出："将健康融入所有政策，人民共建共享。"

共享是健康高质量发展的目的。《"健康四川2030"规划纲要》明确提出，要坚持共建共享的原则。"发挥政府的组织和引导作用，部门密切配合，全社会积极参与，强化个人健康责任意识，引导人人加强自我健康管理，有效控制影响健康的危险因素，形成维护和促进健康的强大合力。"一是统筹推进县域内优质医疗资源共享：大力推进公立医院提标创等，加强县级医院能力建设；完善分级诊疗制度，加强医疗联合体建设以县域为单位加强紧密型医疗共同体建设；健全双向转诊机制，努力实现"大病重病在本省就能解决，一般的病在市县解决，头疼脑热在乡镇、村里解决"。二是强化基层医疗卫生：按照二级综合医院标准建设县域医疗卫生次中心，依托中心镇和特色卫生院规划建设县域医疗卫生次中心，形成农村30分钟健康服务圈。

第二节　五个价值追求

一、追求"将健康融入所有政策"

"没有全民健康，就没有全面小康。"国民健康对于国家的意义，不仅仅局限在人民健康水平的提高、生活质量的改善，更关系国家的发展。健康融入所有政策是指重视健康的社会决定因素，将维护和促进健康的理念融入各部门公共政策制定和实施的全过程，从而形成多方合力，提高全人群健康水平。2013 年，第八届全球健康促进大会通过了《实施"将健康融入所有政策"的国家行动框架》，呼吁各国要高度重视影响人群健康的社会决定因素，实施将健康融入所有政策的策略。国外学者认为，涵盖健康促进与公平、跨部门协作支持、营造多方共赢局面、在已有结构与过程中谋求转变五大方面，是健康融入所有政策的治理模式重要内容。在健康治理中，亟须在机制建设上加强跨部门协作，建立政府主导、部门合作、全社会参与的长效机制和工作体系，充分考虑影响居民健康和环境健康的各类因素，开展全方位的综合治理；在发展政策的制定过程中，自觉坚持健康规划前置、健康政策统筹、健康信息共享，推动健康优先发展，调和农村健康治理中各方利益，利用政策设计创造支持性的环境，让居民拥有更加健康的生态生活环境，并在此基础上做出更有利于健康的选择。山东省临沂市出台国内第一部健康乡村领域的地方性法规——《临沂市健康乡村条例》，其实质是充分发挥立法的引领和推动作用，贯彻落实健康中国战略，将健康融入乡村建设的所有政策，为实现乡村健康共享、完善农村健康服务、提高村民健康水平、推进健康乡村建设提供坚实法治保障。

案例 7　国内第一部健康乡村领域的地方性法规
——文字解读《临沂市健康乡村条例》

条例共七章五十九条，分别为总则、健康环境、健康生活、健康服务、健康保障、法律责任和附则。第一章"总则"，规定了立法目的、适用范围、工作原则、职责分工、公众参与、宣传教育、表彰奖励等内容。第二章"健康环境"，规定了农村地区建设健康的自然环境、生活环境、公共安全环境。第三章"健康生活",从合理膳食、控烟限酒、运动健身、心理健康、特殊人群五个方面,对各级人民政府促进村民健康生活进行了规定。第四章"健康服务",规定了加强县域医疗共同体、一体化村卫生室等机构建设,保障乡村医生权益,为村民提供基本医疗服务和基本卫生服务等内容。第五章"健康保障",规定了加强对医疗卫生机构监督管理,强化人员、资金、科技保障,开展健康教育宣传,发展健康产业等内容。第六章"法律责任",针对一些禁止性规定相应设置了罚则。第七章"附则",规定了法规的施行时间。条例的主要内容和特点如下:

构建农村"大健康"工作格局。条例依照健康中国规划纲要的规定,从建设健康环境、普及健康生活、优化健康服务、完善健康保障四个方面作了规定,全方位构建起农村"大健康"工作格局,推动健康乡村工作全面、系统、高质量发展。

回应基层群众的健康需求。立法过程中,通过多种形式,广泛征求了乡村医生、村居负责人、村民代表的意见建议。对反映集中的看病难、看病贵、健康知识缺乏、健身场所少等问题,进行专门规定。条例明确,要规范村卫生室、中医药科室设置,发展普惠型补充医疗保险,提高医疗服务水平。要求加强全民健康信息平台建设,建立新媒体健康科普平台,推进农村公共体育健身设施建设,促进村民健康生活。

引领基层医疗卫生体制改革。条例充分发挥立法引领作用,对医疗卫生机构运行体制作了适度超前规定,顺应改革方向,满足群众期望。条例规定,加强县域医疗共同体建设,提高基层服务能力,推进一体化村卫生室建设,推行乡镇卫生院(社区卫生服务中心)直接领办或者托管村卫生室。同时,要求建立医疗卫生机构绩效评估制度,提升医疗卫生服务质量。

推动乡村卫生健康事业发展。条例充分论证吸收基层医疗卫生机构、卫生健康主管部门的意见建议,针对卫生健康工作发展存在的突出问题,明确有关要求。条例规定,建立二级以上医院帮扶乡镇卫生院制度,制定乡村医生管理办法,建立完善健康类人才政策体系。同时,要求建立健康乡村工作投入资金增长机制,为村卫生室日常运行提供经费保障,切实提高服务水平。

二、追求"以高质量发展为主题"

首先，高质量发展是中国经济进入新时代的时代主题。党的十九大首次提出高质量发展的新表述，表明中国经济由高速增长阶段转向高质量发展阶段。党的十九届五中全会提出，"十四五"时期经济社会发展要以推动高质量发展为主题，以习近平新时代中国特色社会主义思想为指导，坚定不移贯彻新发展理念，以深化供给侧结构性改革为主线，坚持质量第一、效益优先，切实转变发展方式，推动质量变革、效率变革、动力变革，使发展成果更好惠及全体人民，不断实现人民对美好生活的向往。其次，高质量发展是卫生健康事业创新发展的必然要求。人民健康是民族昌盛和国家富强的重要标志，党的十八大以来，以习近平同志为核心的党中央把维护人民健康作为治国理政的重要内容，实施一系列重大举措，推动医药卫生体制改革渐次突破、不断深化，我国卫生健康事业发展迈上新台阶。推动卫生健康事业实现高质量发展，是实施健康中国战略的题中应有之义，是满足人民日益增长的健康需求的必由之路。因此，推动健康四川建设要以高质量发展为主题，统筹推进医疗服务、健康环境、健康保障、健康产业等高质量发展。最后，高质量发展是公立医院面对的首要课题。公立医院是医疗卫生领域的主力军和主阵地，是卫生健康事业快速、有序发展的重要保证。公立医院高质量发展是助力健康中国建设的必然要求，也是坚持"人民至上、生命至上"理念，全方位保障人民群众身体健康和生命安全的现实选择。

三、追求"人民健康水平的现代化"

《中共中央关于制定国民经济和社会发展第十四个五年规划和二〇三五年远景目标的建议》开篇即指出："'十四五'时期是我国全面建成小康社会、实现第一个百年奋斗目标之后，乘势而上开启全面建设社会主义现代化国家新征程、向第二个百年奋斗目标进军的第一个五年。""现代化最重要的指标还是人民健康，这是人民幸福生活的基础"，人民健康是国家治理体系和治理能力现代化的内在追求，建设健康中国是中国式现代化国家新道路的必然要求。追求人民健康水平的现代化是指以人民的身体健康和全面发展为中心，倡导和实现全民健康的目标。其核心理念是将健康视为人民的基本权利和社会发展的重要指标。这是一个长期而复杂的过程，需要政府、医疗卫生机构、社会组织和广大公众的共同努力。不断改善基本医疗卫生服务和公共卫生保障，提高人民的健康素养和医疗水平，可以进一步增进国民福祉并促进社会发展。

四、追求"健康路上，一个都不能少"

"健康路上，一个都不能少"，这是健康治理的基本要求。在实现全民健康目标的过程中，每个人都应该得到平等对待和充分保障。这一理念强调了每个人在健康问题上的重要性，并倡导社会各界共同努力，确保每个人都能享受到健康服务。要实施公平、包容和可持续的健康政策和措施，确保每个人都能在追求健康的道路上得到支持和帮助，最终构建一个健康、稳定和繁荣的社会。特别是我国广大乡村地区，拥有大量健康治理的重点人群，如留守儿童和老人、农村低收入人群、分散供养特困人群、农村残疾人家庭等。以上人群往往健康文明程度不高，容易出现身体健康、心理健康等问题，在乡村健康治理的过程中需要重点关注，他们是否拥有并且享受到公平的健康权利和可及的健康服务是农村卫生健康治理是否成功的重要标志。

五、追求"小病在乡村解决"

在乡村地区，健康治理首要是解决患者个体"看病就医"基本问题。2021年习近平总书记在福建考察时强调，看大病在本省解决，一般的病在市县解决，日常的头疼脑热在乡村解决。实施健康扶贫后，我国实现县乡村医疗卫生机构全覆盖，乡村医疗卫生机构和人员"空白点"基本消除，这就要求乡村健康治理要采取新举措，着力推动农村医疗卫生基础设施条件提档升级，推动基层卫生健康适宜人才提能扩量，提升医疗卫生服务供给水平，真正让群众在农村就能看好小病。同时，"小病在乡村解决"对于农村健康个体来讲，还有一层重要含义，就是要切实强化个人健康责任，培养形成自主自律的健康生活方式，使得农村群众"少生病、不生病"。

第九章　中国农村卫生健康治理现代化路径

字面意义上，农村卫生健康治理是区别于城市健康治理的社会治理范畴。在传统的城乡二元结构研究范式下，学界对于城乡医疗卫生资源配置、卫生健康服务的公平性关注较多，这在传统医疗卫生服务体系的建设发展上表现得尤为突出。一般来讲，城乡区域健康不平等、不平衡是我国健康事业发展的重大问题。城乡健康治理可以重点从四个层面进行区分：第一，指导思路上，农村卫生健康治理主要是贯彻乡村振兴战略，而城市则更多服务于新型城镇化。第二，人口及其健康状况上，与城市相比，当前我国农村治理的人口规模相对更小，但空间分布上更加广阔，主要以乡镇街道为聚居地和自然村落为主，社区管理模式更加单一，重点人群主要以留守儿童和老人为主体，疾病谱虽已转换为以慢病为主但整体比较单一，人群的健康素养相对较低。第三，生态生活环境上，农村环境以自然环境为主，城市以人造环境为主。理论上，农村地区由于有更新鲜的空气、污染较少的食物，农村居民的健康水平应高于城市，但由于我国城乡经济发展差异，农村地区主要健康指标往往低于城市。比如新生儿死亡率、婴儿死亡率、5 岁以下儿童死亡率、孕产妇死亡率，农村地区长期高于城市。第四，治理机制上，农村健康治理更加强调"自治"，比如在疫情防控上，村"两委"、乡村精英发挥了作用；更加强调"德治"，比如在健康行为培养、农村环境整治上，农村精神卫生建设起到重要作用。

从健康城市和健康村镇的差异也能看出城乡健康治理的区别。从《"健康中国 2030"规划纲要》可知，在行政层面上，健康城市和健康村镇均为健康中国建设重要抓手。也有观点称，在乡村振兴背景下，加强城市健康建设并不意味着会影响农村健康治理成效，从某种意义上来讲，城市健康治理，特别是对城市环境治理，比如空气、水、土壤等，能够有效减少城市对农村生态环境的污染；加强城市的疾控预防与控制，特别是口岸、交通等特殊场所的疾控工作，有利于减少重大疾病向农村传播。健康城市和健康村镇的建设领域是相同的，重点是营造健康环境、构建健康社会、优化健康服务、发展健康文化四大方面，只是在具体任务举措上各有侧重，城市方面强调健康细胞、健康管理、环境卫生基础设施、饮用水安全管理、环境质量、公共安全保障，而农村方面更强调农村基础设施、农村改水改厕、环境卫生整洁、农村医疗卫生服务、群众文明卫生素质。可以看出，农村在重要性上将基础设施、改水改厕、环境卫生放在更靠前位置。这反映出农村卫生健康治理仍然是整个医疗卫生服务体系建设和健康文明建设的短板，需要推进城乡公共资源均衡配置，促进基础设施和公共服务向农村地区、薄弱环节倾斜，缩小城乡差距。

我国城乡发展经历了城乡自由流动、城乡二元结构固化、城乡互助发展、统筹城乡发展、城乡融合发展等阶段①。在城乡融合、城乡一体化、新型城镇化等背景下，城乡健康治理的目标、领域、途径是一致的，都是通过城乡居民共建共享，实现城乡全民健康。为服务此目标，我国大幅提升了城乡基本医疗卫生均等化水平，只要是城乡的常住居民，国家无差别免费提供基本公共卫生服务项目，还将原城镇居民基本医疗保险和新型农村合作医疗两项制度，整合为城乡居民基本医疗保险制度，进一步推动城乡公平。但在具体治理策略和措施中，还要关注城乡治理主体的差异，比如城市中的农民工及其家庭，乡村中的农村人群分化，治理从单一的农民主体转向开放的城乡公民混合体等；关注治理客体重要时序差异，比如城市注重支持性环境营造，农村强调体系建设、健康服务能力提高等方面。只有在充分尊重农村特点基础上开展的健康治理，才能取得符合农村实际的治理成效。

2019 年，中共中央办公厅、国务院办公厅印发《关于加强和改进乡村治理的指导意见》，明确提出"推进乡村治理体系和治理能力现代化，夯实乡村振兴基层基础"。农村卫生健康治理作为农村治理的重要组成部分，同样需要在治理体系和治理能力实现现代化，这有利于健康中国、乡村振兴等国家战略在农村地区顺利实施，有助于破解农村健康治理在模式上、

---

① 李源峰. 乡村振兴战略下中国城乡融合发展研究 [D]. 武汉：武汉大学, 2019.

体系上、服务上、环境上的现实制约，对于促进农村健康高质量发展，加快实现健康农村目标具有重要意义。

第一节　农村卫生健康治理主体：由"单一碎片化治理"向"多元主体协同共治"转变

治理之于管理的差异，就在于多主体参与，单一的治理主体势必容易造成顶层设计的偏移。将多元治理主体纳入乡村治理过程中，实现共建共治共享的治理格局，是实现乡村治理现代化的关键[①]。而在健康领域，同样有共建共享的要求，《"健康中国2030"规划纲要》明确提出，建设健康中国的战略主题是"共建共享、全民健康"，其中"共建共享"是建设健康中国的基本路径，"全民健康"是最终目标。由于医疗卫生健康服务的多样性和系统性，其农村健康善治的实现也必定具有多元主体横向协作、多层主体纵向协作、多种协调（或治理）机制相互嵌入等特征，通过互动、沟通、协同，互为支撑、相得益彰[②]。面对治理主体单一、治理体系碎片化等问题，可以从以下三方面入手加快构建良性运转的治理结构：

一、明确多元健康治理主体及责任

治理的首要问题是"由谁治理"。目前，我国国家治理体系已经逐步形成党委领导、政府负责、社会协同、民主协商、公众参与的基本格局，很好体现了治理主体的多元性。在这样的大背景下，农村治理的主体同样正在从单一主体走向多元主体，其中涉及县乡政府、村"两委"、社会组织、乡村群众等多个主体的共同参与。进入新时代以来，农村卫生健康治理要充分调动政府、社会、个人三个层面的治理主体力量（见图9-1），通过共建、共治、共享，实现乡村全民健康。

在政府层面，主要是县政府、县级相关部门、乡镇政府等，主要职能在于组织领导、规划资源、行政管理等。其中，县政府应构建乡村健康治

---

①　郑鹏，赵云龙. 乡村治理现代化：治理主体、内在逻辑与技术路径：第四届中国县域治理高层论坛综述 [J]. 社会科学动态，2020（4）：52-57.

②　顾昕. 专栏导语：医疗卫生健康治理现代化的挑战与解决路径 [J]. 公共行政评论，2018（6）：9.

理协调机制，真正统筹推进区域内涉及乡村健康的全局性工作；县级卫生健康部门牵头负责农村健康治理的业务指导，协同做好健康农村有关工作；乡镇政府应提高健康治理的重视程度，特别是疫情防控、环境治理等，与县级卫生健康部门和其他部门建立起长效联动机制，及时反馈并协同解决辖区内健康治理问题。

在社会层面，包括村委会、医疗卫生机构、妇女联合会、残疾人联合会、红十字会、计划生育协会、企业、媒体等组织。其中，村委会要充分发挥"自治"优势作用，协助乡镇政府开展乡村健康治理，同时动员、组织农村居民做好自身健康维护；医疗卫生机构是健康服务的主要提供者，主要为乡村居民提供健康方面的专业服务；群团组织主要突出非营利性、志愿性、服务性等特点，发挥其在服务特殊群体、满足多元化健康需求等方面的优势；企业主要通过投资等方式参与到农村卫生健康治理过程中；媒体要做好健康宣传，营造健康治理氛围。

在个人层面，包括农民及其他居住在乡村的人员，主要发挥主人翁作用，主动参与乡村健康治理。

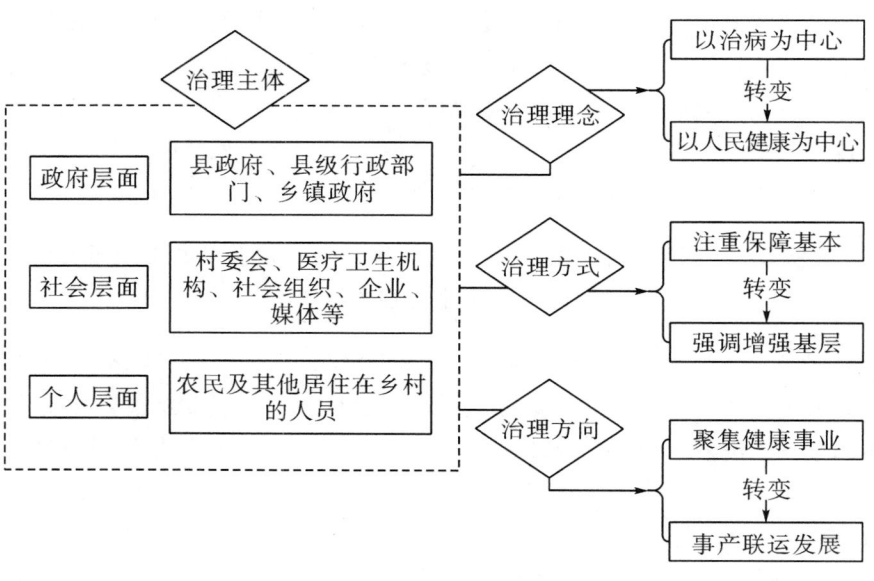

图 9-1　农村健康治理现代化体系

二、强化农村健康自治

农村居民在遇到问题和处理事务时，往往都会习惯性地通过自治手段完成①。农村自治，使农村个体由治理"对象"变为治理"主体"②。强调自治将成为重要命题，这需要推动村民委员会将农村健康治理事务和整体事务有机联系起来，强化卫生综合治理和组织动员能力，有力拓宽农村居民参与乡村健康治理事务的渠道。《中华人民共和国宪法》第一百一十一条第二款规定："居民委员会、村民委员会设人民调解、治安保卫、公共卫生等委员会，办理本居住地区的公共事务和公益事业，调解民间纠纷，协助维护社会治安，并且向人民政府反映群众的意见、要求和提出建议。"2021年12月31日，民政部、国家卫生健康委、国家中医药局、国家疾控局联合印发《关于加强村（居）民委员会公共卫生委员会建设的指导意见》明确提出，"力争用两年左右的时间，实现公共卫生委员会机制全覆盖、能力普遍提升、作用有效发挥"。截至2022年7月底，我国已经成立32万个村居公共卫生委员会，这是将乡村健康治理纳入基层治理大格局中的一个重要载体。可以着重发挥公共卫生委员会的职能作用，广泛吸纳乡镇卫生院、村卫生室、健康指导员、家庭保健员以及退休医务人员等担任公共卫生委员会成员，鼓励村群团组织、社会组织、驻村单位、物业服务企业参与相关工作，在农村环境卫生、传染病和重大疫情防控处置、爱国卫生运动等方面维护农村群众生命安全、身体健康。

**案例8　广西壮族自治区港北区村（居）民委员会公共卫生委员会
建设工作实施方案主要内容**

明确组织架构。到2022年年底，全区125个村（居）民委员会均设立公共卫生委员会，公共卫生委员会隶属于村（居）民委员会，接受乡镇（街道）和卫生健康主管部门工作指导。公共卫生委员会由3~7人组成，设主任1名，由负责卫生健康工作的村（居）民委员会成员担任，也可由村（居）民委员会副主任兼任；副主任1名，委员若干名，由村（社区）"两委"联席会讨论提名，村（居）民会议或村（居）民代表会议讨论通

---

① 刘一凡. 乡村振兴与"三治融合"路径研究［J］. 信阳农林学院学报，2020（4）：68-71.

② 王丽敏. 乡村振兴战略视域下乡村自治、法治、德治"三治融合"的实践探索：基于河南省先进村镇的实证分析［J］. 领导科学，2019（14）：110-113.

过，并将结果公开。公共卫生委员会任期与所在村（居）民委员会相同，在村（社区）党组织和村（居）民委员会领导下开展工作，接受乡镇（街道）和卫生健康行政部门工作指导，以及相关医疗卫生机构的业务和技术指导。

完善工作机制。各村（居）民委员会要充分利用各村（社区）医疗资源，可以广泛吸纳乡镇卫生院、村卫生站（室）、街道（社区）卫生服务中心（站）、社区养老服务机构内设医疗机构医务人员、健康指导员、家庭签约医生、退休医务人员等担任公共卫生委员会成员。鼓励村（社区）群团组织、社会组织、物业服务企业、辖区单位参与相关工作机制。发挥村（居）民议事会、村（居）民小组等多样的基层群众自治形式作用，畅通群众诉求渠道，定期协商解决村（居）民健康需求和辖区内主要公共卫生问题，在专业部门指导下，完成各项卫生健康工作。

明确工作职责。村（居）民委员会公共卫生委员会主要承担六项基本职责。一是发挥协调各方作用，配合做好重大疫情防控相关工作。二是做好辖区内公共卫生工作的协调组织和动员，协助开展基本公共卫生服务、疫苗接种、突发事件医疗救援，收集报告涉及疫情等卫生健康重要信息。三是组织发动群众开展爱国卫生运动，维护公共环境卫生。四是开展卫生健康政策宣传，普及健康知识。五是组织村（居）民对卫生健康工作进行民主评议和民主监督。六是协助完成其他卫生健康工作。

明确责任要求。各级政府要将加强村（居）民委员会公共卫生委员会建设纳入重要议事日程，作为村（社区）建设和基层综合治理的重要内容。区卫生健康行政部门要做好对乡镇（街道）和公共卫生委员会骨干人员业务培训和指导。发挥乡村医生、计生专干、健康指导员、签约家庭医生、社区志愿者等作用，加强公共卫生委员会建设。

以上案例是在新冠病毒感染疫情防控的大背景下制定的，一方面能够发挥村（居）民委员会公共卫生委员会在疫情防控中人员摸排、小区封闭管理、居家隔离对象监督管理、民众生活需求服务保障、疫情防控政策宣传等作用；另一方面，着眼长远，充分整合基层各方力量，宣传国家卫生政策、普及健康知识、开展爱国卫生运动、支持传染病防控工作、开展卫生评议活动，全面提升基层公共卫生治理水平。该方案比较细致，具体规定委员会的隶属关系、组织领导成员数量及构成，明确了六个方面的基本职责。而在建设并发挥公共卫生委员会作用层面，还应该注意三个方面：

组织机制要更完善。县级层面一定要做"强"，县级卫生行政部门、民政部门一定要在做好行业管理的前提下，经常性检查调度公共卫生委员会建设管理工作。乡镇层面一定要做"活"，落实指导基层群众自治和基层公共卫生工作责任，加强对公共卫生委员会建设的指导、支持和帮助，特别是要挑选能力强、素质高的人员加入公共卫生委员会志愿者岗位，尤其注重吸收有卫生专业知识、有组织能力的人员加入，确保有人可用、有人能用。村级层面一定要做"稳"，村公共卫生委员会在机构健全、人员稳定的基础上，注重人员管理，明确岗位职责，推行公共卫生委员会成员设岗定责，明确职责清单。

工作机制要更加完善。完善县、乡、村三级公共卫生管理服务责任清单，形成一级抓一级、层层抓落实，齐抓共管的工作格局。建立乡镇卫生院、村卫生室等基层医疗卫生机构，与辖区村公共卫生委员会形成联络机制，高质量推进国家基本公共卫生服务项目、全民健康行动、爱国卫生运动等工作，提高乡村公共卫生治理能力和水平。

考核机制要更加完善。要以县级组织部门、民政部门、卫生健康部门为主导，加强对公共卫生委员会的督导考评，建立完善的日常督导考评机制和细则，完善考核制度，明确考核内容，进一步提升公共卫生委员会的效能。

三、提升农村居民主动参与健康治理的能力

公众参与健康治理的困境与不足是我国健康治理实践领域面临诸多挑战的重要原因之一[1]。当前，农民健康治理参与模式存在观念、空间及效果保障三方面的缺陷，需要在观念、空间、制度上实施重构策略[2]。鉴于此，在观念上，通过加大宣传教育力度，激发热爱健康、追求健康的热情，推动农村居民健康主体意识的形成；在空间上，大力开展"健康细胞"工程建设，使农村居民在家庭、社会等不同空间中均有机会充分参与健康治理；在制度上，从法律、制度、政策等方面赋予并规范农村居民拥有参与健康治理的权利，并强化农村居民参与自身健康管理的主体责任，

---

① 石震，王铭敏. 健康治理中公众参与的行为逻辑与路径构建 [J]. 中国农村卫生事业管理，2021（7）：487-491.

② 王三秀，卢晓. 健康中国背景下农民健康治理参与模式重构：基于健康乡村的三重逻辑 [J]. 中州学刊，2022（4）：8-11.

形成农村居民参与健康治理的良性模式。国内已有地区从法律法规视角作出相关规定，比如2021年7月施行的国内第一部健康乡村领域的地方性法规——《临沂市健康乡村条例》，明确要求村民应当主动学习健康知识，提高健康素养。

第二节　农村卫生健康治理理念：由"以治病为中心"向"以人民健康为中心"转变

健康治理理念是健康治理过程中必须遵循的基本方向，用以评估和修正健康治理行为。一直以来，习近平总书记主张科学认知健康治理外延，系统全面地构建健康治理体系和机制。树立"大卫生、大健康"理念，实质是对健康治理范畴进行界定和拓展。影响健康的因素在不断增加，除了生理因素和心理因素之外，还有社会、文化等因素；除了国家范围内的城镇健康、城市健康、社区健康之外，还有国际范围内的健康；除了环境健康、生态系统健康之外，还有社会系统的健康；除了被动治病实现健康之外，还应主动预防保持健康；除了解决疾病等常规健康问题之外，还要解决人口老龄化等相关社会问题[①]。农村健康治理最重要的理念是要彻底改变过去"以治病为中心"工作理念和服务提供方式，向"以人民健康为中心"转变，真正把解决农村居民最关心、最直接、反映最突出的健康问题作为出发点和落脚点，核心在于"全方位""全周期""全人群"维护和促进乡村健康，具体可以从以下三个方面切入：

一、健康危险因素干预全方位

健康危险因素被定义为出现不良健康结果的概率，或增加这种可能性的因素[②]。对于健康危险因素，各地区都强调源头治理、综合治理和系统治理。例如四川省在2017年出台的《"健康四川2030"规划纲要》中，针对生物遗传、行为生活、生产生活环境、医疗卫生服务四大因素，提出了生物危害防控策略、健康文明推进策略、生物危害防控策略、健康服务创

---

① 张艳萍. 习近平关于健康治理的重要论述研究：以马克思主义健康理念为视角 [J]. 治理现代化研究，2021，37（5）：19-26.

② WHO. Word health report 2002 [R]. Geneva WHO，2002.

新策略。聚焦以上因素，农村卫生健康治理需要全方位实施符合农村特点的健康干预措施。在生物遗传因素上，由遗传因素造成遗传疾病或出生缺陷的情况还在乡村存在，因此需要持续推进优生优育、持续将免费婚前医学检查和孕前优生健康检查纳入各级党委政府民生工程。在行为生活上，健康治理先从前端入手，聚焦影响农村居民最主要的健康危险因素，比如不健康的生活方式、风俗习惯等，用健康促进的手段在合理膳食、控烟、体育健身、心理健康等方面下大力气，实现健康水平的提升。在生产生活环境上，推动健康乡镇建设，统筹农村改厕、垃圾和污水、黑臭水体治理，改善农村人居环境，创造健康宜居的农村环境。在医疗卫生服务的提供上，聚焦心脑血管疾病、癌症等重大慢性病干预，强化农村公共卫生安全，提高医疗卫生服务能力。

在以上四大健康危险因素中，行为生活方式影响最大，在治理过程中需要使用创新手段。积分制作为一种新型社会治理方式，被越来越广泛地运用到农村治理领域，成为各地推动农村治理现代化的有力抓手。卫生健康健康领域同样有有益探索：2022 年宁夏固原市泾源县出台《泾源县实施健康积分制管理 深化健康乡村建设工作方案》，实施健康行为积分制管理，依托爱心超市，兑换实物商品，引导城乡群众学习健康知识、参与健康管理、践行健康生活方式、营造卫生环境、深化健康乡村建设，为建设健康泾源汇聚基层力量。方案明确指出，利用一年时间，每个乡镇创建不少于1 个开展健康积分制管理的健康示范村（社区）、不少于 2 个参与健康积分制管理的健康家庭；在试点示范基础上，逐步实现全县行政村（社区）健康积分制管理全覆盖；为了保证实施，要求成立支部书记任组长、村干部，妇联主席、执委、小组长、村医（城市社区卫生服务机构负责同志）和党员群众代表为成员的健康积分制管理审核委员会，建立专门工作小组负责制定本村（社区）健康积分制实施细则，通过建立管理台账，对有参与意愿村民以户为单位建立健康积分手册，按照一事一记录、一月一审核、一季一公示、一季一兑现的方式，让村（居）民可以根据最终得分进行实物商品兑换，大大提高了群众践行每个人是自己健康第一责任人的积极性、主动性和创造性，营造共建、共治、共享的农村卫生健康事业发展格局。

2020 年 11 月，深圳市卫生健康委印发《关于试行居民健康积分制度的通知》，初步制定了居民健康积分的一些内容，随后专门起草了《深圳市居民健康积分管理办法（征求意见稿）》。山东省在 2022 年，开始探索在电子健康档案向居民开放的基础上建立健康积分机制，省级制定了50项健康行为积分参考目录，各级卫生健康部门依据目录探索在电子健康档案内建立本地健康行为积分制度，基层医疗卫生机构也可通过电子积分、纸质积分卡等形式制定专项或补充性健康积分。健康积分可通过当地 App、微信公众号或基层机构健康驿站兑换口腔和中医保健服务、健康工具、耗材等。浙江、江苏等省份均根据地方实际进行了探索，目的都是引导群众主动参与健康服务，在行为方式上进行全方位的干预。

案例9 泾源县行政村、社区健康积分制管理分值指导标准（试行）

一、践行个人是自己健康第一责任人理念

1. 掌握自己的身高、体重、血压、血糖等基本健康数据，清楚自身最重要的健康风险因素。2分，每年积一次。

2. 主动到村组、社区建立并更新健康档案。2分，每年积一次。

3. 积极参加村组、社区举办的健康知识普及活动不少于20分钟。每参加一次积1分。

4. 高血压、糖尿病患者每月至少到村卫生室或社区卫生服务机构测量一次相关数据。每月次积1分，全年不超过12分。

5. 高血压、糖尿病患者落实体育锻炼、饮食调整、规范服药等综合干预措施，相关指标较为稳定、生活不受较大影响。10分，每年积一次。

6. 控制个人体重在正常范围（18.5≤BMI<24）。5分，每年积一次。

7. 及时接种免疫规划疫苗及其他政府倡导的疫苗。每次积2分。

8. 吸烟者成功戒烟一年以上，积10分。复吸的，扣20分。

9. 掌握至少一种体育锻炼技能并坚持锻炼的（每周至少3次、每次30分钟以上）。每月积2分。

二、促进健康行为

1. 在村组、社区举办的健康知识讲座上讲课不少于20分钟。每次积5分。

2. 在村组、社区举办的健康类活动中，承担志愿服务工作。每次积2分。

3. 无偿组织村民、居民坚持开展集体健身活动。主要组织者每月积2分。

4. 无偿指导他人成功掌握一种体育运动技能的。每人次2分。

5. 志愿担任吸烟劝阻员、吸烟监督员等，劝阻他人在公共场所吸烟的。劝阻成功一次积2分。

6. 对发现在室内公共场所吸烟者。每次扣4分。

三、家庭践行文明健康生活理念

1. 家庭开展垃圾分类，分类投放垃圾。每月积1分。

2. 家庭使用公勺公筷。每月积1分。

3. 家庭成员购买医疗保险的，每人次积1分，全家所有人（3人及以上）都购买的，再加2分。

4. 家庭主动参加"爱国卫生日"活动，窗明几净、内外整洁、有"四害"防治措施且成效明显的。每月次积2分。

5. 无偿献血1次。积30分。

6. 创建成功县（区）级、市级、自治区级健康家庭的，分别积10分、20分、30分。每个等级健康家庭仅积分一次。

四、主动履行健康社会义务

1. 利用医学急救知识为抢救危重病人成功赢得时间的。每人次积100分。

2. 建成健康村、健康社区的。村（社区）公共卫生委员会成员各积5分。

3. 在"爱国卫生日"，组织村组、社区开展爱国卫生运动，成效明显、群众认可的。村（社区）公共卫生委员会成员每人每月积1分。

二、健康服务提供覆盖全周期

农村健康服务应该包括从人的出生到死亡，即婴幼儿期、儿童期、职业工作期、老年期等全生命周期。重点是针对人生不同阶段的不同特点开展系统连续的健康服务，其中涉及医疗服务，更多强调预防、保健、康复、护理等服务。农村留守老人多以慢性病为主，特别是高血压、呼吸系统疾病、风湿或类风湿、老年痴呆、帕金森病、心理问题和精神疾病等患病率较高，需要扩大农村患病老人治疗和救助覆盖面，引导其提升自我健康管理能力。

全国政协委员、中国疾病预防控制中心研究员孙承业的建议也印证了以上观点。他认为，健康中国战略与乡村振兴战略的融合，对农村老年健康提出了新的挑战和要求。他建议，要把促进农村老年健康纳入乡村振兴战略目标中，加强农村老年社会保障和健康服务体系建设，建立多部门联合工作机制，多层面推动农村老年健康服务与社会支持，在扩大农村患病老人治疗和救助医保覆盖面的同时，重点加强老年疾病预防和控制，减少疾病及残疾的发生，减轻疾病医疗负担及长期照护负担。同时，要加强农村老年健康服务人才培养，充分发挥社会组织的作用，传播健康理念，倡导健康生活方式，引导农村老年人改变不良行为习惯，科学保健、自觉维护自身健康。

当然老年人的健康问题，往往和养老问题交织在一起，在推动医养结合服务层面，也需要扩大供给量、提高有效供给水平。在北京，平谷区以"医养联动"破解农村养老难题作为全国首批18个全国农村公共服务典型案例之一：2018年，北京市平谷区60周岁以上老年人已达10.03万，人口老龄化率为22.6%，远高于城区，患病、失能、半失能老人的治疗和看护问题困扰着老年人家庭。为此，北京市平谷区抓住"医养结合"这个核心点，提出以"肉龙药品加床板，医养联动康乐玩"为内容，以"让养老机构成为卫生健康系统的第二住院部，居家养老成为卫生健康系统的家庭病房"为目标的工作思路，大力推进医养联动，让老年人特别是农村老年人实现"老有所养""病有所医"，破解农村养老难题。

值得关注的是，北京市平谷区把"医养联动"作为政府民生工作重点，成立了由区长任组长的领导小组，区卫生健康委员会主任和民政局局长为"双办公室主任"。而在具体的工作中，着力建立起"户、村、乡、区"四级联动的体系，开展医养联动服务供给。其中，户级层面，主要是医养家庭，依托医疗机构的医生和护士，提供上门换尿管、胃管、褥疮护理三项服务。村级层面，主要是在村或者社区级别设立医养驿站，主要解决能够行动但做饭困难老年人的生活问题。乡级层面，主要是医养院及医养联动医院，解决中度及以上失能失智人员养老和护理问题，并利用富余病床，在医疗机构内设医养联动病房。区级层面，主要是医养中心，为老年人提供全方位的医养服务。北京市平谷区创造出高位推动、部门协同、农户社区乡镇和区四级联动的"医养联动"模式，大大提高农村健康养老治理成效。在农村老龄化日益严重，农村居民健康、养老需求显著不断加大的背景下，这一模式值得总结、借鉴和推广。

案例 10　北京市平谷区提供的医养联动服务

建立医养结合的健康管理体系。建立统一的健康档案和信息共享平台，实现医疗机构、养老机构以及居家养老服务机构之间的信息互通。共享健康数据和信息，可以实现对老年人的全程管理和跨机构协同服务。

推动社区医养融合发展。在社区层面，加强社区卫生服务与养老服务的衔接，建立多学科协作的医养服务团队。通过社区卫生站、社区养老中心等机构的合作，为老年人提供全方位的医疗护理、健康咨询和康复服务，减少老年人因为就医不便而造成的困扰。

打造医养结合的康复中心。设立专门的康复中心，集合医疗机构和养老机构的专业力量，为需要康复治疗和护理的老年人提供综合康复服务。这些康复中心可以提供物理治疗、职业治疗、言语治疗等康复服务，帮助老年人提高生活自理能力。

建设医养融合的养老院区。在养老院区内设置医疗卫生站，配备医护人员提供基本的医疗服务和常规健康检查。同时，引入社区医生定期上门为老年人进行健康咨询和健康管理，加强医养结合服务。

加强培训和交流。组织相关培训和交流活动，提高养老机构工作人员的医疗知识和技能水平，提升他们对老年人健康管理的能力。开展医养结合服务的典型案例分享和学术研讨，促进经验交流和合作，推动医养联动服务的不断创新和发展。

三、健康服务保障守护全人群

农村健康要保障全人群，特别是孕产妇、残疾人、流动人口、低收入人群、民族地区等特殊人群健康。以乡村脱贫地区人群为例，部分脱贫户虽然生活上有了基本保障，但整体脱贫基础比较脆弱，很容易再次因病致贫、因病返贫。对此，一方面需要保持健康扶贫主要政策总体稳定，精准落实大病专项救治、慢病签约服务等具体的帮扶措施；另一方面需加强源头控制，特别注重推动提升脱贫户健康素养。国家层面也看到健康素养的重要性，2021 年年底，由国家卫生健康委、国家乡村振兴局联合印发《脱贫地区健康促进行动方案（2021—2025 年）》，将工作重心由"健康扶贫"转向"健康促进"，要以农村低保对象、特困人员、易致贫返贫人口和脱贫人口为重点，在脱贫地区大力开展健康知识普及，推动健康教育进乡村、进家庭、进学校（中小学校和幼儿园），为群众提供更加精准规范的健康教育服务，到 2025 年以省为单位，脱贫地区居民健康素养水平比"十三五"期末（2020 年）提高不少于 5 个百分点。

案例 11　脱贫地区健康促进行动的四大任务

一是发挥健康科普专家库和资源库积极作用，为脱贫地区健康促进提供支撑。完善国家级、省级健康科普专家库，发挥专家积极作用，开发、审核健康科普材料，支持脱贫地区健康科普工作。建设国家级健康科普资源库，结合实际建设省级资源库，规范发布健康科普知识，强化针对脱贫地区的优质健康知识供给。鼓励将新时代健康科普作品征集大赛和各省份举办的健康科普相关赛事的优秀成果免费提供给脱贫地区使用。

二是继续抓好健康教育进乡村、进家庭、进学校，把健康知识送到群众身边。健康教育进乡村。继续用好农村广播、文化大院、标语口号、文艺演出、互联网、新媒体等各种平台，依托基本公共卫生服务健康教育和健康素养促进项目，针对村民主要健康问题，通过发放健康教育印刷资料、播放音像资料、设置宣传栏（或宣传墙）、举办讲座等形式普及健康知识。健康教育进家庭。结合脱贫地区实际，总结、优化贫困地区健康促进三年攻坚行动中形成的一家一张"明白纸"、一家一个"明白人"、一家一份实用工具、一人一份"健康教育处方"等有效经验和做法，宣传引导个人和家庭树立科学健康观，主动学习健康知识，掌握必备健康技能，合理用药，科学就医，营造健康家庭环境，养成文明健康绿色环保生活方式。逐步推进"健康知识进万家"，2021—2022 年在山西、福建、贵州三省开展试点，2023 年在全国推开，依托计划生育协会骨干会员，通过新媒体小程序向居民提供有针对性的健康知识推送、健康信息查询等服务。健康教育进学校。鼓励脱贫地区中小学校和幼儿园持续开展健康学校（幼儿园）建设。为各学校开设健康教育课程提供技术支持，向学生讲授合理膳食、食品安全、适量运动、科学洗手、用眼卫生、科学用耳、口腔健康、传染病防治、自救互救、青少年性与生殖健康等基本知识与技能。

三是持续加强健康教育队伍建设，巩固培养骨干力量。进一步建立完善省、地市、县各级健康教育骨干队伍。省级依托国家级、省级健康科普专家库和资源库，统筹制定本地区健康教育骨干培训计划、设置培训课程、开发培训材料，市、县抓具体落实。乡、村级继续依托驻村第一书记和工作队、基层医疗卫生工作者、计划生育协会骨干会员等各方力量打造基层健康教育骨干队伍。鼓励有条件的地区组建健康教育志愿者团队。充分发挥定点帮扶、"组团式"支援和城乡医院对口支援西藏、新疆等地区的医疗人才在开展健康教育工作的优势和积极性。鼓励有条件的地区开展适宜技术推广项目，提高本地区医疗队伍的健康教育水平。

四是大力建设健康支持性环境，提高群众获得感。结合脱贫地区实际和特色，采用切实可行的综合性措施，进一步动员广大人民群众增强社会责任意识，将疫情期间形成的好做法、好习惯、好经验长期坚持下去。要将倡导文明健康绿色环保的生活方式活动和推进农村厕所革命工作作为营造健康环境、培育健康人群和丰富健康文化的重要抓手，全面推进健康县区（原健康促进县区）、健康乡镇和健康村、健康社区、健康机关、健康企业、健康学校（幼儿园）、健康促进医院、健康家庭等"健康细胞"建设。

第三节　农村卫生健康治理方式：由"注重保障基本"向"强调增强基层"转变

"保基本、强基层、建机制"，是贯穿我国深化医药卫生体制改革进程的基本思路。虽然近年来，在"以基层为重点"方针的指导下，乡村健康事业成效明显，但总体来看，仍然停留在保基本阶段，乡村基层医疗卫生并未实质性地强起来。让乡村基层健康服务能力真正强起来，最重要、最关键的治理方式就是推动县域卫生健康综合改革，按照"县强、乡活、村稳、上下联、信息通、模式新"的思路，承担起农村居民健康"守护人"角色。

一、建强农村健康服务体系

农村健康服务体系是农村卫生健康事业发展和农村健康治理的重要载体。针对农村健康资源数量不足、效率不高与能力弱化的问题，具体可以采取以下措施：

在资源统筹上，通过科学编制县域卫生健康规划，统筹好用好县域内所有健康资源和健康力量，促进农村健康服务供需平衡，满足农村居民健康需求。特别是当前农村形态不断变化，人口迁徙流动更加频繁，加之交通条件进一步完善，需要因地制宜合理配置乡村两级医疗卫生资源，宜乡则乡、宜村则村，提升农村医疗卫生机构单体规模和服务辐射能力，从注重机构全覆盖转向更加注重服务全覆盖。这是农村医疗卫生服务体系建设的重要变化，即更加注重服务的延伸。

在基本建设上，加强基础设施建设，推动农村基层医疗卫生机构包括乡镇卫生院、村卫生室对标提档升级，达到国家基本标准和推荐标准的比例逐年提升，重拾农村群众信任。重点支持建设一批能力较强、具有一定辐射和带动作用的中心乡镇卫生院。常住人口较多、区域面积较大、县城不在县域中心、县级医院服务覆盖能力不足的县，可以在县城之外选建1至2个中心乡镇卫生院，使其基本达到县级医院服务水平。全国已有部分地方探索开展县域医疗卫生次中心建设，就是提高农村医疗卫生机构分布集中度与单体规模，推动片区内医疗卫生资源向片区人口集中的中心镇（副中心镇）集中布局、精准投放，其核心做法就是建设一批二级医院水平的次中心带动辐射周边，成为县域片区医疗救治、急诊急救、人才培训、技术指导、公共卫生示范五大中心，承担起分担县级医院部分功能任务的职责。

在服务能力上，立足功能定位，大力提升基本医疗卫生服务和健康管理能力，提供针对常见病、多发病和面向老年人、妇女、儿童、慢性病人、残疾人、精神病人等重点人群的特色诊疗服务。其重要抓手就是打造一批特色专科。2022年国家卫生健康委员会修订了乡镇卫生院服务能力标准，将特色专科建设纳入其中，鼓励有条件的基层医院积极打造特色专科。而在自身探索发展中，部分乡镇卫生院早已将特色专科建设作为高质量发展的必由道路。在湖北，英山县乡镇卫生院突破传统医疗模式，致力于打造高血压病专科；在江苏，常州市遥观镇卫生院在疼痛科、中医科、骨科等特色专科取得明显成效后，将重点发展以疼痛康复、神经康复、老年康复和运动康复为主的中医康复特色专科；而在湖南，作为"超级乡镇卫生院"的湖南省浏阳市集里医院也是如此：该院是2022年国家卫生健康委印发的《"千县工程"县医院综合能力提升工作县医院名单》中唯一的一家乡镇医院，在国家卫生健康委员会发布2021年度全国二级公立医院绩效考核成绩中在全国综合类医院中排名第59位，在2023年该医院通过评审成为一家二级甲等综合医院。该院开展特色专科建设要从20世纪90

年代开始，该医院根据本地患者中风、白内障居多的实际情况，率先开展中风专科和眼科建设。随后经过几十年的发展，集里医院的神经内科、眼科、微创结石、疼痛的患者占70%以上，大量疑难重症患者不必再转诊到长沙等地三级医院治疗，从而大大减轻了群众看病就医负担。

案例12　湖南省集里医院特色专科发展历程

浏阳市集里医院创建于1956年，是一所以专科为特色的二级甲等综合医院。医院自1995年起确立了以专科为特色的办院思路，坚持走专科特色发展之路，一直致力于打造湘赣边区特色专科品牌医院。

1995年成立医院第一个特色专科神经内科（中风专科），为长沙市医学重点专科，省级省临床重点专科建设项目，科室拥有11个病区，医务人员320余人，开设床位680张，年门诊量15万余人次，年出住病人2.8万人次。2014年成立卒中中心，拥有了静脉溶栓、神经介入、开颅、3D颅脑微创穿刺引流术、神经康复等技术。

眼科成立于1996年，2006年加挂浏阳市眼科医院牌子，现为市州级省临床重点专科建设项目。眼科现有3个科室，医务人员100余名，开设病床165张。医院就诊患者辐射到湘赣周边及外省江西、湖北、广东等周边省市。

二、发展协同健康服务新模式

理论上，医药卫生治理体系是一个包含了众多要素和主体的复杂体系，其治理必须是系统、整体、协调性治理，推进治理体系和治理能力现代化的重要手段是克服碎片化、保持连续性[1]。在卫生健康领域，协同服务模式往往是指多个主体、多个机构之间的功能整合与分工协作，促进不同层级服务之间、医防之间、医养之间、中西医之间更加紧密地协调和衔接，实现四者的高效协同。上下联动模式上，切实构建优质高效分级诊疗体系，加强农村全科医生和家庭医生签约服务团队建设，探索建立全科专科有效联动、医防有机融合的签约服务模式。大力推动县域紧密型医共体建设，实现资源整合化、管理一体化、能力现代化、服务同质化。推动城

---

① 马颖颖，申曙光. 推进医药卫生治理体系和治理能力现代化的路径与对策：基于突发公共卫生事件长效应对视角 [J]. 人文杂志，2020（6）：104-111.

市优质医疗卫生资源下沉农村，加强对口帮扶，"从输血到造血"，使农村群众不出村即可享受优质、高效医疗卫生服务。河北省邢台市南和区全面推行农村卫生健康服务"十统一"模式管理，科学规划、优化配置基层医疗卫生资源，推动基层卫生健康服务一体化取得实效，实质就是上下联动。医防结合模式上，提升国家基本公共卫生服务项目和重大传染病防控等项目绩效，强化基层医疗卫生机构建立疾病预防、医疗救治、健康管理"三位一体"的医防协同服务新机制，完善乡村公共卫生服务体系，筑牢农村地区疫情防控底线。医养结合模式上，推行乡镇卫生院、养老院"两院合一"医养结合模式，为农村老年人提供医养结合服务，提供康复、护理、安宁疗护等服务。前面提到的北京平谷医养联动案例也是遵循这一模式进行的创新。中西医结合模式上，进一步发挥中医药"简、便、廉、验"特色优势，推广基层中医药适宜技术。

案例13　河北省邢台市南和区深入推进乡村卫生健康服务一体化"十个统一"

将村卫生室作为乡镇卫生院派出机构、内设科室进行管理，对村卫生室实行人员、工资、财务、药械、业务、组织、准入退出、教育培训、绩效、奖惩的"十个统一"管理，实现乡镇和村级医疗卫生资源高度融合。

一是统一人员管理，着力解决"乡村医生养老难"问题。对乡村医生实行区聘、乡管、村用，通过部门联合审查资格、第三方组织考试的方式，将通过考试的"半农半医"乡村医生转化为全职医生，签订劳动合同，在乡镇范围内统一调配。落实养老保险待遇，对纳入统一管理且年龄在45周岁以下的村医，办理企业职工养老、工伤保险；45~60周岁的，根据个人意愿，自主选择以灵活就业人员身份参加企业职工养老保险或按"原赤脚医生"养老补助办法执行。

二是统一工资管理，着力解决"乡村医生收入低"的问题。制定《邢台市南和区加强乡村医生工资待遇实施办法（试行）》，纳入一体化管理的乡村医生，工资待遇比照乡镇卫生院同类人员平均工资。推行绩效工资制度，使村医绩效收入部分占比不低于总收入的60%，做到基础工资按月发放，绩效工资按季度发放，既保障乡村医生待遇，又合理拉开收入差距，有效调动了工作积极性。

三是统一财务管理，着力解决"村卫生室财务没人管"问题。乡镇卫生院对村卫生室国有资产实行统一管理，村卫生室的财务由乡镇卫生院统收统支、单独设账、单独核算。全面落实乡村医生基本公共卫生服务补助、基本药物专项补助、基本医疗一般诊疗费等相关补助资金并足额发放，有力保障村卫生室健康运行。

四是统一药械管理，着力解决"村卫生室药品短缺"问题。由乡镇卫生院集中网上采购，按相关规定购置各类药品和医用耗材，分类配送到村，实行零差率销售，降低群众用药价格，让村卫生室"回归"公益性质。

五是统一业务管理，着力解决"乡村医生能力不足"问题。乡镇卫生院对所管辖的村卫生室统一分配任务，明确所提供的基本公共卫生、基本医疗和健康管理等各项服务内容，指导村卫生室严格落实医疗技术规范，遵守医疗安全制度，完善医疗登记。

六是统一组织管理，着力解决"村卫生室建设不规范"问题。乡镇卫生院与村卫生室实行一体化管理，规范村卫生室建设标准和布局要求，严格落实乡村医生请销假、24小时应诊和"月例会"等各项制度，让群众就医更加方便。

七是统一准入退出管理，着力解决"乡村医生老龄化"问题。根据需求每年以公开招录、定向培养等多种方式补充人员，对发生重大医疗事故、不胜任岗位或连续两年考核不合格的乡村医生予以解聘，既解决了"后继无人"问题，又抬高了准入"门槛"，保证基层医疗队伍素质。

八是统一教育培训管理，着力解决"乡村医生能力弱"问题。采取"现场面授+远程直播+手机定位考勤+手机在线考试"相结合的培训考核一体化方式，组织基层医务人员进行理论培训和实践培训。定期组织以师带徒结对活动，区乡村医生结成帮扶对子80余个，乡村医生对常见病、多发病的诊疗水平明显提升，"群众健康守门人"作用得到更好发挥。

九是统一绩效考核管理，着力解决"乡村医生主动服务不够"问题。制定绩效考核管理办法，探索实行乡村医生工作积分制度，明确乡、村两级任务指标，年终根据积分多少，按照"优秀、合格、不合格"分别评定等级。对考核评价不合格的，进行转岗、轮岗或解聘，促进村医全面履职尽责。

十是统一奖惩管理，着力解决"乡村医生管理松懈"问题。根据村医的工作业绩和表现，严格兑现各项奖惩措施。

通过全面推行紧密型县域医共体建设及乡村卫生健康服务一体化管理改革工作，基层医疗卫生机构标准化、规范化建设明显提升，村医工作的积极性、主动性明显提升，基层卫生健康服务环境、服务能力明显提升，群众对基层医疗卫生机构的满意度、信任度明显提升。以南和区北师村为例，在约 60 平方米的卫生室内，设立了诊室、药房、治疗室等，并配置相应医疗卫生设备，档案柜里健康体检表等一系列档案资料整齐排列，每位村民都有健康档案，轻点鼠标就可以查看自己的档案资料。北师村医师军强，当初背起红十字药箱那一年才 20 出头，最早的技术是从他母亲那儿学的，走村串户给群众看病。尽管从医 23 年，他一直认为自己不过是医生队伍里的"边缘人"。在通过考试纳入乡卫生院统一管理后，他实现了梦寐以求的愿望，不仅转正领上了工资，还缴了社保。如今，师军强坐在村卫生室的诊疗室里，用着统一配备的心电图、血、尿常规检查等仪器为群众看病，已成为村里的签约家庭医生，实现了"赤脚医生"到"正规军"的转变。

资料来源：http：//fp.hebei.gov.cn/2023-02/10/content_8946227.htm.

三、加大强基层要素供给力度

经费、人力、信息技术、药品是提升基层健康服务能力的重要要素保障。在经费上，提升卫生健康资金支出中乡村基层的比例，投资增量优先向乡村倾斜，落实对乡镇卫生院、村卫生室等机构的建设投入责任。同时要加大乡村医疗保障力度，强化基本医保、大病保险、医疗救助"三重保障"梯次减负作用，进一步减轻乡村居民困难群众就医负担。在人力上，加强乡村医生队伍建设，加快乡村医生队伍向执业（助理）医师队伍转化。积极推进乡村医疗卫生服务一体化管理，支持开展"乡聘村用"改革，推动县、乡两级医疗机构采取巡回、定期驻点等方式下沉村卫生室服务。推动落实"两个允许"政策，提高乡村基层医务人员工资待遇。在信息技术上，加强医疗卫生信息化建设，通过远程医疗、辅助诊断等新技术为乡村基层赋能，持续改善乡村居民看病就医体验。在药品上，完善乡村地区基本药物制度的建设与管理，构建药品目录定期增补的动态修订调整机制，加强药品配送管理，构建价格合理、配送高效、满足实际需求的药品流通渠道。

广东省 2017 年出台《关于财政支持加强基层医疗卫生服务能力建设

的实施方案》，以强化基层卫生资源配置和加强基层医疗机构服务能力为主要措施，以大力加强卫生人才队伍建设为重要支撑，以聚焦现有体制机制改革为组织保障，2017—2019 年各级财政安排 465 亿元，其中省财政安排 309 亿元，重点支持各地加强基层医疗卫生服务能力建设。《关于印发广西基层医疗卫生机构能力建设行动计划（2016—2020 年）的通知》（桂政办发〔2016〕185 号）明确，计划在"十三五"期间筹措资金 164.71 亿元，其中争取中央预算内基本建设投资 50.59 亿元，自治区资金 59.01 亿元，市、县及其他投资 55.11 亿元，实施基层医疗卫生机构能力建设行动计划，提升县级综合医院、中医民族医院、妇幼保健院、疾病预防控制中心、精神病专科医院、卫生监督所和乡镇卫生院等基层医疗机构服务能力，实现到 2020 年全区基层生机构基础设施全面达到国家标准要求。以上两个省份均拿出真金白银投入基层医疗卫生服务能力建设，加大对基层各类资源要求的供给力度，对于解决乡村医疗机构服务能力不足的问题具有重要意义。

第四节 农村卫生健康治理方向：由"聚焦健康事业"向"事产联动发展"转变

健康产业是指以医疗卫生和生物技术、生命科学为基础，以维护、改善和促进人民群众健康为目的，为社会公众提供与健康直接或密切相关的产品（货物和服务）的生产活动集合。2014 年，国家统计局发布《健康服务业分类（试行）》，科学界定了健康服务业的范围，在核算健康服务业增加值的规模和结构等方面发挥了重要作用。2019 年，国家统计局发布《健康产业统计分类（2019）》，进一步满足新形势对健康产业发展的需求。健康中国战略已经将大力发展健康产业作为重要战略部署。健康产业因其关联性强、覆盖领域广的特征，具备突出的资源优势、成本优势，极易与乡村的农业、旅游业、文化业和服务业等融合创新，能够带动周边产业的联动发展，催生出健康的新产业、新业态、新模式[①]。但目前农村健康产业仍处于初步发展阶段，产业化程度低、产品缺乏深加工。未来的农村健

---

① 单敏飞，徐俊杰. 以健康产业为农村经济增长战略支撑点的思考 [J]. 农业经济，2018（5）：45-46.

康治理，需要坚持事业产业联动发展，大力发展健康产业，形成健康专业服务和农村健康产业融合发展的新格局。

一、发展体现"治未病"思想的农村中医药产业

中医药在治未病和预防保健方面拥有独特的优势，是促进医学模式转变的需要，其注重未病养生，防患于未然，体现了预防是最经济有效的健康策略。近年来，不少地方已经先行先试，取得了较好的成效。比如四川省德阳市中江县，是中江丹参、中江白芍产区，通过农户入股，农户及种植大户种植，公司及合作社提供种苗、技术和销售的形式，促进了企业、协会、农户的深度融合，扩大了产业规模和产品销售量，提高了药农的收入。陕西省镇坪县地处全国四大药带之一，是"巴山药乡"，依托40万亩宜药林地资源，选准中药首位产业为核心支撑，将1 200余户市场主体、1.5万余户农户嵌入到中药产业链上，带动农民人均可支配收入年均增长9.4%以上，探索了一条以中药材"接二连三"全产业链布局、逐步发展的中药首位产业。

二、发展营养安全的农村绿色健康食品产业

健康中国建设高度重视食品营养和食品安全问题，特别是随着经济社会发展和人民消费水平的提高，食品是否营养健康，是否绿色无污染已成为人们购物时的重要考虑因素。研究显示，80%的生态农产品营养价值较高，功能农业也能够通过生物营养强化技术或其他生物技术手段，生产出具有健康改善功能的农产品①。农村地区在发展生态农业和功能农业、产出绿色健康食品方面具有良好基础，需要进一步挖掘区域整体资源优势，突出地域特色，大力发展现代特色农业，将农村打造成绿色健康食品供给地。各地区应该高质量发展现代种养业，开发农村特色产品，拓宽绿色健康食品产业范围；加快地标产品的深度发展，推进"一品双标"；做深做精绿色健康食品加工，延长产业链条；加快完善农产品质量安全保障体系，提升农产品质量安全可追溯能力。

---

① 兰勇，李玲孜. 传统农业与健康产业融合发展路径研究 [J]. 农业经济，2022（5）：90-92.

案例 14　全国各地发展农村绿色健康食品产业

在江西省，吉安市泰和县围绕农业绿色品牌建设，立足当地优势农业资源，引导农民大力发展泰兴大米、泰和乌鸡、泰和肉牛、泰和湖羊、井冈蜜柚、蜀口茶叶、竹篙薯等特色品牌，拥有绿色有机地理标志农产品 37 个，涵盖了泰和乌鸡（蛋）、泰和肉牛和优质稻、水产品等"大而优"的支柱产业，以及泰和竹篙薯、泰和灵芝、泰和桑果等"小而美"的地方特色产业。

在安徽省，小岗村紧紧抓住安徽省大力发展绿色食品产业的机遇，依托国家级农业科技园优势，通过以商招商、"双招双引"等方式，开拓绿色食品产业新"赛道"。

在成渝地区，在梁平高新区绿色食品产业园内的中国（西部）预制菜之都体验馆，人们不仅可以体验预制菜从加工到餐桌的全过程、了解预制菜产业链的各个环节，还在可以在这里品尝上百种全国各地的预制菜。这些地区大力发展农村绿色健康食品产业，在带动经济发展的同时也对环境改善起到正向影响。

在四川省，自贡市贡井区确立以现代农业园区建设为重点，着力发展壮大花生、蔬菜、水果、大头菜等特色优势产业，逐步形成品牌，并与农旅文化园、农旅休闲园、农旅体验园等深度融合，产业园区内解决就业岗位 5 万余人，促进农民增收致富，推动乡村全面振兴。

三、发展满足身心健康需求的农村康养产业

康养产业涵盖面广、产业融合度较高，涉及医疗、文化、体育、旅游、休闲等产品服务。我国乡村地区在乡村振兴战略的推动下，已经成为当下城市居民康养的主要目的地。2019 年，乡村康养行业市场规模达到 2 400 亿元，2011—2019 年市场增长速度保持在 10% 以上，发展势头较强劲[1]。推动乡村康养产业发展，充分发挥其经济功能和健康功能，需要细化康养产业政策体系，制定出台促进乡村康养产业发展的指导意见和康养产业领域专项政策。例如，浙江公布多批次"浙江省气候康养乡村"，旨在推进全省优质生态气候资源价值转化，促进气象、旅游、康养等产业融

---

① 王中. 国外乡村康养产业发展经验对我国的借鉴 [J]. 经济师，2020（11）：19-21.

合发展，服务乡村振兴战略，助力美丽浙江、健康浙江、"共同富裕示范区"建设。气候康养乡村评估推荐主体为浙江境内气候优越、生态优良、空气清新、配套设施较完善，适宜发展休闲旅游、康体养生的乡村（镇）或景区。河北省发展和改革委员会等七部门印发的《河北省康养产业发展"十四五"规划》中提出，结合乡村振兴战略，探索乡村旅居康养、森林康养、食疗康养等"康养+旅游""康养+林业""康养+农业"多产业融合模式，以培育康养消费新业态。江苏成立了全国首个国际康养学院，引入日本、德国等国际先进的康养教育资源、教学理念、优质课程和外籍师资，培养康养产业急需的专业人才。

从具体实施来看，地方层面可重点依托社会力量，引进社会资本，围绕旅游、养老、休闲、体育等重点领域，支持"一村一策"打造发展导向鲜明、服务紧密融合、资源高度集聚、政策衔接配套的康养产业服务集群。而国家层面重点在推进的主要是森林康养。森林康养是以森林生态环境为基础，以促进大众健康为目的，利用森林生态资源、景观资源、食药资源和文化资源并与医学、养生学有机融合，开展保健养生、康复疗养、健康养老的服务活动。2019年，国家林业和草原局、民政部、国家卫生健康委员会、国家中医药管理局联合发布《关于促进森林康养产业发展的意见》。2020年，国家林业和草原局、民政部、国家卫生健康委员会、国家中医药管理局公布了第一批国家森林康养基地，共96个基地入选，其中以县为单位的国家森林康养基地有17个，以经营主体为单位国家森林康养基地有79个。这些森林康养基地，能够充分发挥森林多种功能，提供更加优质的森林康养服务，全面推动人与自然和谐共生，不仅有利于提升全民健康水平，更有利于促进乡村健康养老，满足身心健康需求。

第十章　政策建议

迈步农村治理新时代，在推进农村健康治理现代化进程中，追求"将健康融入所有政策"，利用政策推动健康产业优先发展，维护农村健康治理各方的利益，利用政策设计创造支持性的环境，让农村居民拥有更加健康的生态生活环境，并在此基础上作出更有利于健康的选择；追求"一个都不能少"，让全体人民拥有并且享受到公平的健康权利和可及的健康服务；追求"小病在乡村解决"，让"看大病在本省解决，常见病在市县解决，头疼脑热在乡村解决"。同时，要坚持走"多元主体协同共治""以人民健康为中心""强调增强基层""事产联动发展"的农村健康治理现代化路径。当然，治理现代化要落地、要落实，要符合农村治理的实际，还需要从政府、政策视角，推动农村健康治理组织体系、政策制度、保障机制三个现代化。

第一节　构建农村健康治理现代化组织体系

健全党组织领导的自治、法治、德治相结合的乡村治理体系，构建共建共治共享的社会治理格局，走中国特色社会主义乡村善治之路，建设充满活力、和谐有序的乡村社会，这是乡村治理体系建设的总体目标。而组织体系是乡村治理体系的关键环节，它是对乡村治理的领导、主体及其关系的总体概括。农村健康治理需要加强党的领导、落实各级各类主体责任、构建协同机制，同时强化考核监督。

一、加强党对农村健康治理现代化的领导

"党政军民学，东西南北中，党是领导一切的。"中国共产党成立百年

之际，党的十九届六中全会审议通过《中共中央关于党的百年奋斗重大成就和历史经验的决议》，以"十个明确"对习近平新时代中国特色社会主义思想的核心内容进行了系统概括。其中第一个"明确"，即为明确中国特色社会主义最本质的特征是中国共产党领导，中国特色社会主义制度的最大优势是中国共产党领导，中国共产党是最高政治领导力量，全党必须增强"四个意识"、坚定"四个自信"、做到"两个维护"。"办好农村的事，实现乡村振兴，关键在党"，在乡村治理领域同样离不开党的领导，需要以党的建设贯穿乡村治理全过程。2023 年 2 月，中共中央办公厅、国务院办公厅印发《关于进一步深化改革促进乡村医疗卫生体系健康发展的意见》，提出完善乡村医疗卫生体系，是全面推进健康中国建设的迫切要求，也是全面推进乡村振兴的应有之义。这体现党对乡村健康治理的重视，要用党建引领推进乡村健康治理现代化。

首先，要建立五级书记抓乡村健康治理的工作机制。在健全中央统筹、省负总责、市县乡抓落实的农村工作领导体制背景下，要把乡村卫生健康治理纳入乡村振兴、乡村建设中，建立从上到下、精准施策的乡村健康治理工作机制。省、市、县级党委在定期研究乡村振兴工作时，要把乡村健康工作作为重要议事内容。各级党委农村工作领导小组办公室要进一步充实卫生健康领域力量，把协调乡村卫生健康治理内容规范化、制度化。各级卫生健康委党组（委）要在乡村健康治理的技术性、专业性问题上提供行业发展思路，支撑各级单位科学决策。

其次，要提升基层党组织的健康治理领导力。基层党组织是党在农村工作的基础，中央明确要求完善村党组织领导乡村治理的体制机制。要切实解决基层治理模糊性和碎片化难题，使村党组织深入学习并准确理解党的卫生健康工作方针政策，积极宣传疫情防控、公共卫生、爱国卫生运动等，发挥凝聚社会价值共识、提振鼓舞民心与组织动员的政治引领力。同时要提升对乡村卫生健康日常事务的执行能力，协调乡镇卫生院、村卫生室专业技术人员，共同营造健康乡村共建共享工作良好环境。

最后，要发挥党员在乡村健康治理中的先锋模范作用。提升广大党员对健康中国战略、乡村振兴战略重要性认识，在日常议事决策中主动宣传党的卫生健康方针政策。把党员吸纳为乡村健康联络员，加强党员与群众的联系，在日常生活工作中，与家庭医生共同加大对低保对象、留守儿童和妇女、老年人、残疾人、特困人员等人群的健康服务、关爱服务的力度。

二、落实健康农村建设责任

1989 年，世界卫生组织首次提出"健康村"的概念，将健康村定位为具有较低传染病发病率，人人享有基本卫生设施和服务的农村。随后，北京市开展了健康促进示范村创建活动、上海市开展了"百万农民健康促进行动"等类似活动，这在我国健康乡村建设中具有里程碑意义。2016 年全国爱国卫生运动委员会出台《关于开展健康城市健康村镇建设的指导意见》（全爱卫发〔2016〕5 号），提出健康村镇是在卫生村镇建设的基础上，通过完善村镇基础设施条件，改善人居环境卫生面貌，健全健康服务体系，提升群众文明卫生素质，实现村镇群众生产、生活环境与人的健康协调发展。《中共中央、国务院关于实施乡村振兴战略的意见》（中发〔2018〕1 号）提出要推进健康乡村建设。乡村健康治理和健康乡村建设在新时代的具体目标是一致的，都是提高村民健康水平、实现乡村全民健康、建成健康乡村。而乡村健康治理侧重"人"的治理，通过理顺人、事、物之间的关系，调动一切可以调动的力量，系统考虑影响乡村居民健康的因素，力求人的健康、环境的健康。健康乡村建设，则侧重于加大人、财、物等要素保障力度，推动乡村地区医疗卫生系统集成改革，着力在医疗卫生服务供给侧上下功夫，通过基础设施建设、健康习惯培养、医疗卫生服务能力提升、生态生活环境改善等，促进乡村健康发展。总体来看，健康乡村是新时代我国乡村健康治理的新目标、新要求，而健康乡村建设是当前推动我国乡村健康治理现代化的主要途径和重要抓手。

从组织机构来看，要充分发挥健康中国行动推进委员会、全国爱国卫生运动委员会等议事协调机构作用，在推进健康中国进程中，加强乡村健康治理，加快推进健康乡村建设。各级政府要结合实际健全领导推进工作机制，研究制定实施方案，逐项抓好任务落实。特别是要延续新冠病毒感染疫情防控综合治理方式，把运动式的疫情防控转变为常态化的卫生健康治理机制，推动健康乡村建设。

从协同配合来看，要建立卫生健康、党委农村工作部门牵头，各单位参与的工作推进机制，形成支持乡村医疗卫生体系建设、推进健康乡村建设的工作合力。

三、加大对农村健康治理的监测考核力度

监测评估、考核应用是政府管理公共事务的重要工具，也是有效推进

乡村健康治理、推动健康乡村监控室的重要手段。在监测方面，要依托第三方制定乡村健康治理指标体系，指标应具有针对性，应该涵盖卫生健康、教育、生态环境、农业农村、体育、医保等多个涉及乡村健康治理的部门；应具有可获取性，可通过现有卫生健康、医疗保障等数据直报系统进行抓取，也较容易从健康中国行动、乡村振兴等考核中获取，同时要与五年规划的年度监测和阶段性评估结合起来，避免重复，减轻基层负担；应具有动态性，除及时反映阶段性乡村健康治理的进展、成效、问题外，还应根据现实变化，建立动态调整机制，及时对指标进行增、减、删、调。在考核方面，考核机制上，建立乡村健康治理导评估机制，中央和省级层面加强对地方政府政策保障、人员队伍建设等重点任务进展情况的综合督导评估，并将其作为乡村振兴有关督查考核的重要内容；考核内容上，要整合千县工程、县医院医疗卫生服务能力基本标准和推荐标准、乡镇卫生院服务能力标准、村卫生室服务能力标准、基层医疗卫生机构绩效评价、紧密型县域医共体建设监测等评价考核内容，对乡村健康治理成效和风险进行综合考核评价；考核应用上，对落实健康乡村建设责任到位、工作成效显著的部门和个人，以及作出突出贡献的社会主体，以适当方式予以表彰激励。

第二节　加强农村健康治理现代化制度供给

推进乡村健康治理、推动健康乡村建设，善治是目标，治理是关键，制度是保障。党的十九大以来，《中华人民共和国乡村振兴促进法》《乡村振兴责任制实施办法》等一系列关于乡村振兴的法律法规、政策制度出台，对于推动乡村治理体系和治理能力现代化起到重要积极作用。乡村健康治理需要结合人群特点、区域特点、管理特点，以制度化、规范化为重点，切实加强现代化制度供给。

一、构建健康农村建设规划体系

"凡事预则立，不预则废。"规划是一切行动的先导。新中国成立以来，乡村卫生健康治理在顶层设计、制度设计上一直彰显着中国特色，从爱国卫生运动、乡村医生、合作医疗，到新型农村合作医疗、健康村镇等，从 2002 年中共中央、国务院下发《关于进一步加强农村卫生工作的决定》（中发〔2002〕13 号），到 2023 年中共中央办公厅、国务院办公厅印发《关于进一步深化改革促进乡村医疗卫生体系健康发展的意见》。新时代，在推进乡村健康治理现代化进程中，要进一步增强顶层设计，以《关于进一步深化改革促进乡村医疗卫生体系健康发展的意见》为纲，科学制订针对健康乡村建设的规划、方案、行动计划，科学制定健康乡村建设的目标、指标，明确具体路径和措施，切实加强组织领导和实施保障，确保"一张蓝图绘到底"。同时，将健康乡村建设纳入农业农村、乡村振兴等其他领域的总体规划，保障政策在顶层协同。另外，还需要强化属地责任，把健康乡村建设纳入各地经济社会发展规划统筹部署，切实落实领导、投入保障、管理、监督责任。

二、加强法律法规和标准的研究制定

当前，国家层面关于乡村健康治理的法律法规主要是《中华人民共和国基本医疗卫生与健康促进法》《中华人民共和国乡村振兴促进法》。其中，《中华人民共和国基本医疗卫生与健康促进法》于 2019 年 12 月 28 日第十三届全国人民代表大会常务委员会第十五次会议通过，自 2020 年 6 月 1 日起施行，涉及乡村健康治理的内容主要有两个方面：一是在医疗卫生机构建设上，提出要建立健全农村医疗卫生服务网络。二是在人才队伍上，提出国家加强乡村医疗卫生队伍建设，建立县乡村上下贯通的职业发展机制，完善对乡村医疗卫生人员的服务收入多渠道补助机制和养老政策。《中华人民共和国乡村振兴促进法》于 2021 年 4 月 29 日第十三届全国人民代表大会常务委员会第二十八次会议通过，自 2021 年 6 月 1 日起施行，涉及乡村健康治理的内容主要有三个方面：一是人才队伍，提出各级人民政府应当采取措施加强乡村医疗卫生队伍建设，支持县乡村医疗卫生人员参加培训、进修，建立县乡村上下贯通的职业发展机制，对在乡村工作的医疗卫生人员实行优惠待遇，鼓励医学院校毕业生到乡村工作，支持医师到乡村医疗卫生机构执业、开办乡村诊所、普及医疗卫生知识，提高乡村医疗卫生服务能力；二是公共安全体系，提出健全农村公共安全体系，强化农村公共卫生、安全生产、防灾减灾救灾、应急救援、应急广播、食品、药品、交通、消防等安全管理责任；三是社会事业，提出国家发展农村社会事业，促进公共教育、医疗卫生、社会保障等资源向农村倾斜，提升乡村基本公共服务水平，推进城乡基本公共服务均等化。总体来看，对乡村健康治理的内容不多、覆盖面不全。未来，需要坚持用法治思维引领乡村健康治理，可以在《深圳经济特区健康条例》《临沂市健康乡村条例》等探索经验的基础上，在全国层面研究形成针对乡村健康治理的法律法规，加强在治理主体、治理理念、治理方式、治理方向等方面研究并作出相应规定，引导乡村居民运用法治思维和法治方式参与乡村健康治理。

与此同时，在乡村健康治理相关国家、行业、地方、团体标准同样比较缺乏，经检索，当前已经发布实施的标准主要有浙江省杭州市的《乡村医疗巡回诊疗服务规范》（DB3301/T 0407—2023）、河北省邯郸市的《乡村街道卫生清扫与管理指南》（DB1304/T 423—2023）、广西壮族自治区的《美丽乡村—无害化公共卫生厕所建设与维护规范》（DB45/T 2067—2019）、安徽省的《美丽乡村 村卫生室建设与运行规范》（DB34/T 2635—2016）等，主要以地方标准、环境卫生为主。2022年国家发布《"十四五"卫生健康标准化工作规划》，直接涉及农村的内容并不多，包括加强公共卫生环境基础设施标准化建设，以推进城乡环境卫生整治为目标，加快环境场所类、环境介质类标准制定，完善环境健康调查监测标准、环境健康风险评估标准；制定卫生有害生物防制技术标准，强化病媒生物预防控制，支持病媒生物风险评估、美丽乡村建设等工作急需相关技术标准等。未来，需要进一步鼓励支持各行业、各地开展乡村健康治理相关的标准研究，探索从健康层面制定相对统一的健康乡村建设标准，以标准化助推乡村健康治理体系和治理能力现代化，提高乡村卫生健康治理的规范性、专业性和科学性。

三、出台发展型农村健康治理政策

部分学者按照公共政策的层次将公共政策分为四类：元政策是政策制定的价值观和方法论，包括价值型元政策和程序型元政策；总政策是特定历史阶段的战略任务和根本目标，对其他政策具有统率作用，可分为路线型总政策和战略型总政策；基本政策是政府为了指导国家某一方面、某一领域工作而制定的行动准则，是连接总政策和具体政策的中间环节，具有承上启下的作用，比如计划生育、男女平等；具体政策是行政机构对特定公共问题的回应，可以是总体思路、工作方案、行动计划、对策措施等，一般具有管制、引导、分配、调节等功能①。在乡村振兴领域也有学者将乡村振兴与脱贫攻坚衔接的过渡时期政策区分为巩固型、过渡型和发展型三类，其中巩固型政策目标导向以"稳"为主，强调巩固脱贫攻坚成果，特别注意控制返贫现象；过渡型政策目标导向以"调"为主，注重面向乡村振兴要求的政策设计；发展型政策目标导向以"增"为主，提出与乡村振兴战略相匹配的产业、人才、文化、生态和组织等领域全方位的政策目标②。按照国家的总体规划，"十四五"期间的五年，是从脱贫攻坚到乡村振兴的过渡期，设置过渡期的主要目的是巩固拓展脱贫攻坚成果。对于卫生健康领域，主要是巩固拓展健康扶贫成果同乡村振兴有效衔接，面向乡村振兴，面向治理现代化，乡村健康治理政策应该是过渡型、巩固型、发展型相结合，并以发展型为主。

在巩固型、过渡型政策方面，国家卫生健康委员会、国家发展和改革委员会、工业和信息化部等13个部门已经在2021年联合印发了《关于巩固拓展健康扶贫成果同乡村振兴有效衔接的实施意见》（国卫扶贫发〔2021〕6号），强调在五年过渡期内，主要是保持"十三五"以来的健康扶贫主要政策总体稳定，调整优化支持政策，进一步补齐脱贫地区卫生健康服务体系短板弱项，深化县域综合医改，深入推进健康乡村建设，聚焦重点地区、重点人群、重点疾病，完善国民健康促进政策，巩固拓展健康扶贫成果，进一步提升乡村卫生健康服务能力和群众健康水平，为脱贫地区接续推进乡村振兴提供更加坚实的健康保障。

案例15 "十四五"时期健康帮扶政策

30种大病救治政策。确定定点救治病种，按照"两定一加强"（确定定点医院、诊疗方案、加强医院医疗质量管理和责任落实）原则，对大病患者实行集中救治。（救治病种：儿童先心病、儿童白血病、胃癌、食道癌、结肠癌、直肠癌、终末期肾病、肺癌、肝癌、乳腺癌、宫颈癌、急性心肌梗死、白内障、尘肺、神经母细胞瘤、儿童淋巴瘤、骨肉瘤、血友病、地中海贫血、唇腭裂、尿道下裂、耐多药结核病、脑卒中、慢性阻塞

---

① 耿海清，李南锟，李苗. 我国的政策分类和政策环评主要对象探讨［J］. 环境工程技术学报，2022，12（6）：1825-1829.

② 杨迎军，张永凯. 县域乡村振兴与脱贫攻坚战略有效衔接政策分类研究：以甘肃省榆中县为例［J］. 河北师范大学学报（自然科学版），2021，45（6）：629-637.

性肺气肿、艾滋病机会感染、膀胱癌、卵巢癌、肾癌、重性精神疾病、风湿性心脏病)。

慢病签约服务管理。对脱贫人口、监测户患有高血压、糖尿病、结核病、严重精神障碍4类慢性疾病的人群实行签约健康管理,签约服务实行每年一签,按季度随访服务,每年至少随访4次,随访内容为疾病常规检查、指导用药、健康教育。

"先诊疗后付费"政策。对农村低保、特困户、监测户在县域内医疗机构住院实行"先诊疗后付费",在办理住院手续时,只需登记办理住院手续,不用缴纳预交金,出院时按照报销比例缴纳自付费用。

"一站式结算"政策。对农村低保、特困户、监测户在住院时,在一个窗口进行实时结算,避免多头跑路。

在发展型政策方面,首先需要统筹特惠性与普惠性的乡村卫生健康政策,案例15中的健康帮扶政策,是在脱贫攻坚时期,以及过渡期对特殊人群的特殊政策,在面向乡村振兴,应该调整优化并逐步走向普惠性政策。其次需要缩小城乡差距,促进城乡融合,推动城乡要素平等交换、双向流动,推动城乡基本医疗卫生服务均等化水平,推动普惠性非基本公共服务的卫生健康服务实现提质扩容,同时根据乡村群众的新变化满足品质化多样化健康服务。最后还需要加大创新试点力度,鼓励广大乡村地区开展政策创新,可在东部选择相对发达的乡村,探索乡村群众健康消费升级等投入型、发展型政策创新,在西部选择乡村振兴重点帮扶县等地乡村,探索紧密型医共体等服务模式、资源整合型政策创新,形成丰富的制度成果、政策成果、实践成果,在广大乡村地区推广借鉴。

案例16　农村卫生健康治理政策创新案例

四川省宝兴县车载流动医院开进山区老乡家。"车载流动医院"配备全科医生出诊箱,除了常规的血压、血糖检查,"车载流动医院"利用线网络设备,与公共卫生服务平台等系统接轨,实现挂号收费、就医、检查、取药、医保报销、家庭医生签约、公共卫生服务等项目"一站式"服务,并把送妇幼健康上门、送中医药服务上门、送疫情防控工作上门"三上门"作为重点。全县7个乡镇均已实现"车载流动医院"进村进组。

广西"轮值村医"健康帮扶。广西中医药大学充分发挥医学院校附属医院名医名师多、医疗水平高等方面的优势,2020年9月在隆安县的定点帮扶村成立健康扶贫基地,开展"轮值村医"活动,让乡亲们在家门口就能体验到中医药"简、便、廉"的独特优势，聆听到中医药防病治病的宣传介绍，享受到省级中医院的优质服务，凝聚脱贫攻坚的内生动力，筑牢乡村振兴的基础。2022 年 7 月，援助定点帮扶村四联村改建当地村卫生室，挂牌成立医院"党建引领、医路前行"乡村振兴 健康帮扶基地，将"轮值村医"健康帮扶的活动拓宽到四联村。通过每周安排医疗专家团队驻点村卫生室开展健康帮扶工作，为村民看病诊疗的同时，以专题授课、实践带教等方式，帮助当地村医提升诊疗技术水平，使优质医疗资源可以直接下沉到基层一线，为当地留下一支"带不走的医疗队"，改善当地村民的健康状况，同时最大限度地提升当地村民的健康素养，让当地群众收获了实实在在的幸福。

浙江临安区乡村医疗优质共享改革。聚焦山区群众尤其是老年人就近看病难、配药难等"四难"问题，以数字化改革为核心载体，推出"乡村医疗优质共享"改革：一是山区巡回诊疗，"一村一团队"打造行走乡间的"流动医院"；二是山区远程问诊，"一家一屏"搭建"云上医院"，老人在家点开电视机就能咨询、问诊、配药、送药上门；三是山区健康管理，"一人一档"构建智慧为民的"健康管家"；四是山区优约服务，"一户一家医"再造群众满意的"赤脚医生"。通过多部门多举措，实现山区群众"小病不出村、重塑乡村医生"的目标。

河北南和区推行农村健康大院模式。将村卫生室改扩建成农村健康大院，设置标准化卫生室、家庭签约工作室、健康自测屋、老年活动室、健康教育室、中医文化馆、运动康复室、杏林书画室等科室，随时向群众提供康复锻炼、健康咨询、诊疗服务，实现服务内容全方位、服务生命全周期、服务人群全覆盖。

第三节　完善农村健康治理现代化保障机制

实现乡村健康治理实现，助力健康中国和乡村振兴，离不开有效的保障。特别是在组织体系已经建立并逐步完善，政策和制度供给不断加大的情况下，更需要在投入、医保、支援等方面给予强有力的保障支撑。

一、强化投入保障

推进乡村健康治理现代化，必须解决钱从哪里来的问题，必须要调动多方力量，加快形成财政优先保障、金融重点倾斜、社会积极参与的多元投入格局，形成可持续的乡村健康治理、健康乡村建设的筹资机制。一是增加预算拨款：政府应当将乡村卫生健康事业作为重要的民生领域，合理增加财政预算拨款；确保乡村卫生健康事业得到足够的投入，包括基础设施建设、医疗器械购置、药品采购、人员培训等方面。二是优化财政支出结构：审查和调整财政支出结构，确保乡村卫生健康事业得到优先保障。合理分配财政资源，提高对乡村卫生健康事业的重视程度，确保资金用于关键领域和薄弱环节。三是探索多元化筹资渠道：除了依赖财政拨款外，可以鼓励乡村卫生健康事业开展多元化筹资；通过建立社会基金、吸引社会捐赠、发展医疗保险、引入民间资本等方式，增加乡村卫生健康事业的资金来源。四是引入市场机制：推动乡村卫生健康事业的市场化改革，引入市场机制来吸引社会资本参与；在吸引社会资本方面，通过发行专项债券的方式进行融资，同时扩大地方政府发行规模，利用多种方式吸引社会资本配套进入；鼓励多渠道增加对卫生健康等领域的投入，如鼓励民营医院进入乡村，促进公私合作，提升卫生健康服务的可及性和质量。五是加强财政监督和审计：加强对乡村卫生健康事业财政投入的监督和审计，确保资金使用符合规定和政策要求；及时发现和解决财政资金的浪费和滥用问题，保障财政投入的有效使用。六是提升管理能力和效率：加强乡村卫生健康事业的管理能力和效率，通过信息化建设、人员培训和制度建设等措施，降低管理成本，提高资源利用效率，为财政投入保障创造条件。以上措施的综合应用，可以加强乡村卫生健康事业财政投入的保障，促进乡村居民的健康水平提升，实现全民健康目标。

二、强化医疗保障

农村医疗保障制度是"治贫""防贫"的重要制度安排，但农村医疗保障仍然存在保障不足与过度保障、多层次医疗保障制度之间衔接不足、补充性医疗保障发展滞后等问题①。

在基本医疗保险层面。一是扩大参保范围。通过政策和法规的支持，扩大乡村居民的医疗保险参保范围，包括农村劳动力、低收入家庭、困难人员等，确保更多的乡村居民能够享受医疗保险的保障。二是提高保险报

---

① 平欲晓，刘月平. 乡村振兴背景下完善农村多层次医疗保障体系研究：基于中部 S 县的调查［J］. 农业考古，2022，182（4）：247-252.

销比例。逐步提高乡村医疗保险的保险报销比例，减轻乡村居民就医费用负担；重点关注脱贫地区和困难群体，提高其保险报销比例，确保医疗费用的可承受性。三是扩大保险支付范围。适时调整乡村医疗保险的支付范围，包括增加药品种类、诊疗项目等，使保险能够更好地覆盖基本医疗需求，提供全面的医疗保障。四是完善补偿机制。建立健全乡村医疗保险补偿机制，确保乡村医疗机构的医疗服务得到合理报酬；合理确定补偿标准和支付机制，确保医务人员积极性和服务质量。五是提升服务水平。加强乡村医疗保险服务的管理和监督，推动建立统一的医保信息管理系统，提高服务效率和质量；加强对医疗机构的评价和治理，促进优质医疗资源向乡村倾斜。六是加强宣传和教育。通过多种渠道，加强对乡村居民的医疗保险宣传和教育工作，提高他们的保险意识和知识水平，确保医疗保险的覆盖率和使用率。七是加强监督和评估。建立健全的监督和评估机制，定期对乡村医疗保险的运行情况进行评估，发现问题及时纠正；加强对资金使用的监管，防止欺诈和滥用。以上措施的实施，可以强化乡村医疗保险的保障，提高乡村居民的医疗保险福利水平，促进公平公正的医疗保障体系建设。

案例 17　贵州贵定巩固拓展医疗保障脱贫攻坚成果有效衔接乡村振兴战略

畅通一个数据共享渠道。多部门联合建立脱贫数据共享机制，确保全县脱贫人口信息核对准确、登记准确、录入准确，为医保帮扶政策落实提供数据支撑。截至 2022 年 8 月底，全县脱贫人口 43 969 人已全部纳入医疗保障。

实施一项便民就医服务。严格实行脱贫人口住院"先诊疗、后付费"、省外异地就医直接结算等"一站式"服务，强化医保信息系统与定点医疗机构信息系统无缝对接，保证脱贫人口医疗费用报销到位。

建立一套预警监测标准。建立医保防贫动态预警监测管理台账，明确将脱贫人口、农村低收入人口、城乡参保居民门诊慢特病和住院单次自付费用、年度累计个人自付费用作为因病返贫风险预警监测标准。同时，切实发挥贵州省乡村振兴云、黔南州大数据管理平台、贵定县防止返贫监测预警和帮扶平台作用。对符合纳入监测的农户及时纳入，确保守住不发生规模性返贫的底线。

在医疗互助层面，可借鉴江苏省张家港模式，解决农村基本医疗报销补助水平低、医疗救助受惠面窄等问题，参照职工医疗互助模式，按照"政府引导、乡镇负责、村级组织、群众共建、社会参与、专业服务"的思路，以乡镇或较大规模的村为单位开展乡村公益医疗互助。可采取互助资金"村办村管"模式，以村为单位开展，也可采取"村办镇管"模式，以乡镇为单位开展，各村互助资金集中到镇，实行统一实施范围、统一实施期限、统一筹资标准、统一补助标准、统一缴费时间、统一发放补助金。

案例18　江苏张家港全域推广乡村公益医疗互助

乡村公益医疗互助是基层公益互助活动，张家港市严格按照《中华人民共和国慈善法》和《中华人民共和国村民委员会组织法》有关规定组织开展乡村公益医疗互助活动。一是乡镇组织指导。各镇党委政府制定进一步细化方案，形成贴近本镇实际的实施意见。通过召开动员部署会议、组织业务骨干培训、纳入创新工作加分等方式，引导推动各村（居）积极组织开展公益医疗互助。二是村居民主决策。村（居）按照规定的组织流程，研究决定本村公益医疗互助实施办法。第一步，"策由民选"。村"两委"广泛征求老干部、老党员、村民代表意见，形成本村乡村医疗互助议题；第二步，"规由民定"。村"两委"提议，召开村民议事会，充分讨论议题并形成符合本村实施办法；第三步，"事由民决"。调动村民参与乡村治理，召开村民代表会议，表决草案，形成决议。三是群众自愿参与。在决议基础上，逐户发放"告全体村（居）民书"，并通过电视、微信群、宣传栏等形式广泛宣传，做到家喻户晓。群众自主决策，以家庭为单位自愿参加。四是管理公开透明。乡村公益医疗互助资金全部放在镇或村账上，设立公益医疗互助子科目，纳入"三务公开"。互助资金严格按照有关规定接受监督，由市对镇村、镇对村定期进行检查监督；接受群众监督，各村将补助情况定期公示。

张家港市乡村公益医疗互助引入专业公司，为镇村建立、运行管理平台。管理平台包括群众端用于参加缴费和申请补助的手机App，以及镇村端用于管理本辖区互助业务的专用管理系统。通过专业服务，乡村公益医疗互助实现了科学高效运行。一是补助公平公正。乡村公益医疗互助采取按病种定额补助的办法，实现全病种覆盖。坚持"同样病种同样补、大病大补、小病小补"的补助原则，体现"一个标准一视同仁，只认标准不认人，只认病种不认医院"的公平导向，实现"基本医疗不吃亏，高档医疗不占便宜"的公平互助。二是资金收支可控。乡村公益医疗互助依托专业公司的人群病种大数据、结合筹资标准、人群结构、医疗消费水平和基本医保水平等因素，科学设计"一镇一策"补助方案，实现了"收支平衡，略有结余"。三是操作简单便捷。服务流程实现"全程不见面"，简单便捷。群众端通过"福村宝"手机 App 申请补助时，只须上传出院记录、住院费用清单、医保结算单三项资料。镇（村）端通过专用管理系统，只需指定 1 名兼职管理员，每月登录 1 次，花费时间 1 小时左右，根据系统上的补助信息把补助金发放给申请对象。

张家港市乡村公益医疗互助的做法已辐射至江苏、浙江、福建、山东等近 80 个县区 1 400 多个镇村，相关做法和经验在各地积极推广，得到了高度认可。

在商业健康保险层面，推进农村无差别补充医保产品，开发农村保障产品，创新互联网保险、重特大疾病保险和长期护理保险。促进商业保险服务农村基层治理，实现商业健康保险与农村基本医疗保障、医疗救助、慈善等的衔接，完善乡村多层次医疗保障，推动人民健康和乡村经济社会全面进步。

三、强化支援保障

卫生健康行业"对口支援"，是各级卫生健康行政部门组织城市大医院发挥其技术、人才、学科、科教、信息等方面的优势，对县域内包括社区和乡村的医疗卫生机构进行帮扶的活动。在乡村振兴战略实施过程、乡村健康治理进程中，需要进一步完善城市支援健康乡村建设机制。一方面，要进一步强化县级以上公立医院对口支援的主体责任，将指导基层、下沉服务作为其基本职责，不断加大工作力度，促进医疗服务更加贴近基层、贴近群众；另一方面，要进一步完善对口帮扶工作机制，坚持以大带小，以强助弱，有计划开展医疗人才组团式帮扶，鼓励国家和省级区域医疗中心开展对欠发达地区、革命老区、边境地区医疗卫生机构的对口帮扶，省内要推动省市大型医院积极加入到对口帮扶队伍中来，全面建立起城市三级医院包县、二级医院包乡、乡镇卫生院包村的工作机制。其中，对于城市三级医院，重点能够在技术方面给予更多的支持，通过包县的方式，为乡村地区提供更加高水平的医疗服务。对于二级医院，重点支持其人才深入基层、指导基层，为乡村居民提供更加专业、更加贴心的医疗服务；对于乡镇卫生院，重点能够更好地利用乡村一体化的工作模式，与乡村医生形成团队，提供更加贴近乡村居民的医疗服务。当然在这一过程中，还要再进一步用好东西部协作政策，将支持乡村医疗卫生体系建设作为重要帮扶内容之一，通过资金支持、技术支持等方式，帮助乡村医疗卫生机构改善条件、提高服务能力，同时为乡村的经济发展提供更加有力的支持。

其中，"组团式"帮扶是"十四五"时期的重要支援形式。2021年，国家卫生健康委员会、国家乡村振兴局、国家中医药局、中央军委政治工作部、中央军委后勤保障部联合发布的《"十四五"时期三级医院对口帮扶县级医院工作方案》，就明确提出丰富对口帮扶形式。对口帮扶主要采取"组团式"支援方式，三级医院向县级医院派驻至少5名医院管理和卫生专业技术人员（中医医院可派驻3名），其中包括1名院长或者副院长，每人连续驻点帮扶不少于6个月。这将大大改善对口帮扶力量不强、帮扶效果等问题。随后在2022年3月，中共中央组织部、国家卫生健康委员会等10部门出台《"组团式"帮扶国家乡村振兴重点帮扶县人民医院工作方案》，专门就医疗卫生领域"组团式"帮扶国家乡村振兴重点帮扶县人民医院进行部署。四川省阿坝藏族羌族自治州汶川县属于四川省乡村振兴重点帮扶县，主要由南充市中心医院开展帮扶，选派院长于2022年6月到岗。"组团式"医疗帮扶工作队根据汶川县人民医院的专业技术发展的短板，和人才梯队匮乏的现状，制订详实的中长期帮扶计划，对于当地医院服务能力提升和当地老百姓健康需求满足具有实实在在的帮助。

案例19　四川省汶川县推动医疗人才"组团式"帮扶落地见效

以"战略思维"建帮扶机制。全面贯彻落实关于开展"组团式"帮扶乡村振兴重点帮扶县人民医院工作部署和有关文件精神，制定《汶川县医疗人才"组团式"帮扶工作实施方案》，成立由县委书记任组长、分管县级领导任副组长的"组团式"帮扶工作领导小组。定期召开联席工作会议，每季度开展一次驻点调研、走访座谈，专题研究帮扶工作重点任务，协调解决工作中存在的困难和问题，明确下步工作重点和目标任务。各级领导到医院调研、走访慰问18次，召开座谈会7次，工作调度20余次，谈心谈话 50 余次。

以"联动思维"抓帮扶成效。充分发挥帮扶专家智力优势，在医院诊疗能力、健康管理服务、人才队伍建设和医院管理方面实现"四个明显提升"。10 名帮扶专家建立"师带徒"关系 45 对、"团队带团队"关系 3 对，新增 7 个专科门诊，纵深推进心内科、重症医学科、妇产科等"南医-汶医"同质学科建设。引进新技术新项目 18 项，成功创建省级临床重点专科建设项目 1 个、州级重点专科 3 个。全新规划健康管理服务中心的科室设备、人员配备和绩效分配制度，2022 年健康管理服务中心共完成各类健康体检 4.9 万人次，增长 61.67%。

以"同理思维"强服务保障。落实《汶川县关心关爱援汶挂职干部人才十条措施》，积极争取 12 套帮扶人才住房，并从人才工作专项经费中划拨 29.8 万元，用于购置帮扶人才相关家具、设备。落实 800 元每人每月津贴，全面兜底保障用水、用气、用电、电视收视等生活费用，邀请参加全县人才活动 4 次。每年从省内对口帮扶资金中安排 20 万元帮扶团队工作经费，用于帮扶人才开展人员培训、业务研讨、到乡村巡诊义诊等有关经费补助。挖掘"组团式"帮扶中的先进典型，纳入 2022 年"援汶先锋"评选 2 人，先后在媒体上发布"组团式"帮扶工作报道 30 余篇，发布帮扶专家宣传专栏 10 篇。

第十一章　结束语

第一节　中国农村健康发展与农村经济社会发展密切联系

人民群众的生命安全和身体健康关系每个家庭的幸福，同时密切关系整个经济社会的发展。一方面，经济增长、社会发展水平的提高可以正向提高人民群众的健康水平；另一方面，健康的群众为经济社会发展提供了健康的人力资源，减轻了社会治理的负担，两者相互促进。在广大乡村地区同样如此，而且由于乡村地区在基础设施、人才等方面与城市的差距，乡村居民的身体健康状况和农村经济社会发展水平、发展速度的联系显得更加紧密，从 1949 年以来我国乡村健康发展与农村经济社会状况也印证了这一点。总体来看，乡村健康事业和农村经济社会发展的关系主要体现在以下三个方面：

从脱贫层面，改善乡村医疗卫生条件、提高农村医疗服务水平、加强农村公共卫生体系建设等措施，可以有效提高乡村居民的健康水平，降低因病致贫、因病返贫的风险，有助于减少农村地区相对贫困。

从生产力层面，乡村健康发展，意味着拥有健康的乡村居民，提供良好的医疗服务和健康教育，可以预防和控制疾病，降低农民患病率和残疾率，大大提高其劳动生产率，从而促进农村经济社会的高质量发展。

从共同富裕层面，通过乡村健康治理，开展健康乡村建设，提高乡村健康事业发展质量，能够缩小城乡差距，使乡村居民共享国家经济社会发展成果，大大提高乡村居民获得感幸福感，促进社会和谐稳定，实现共同富裕。

中国农村经济社会已经进入高质量发展阶段，高质量的发展离不开乡村健康治理、离不开健康乡村建设、离不开健康的乡村居民。当前，乡村振兴战略是新时代农业农村经济工作总抓手，在不遗余力抓农村经济、农村产业发展中，要进一步保障卫生健康事业的投入，在为乡村居民提供基本医疗卫生服务的基础上，提高高品质健康服务的供给能力，同时要坚持事业产业联动发展，让卫生健康产业积极融入农村产业经济中去，增加乡村居民就业岗位，改善生产生活环境，提高健康消费能力和医疗保障水平。

第二节　农村健康治理水平取决于农村社会治理水平

农村健康治理重点关注健康人群、健康服务、健康保障、健康环境和健康产业五大部分。其中，健康人群主要通过健康促进与健康教育，强化个人健康意识和责任，引导群众树立正确健康观，形成健康的行为和生活方式，提升居民健康素养，培育人人参与、人人建设、人人共享的健康新生态，同时创造健康支持性环境，实现"以治病为中心"向"以人民健康为中心"的转变，促进全体乡村居民健康。健康服务，主要关注乡村基本医疗卫生服务供给总量、质量和结构，更加注重乡村健康资源的整体质效，从注重机构全覆盖转向更加注重服务全覆盖，把发展壮大乡村医疗卫生人才队伍作为重中之重。健康保障，主要涉及乡村居民的医疗保障覆盖范围、保障水平，以及药品供应保障体系，让乡村居民看得起病、有药可用。健康环境，主要包括生态环境和人居环境两个方面，要坚持"绿水青山就是金山银山"的理论，持续打好蓝天、碧水、净土保卫战，实现人与自然和谐共生，保障群众享有绿色健康的生态环境。大力开展爱国卫生运动，加快城乡垃圾和污水处理、厕所等环境卫生基础设施建设，强化病媒生物防制，完善环境卫生长效管护机制，全面打造健康宜居人居环境。健康产业，主要通过健康一、二、三产业，重点包括推进中医药产业、绿色食品产业、康养产业等，助力农村传统产业结构调整与转型升级，提高乡村居民健康收入。

与农村健康治理相比，农村社会治理则更关注农村政策、经济、文化、社会等方方面面，是乡村治理体系和治理能力的重要组成部分。社会治理水平较高，健康治理能力也就越强，例如是否有较为完善的组织结构，是否已经形成村党组织领导乡村治理的体制机制，是否有较强的村民自治组织能力，将直接影响到农村健康治理的效果。是否有较为强有力的政策支持，是否有较充足的资金、技术、人才等资源支持，直接关系农村健康治理的质量。是否有大数据、云计算、物联网等先进的科学信息技术手段，直接关系农村健康治理的效率等。因此，提高农村社会治理水平，有助于提升农村健康治理水平。需要加快形成现代乡村治理的制度框架和政策体系，更好发挥农村基层党组织战斗堡垒作用，进一步深化村民自治实践，进一步健全村级议事协商制度，进一步完善乡村社会治理体系，同步增强农村健康治理能力。

第三节 农村健康治理的核心要义是落实大健康理念

大健康理念强调预防为主，关注人的整体健康，关注人的全面发展，关注健康的生活方式、健康的社会环境和健康的经济发展。从"除四害、讲卫生"到城乡环境卫生综合治理，从"移风易俗、改造国家"到全生命周期健康管理，我国的农村健康治理始终坚持"大卫生、大健康"理念。

推进乡村卫生健康治理现代化的五大发展思路，包括创新是乡村卫生健康高质量发展的动力、协调是乡村卫生健康高质量发展的方式、绿色是乡村卫生健康高质量发展的本底、开放是乡村卫生健康高质量发展的路径、共享是乡村卫生健康高质量发展的目的。推进乡村卫生健康治理现代化的五个价值追求，包括追求"将健康融入所有政策""以高质量发展为主题""人民健康水平的现代化""健康路上，一个都不能少""小病在乡村解决"，其实质都是推进农村健康治理现代化进程中落实"大卫生、大健康"理念。当然，除前面提到治理现代化路径和政策建议中的相关举措外，要持续落实"大卫生、大健康"理念应该强调：首先是如何更有效提高乡村居民的健康素养，真正把预防为主落到实处，真正推动由"以治病为中心"向"以人民健康为中心"转变；其次要改善农村环境，推进农村基础设施建设，为乡村居民提供安全、卫生、舒适的生活环境；再次要进一步深化乡村医疗卫生改革，促进乡村医疗卫生体系健康发展，提高农村医疗卫生服务质量，降低乡村居民看病就医成本；最后还要构建乡村地区强大的公共卫生体系，提高疾病预防控制能力，提高应对突发公共卫生事件的能力，提高紧急医学救援等方面的能力，同时强化农村地区慢病管理，完善乡村地区健康管理体系。

第四节　农村健康治理现代化的本质是推进人的现代化

党的二十大报告明确指出，中国式现代化是人口规模巨大的现代化，是全体人民共同富裕的现代化，是物质文明和精神文明相协调的现代化，是人与自然和谐共生的现代化，是走和平发展道路的现代化。我们要清楚认识到，现代化的核心问题不在于物的现代化，而在于人的现代化，中国式现代化建设仍然坚持"以人民为中心"。2021 年 3 月 23 日，习近平总书记在福建考察时指出，"现代化最重要的指标还是人民健康，这是人民幸福生活的基础。把这件事抓牢，人民至上、生命至上应该是全党全社会必须牢牢树立的一个理念。"这其实已经为推进农村健康治理现代化指明的方向：本质就是要推进人的现代化，乡村健康治理现代化，健康乡村建设现代化，乡村居民的健康现代化。这是中国式现代化的本质要求，是健康中国战略和乡村振兴战略的必然选择，也是全体乡村群众的共同追求，也是推进乡村健康善治的必由之路。

参考文献

[1] 安徽省财政厅课题组. 安徽省民营医院发展状况及相关扶持政策研究 [J]. 卫生经济研究, 2012 (1)：9-13.

[2] 白辉鹏. 城乡统筹背景下乡村医生教育培训长效机制研究 [D]. 重庆：重庆医科大学, 2012.

[3] 白描. 乡村振兴背景下健康乡村建设的现状、问题及对策 [J]. 农村经济, 2020 (7)：119-126.

[4] 鲍勇, 张安. 中国健康事业研究回顾与展望：献给建国七十周年 [J]. 中华全科医学, 2019, 17 (9)：1433-1436.

[5] 蔡天新. 新中国成立以来我国农村合作医疗制度的发展历程 [J]. 党的文献, 2009 (3)：20-26.

[6] 曾雪兰. 乡村赤脚医生群体研究 (1965—1985) [D]. 北京：中共中央党校, 2018.

[7] 陈明亭, 杨功焕. 我国疾病监测的历史与发展趋势 [J]. 疾病监测, 2005 (3)：113-114.

[8] 陈莎. 浅议新中国成立初期中共领导下的妇幼卫生工作 [J]. 长江丛刊, 2018, 416 (23)：67.

[9] 陈锡文. 中国农村经济体制变革和农村卫生事业的发展 [J]. 中国卫生经济, 2001 (1)：5-7.

[10] 程艳敏, 刘岩, 何有琴, 等. 乡镇卫生院功能的政策界定及在实践中的演变 [J]. 卫生软科学, 2016, 30 (8)：9-11, 24.

[11] 程梓瑶. 完善我国农村三级医疗卫生服务体系研究 [D]. 蚌埠：安徽财经大学, 2017.

[12] 崔钧. 新中国初期农村医疗卫生服务体系的形成过程和历史作

用［J］. 中州大学学报，2022，39（6）：72-77.

［13］崔月颖，冯芮华，王溪，等. 从病有所医到病有良医：建党百年医疗卫生事业发展历程［J］. 医学研究杂志，2021，50（10）：1-8.

［14］戴志澄. 中国卫生防疫体系及预防为主方针实施50年：纪念全国卫生防疫体系建立50周年［J］. 中国公共卫生，2003（10）：1-4.

［15］单敏飞，徐俊杰. 以健康产业为农村经济增长战略支撑点的思考［J］. 农业经济，2018（5）：45-46.

［16］范珍贤. 对农村卫生经济政策的思考［J］. 中国农村卫生事业管理，1997（12）：29-31.

［17］冯静静. 中华人民共和国建国初期登封县的妇幼保健事业（1949—1963）［J］. 河北北方学院学报（社会科学版），2020，36（1）：48-52.

［18］冯涛，陈冠民. 中国乡村医生的历史及发展趋势［J］. 中华医学丛刊，2003，3（1）：180-110.

［19］冯午艺. 浅谈农村卫生人才资源的现状与对策［J］. 继续工程教育，1994（3）：38-39.

［20］高云. 我国护理教育的发展历程及护理专业属性［J］. 全科护理，2008，121（28）：2620-2621.

［21］耿海清，李南锟，李苗. 我国的政策分类和政策环评主要对象探讨［J］. 环境工程技术学报，2022，12（6）：1825-1829.

［22］顾昕. "健康中国"战略中基本卫生保健的治理创新［J］. 中国社会科学，2019（12）：121-138，202.

［23］顾昕. 专栏导语：医疗卫生健康治理现代化的挑战与解决路径［J］. 公共行政评论，2018，11（6）：1-8.

［24］关俊湘. 广东省佛山市农村医疗卫生事业发展面临的主要问题及其对策实证研究［D］. 武汉：华中师范大学，2016.

［25］广西壮族自治区卫生健康委员会. 天津支边医生在关系［M］. 桂林：漓江出版社，2021.

［26］郭建，黄志斌. 中国健康治理面临的主要问题及对策［J］. 中州学刊，2019（6）：68-72.

［27］国家卫生和计生生育委员会. 开创卫生计生事业科学发展新局面："面对面大讲堂"专题报告集［M］. 北京：人民卫生出版社，2014.

[28] 郝驷. 黑河口岸疾病死因的变化 [J]. 中国国境卫生检疫杂志, 1990 (6): 351-352.

[29] 胡静玲. 新中国成立初期湖北省农村医疗卫生工作研究 (1949—1956) [D]. 武汉: 华中农业大学, 2022.

[30] 胡克夫. 新中国社会主义卫生事业和防疫体系的创立与发展 [J]. 当代中国史研究, 2003 (5): 119-124, 128.

[31] 黄道初, 于洪昭, 吕兴权, 等. 五年来中国乡村医生教育改革发展的研究 [J]. 实用乡村医生杂志, 1996 (4): 1-3.

[32] 黄毅, 等. 跨越的 70 年: 西藏经济发展研究 [M]. 北京: 中国经济出版社, 2019.

[33] 纪爱珍. 中国"三农"问题发展方向研究 [M]. 北京: 中国社会科学出版社, 2015.

[34] 蒋蔷. 简论中国农村医疗保障制度的变迁 [J]. 历史教学问题, 2010 (5): 105-109.

[35] 金春林, 王贤吉, 何达, 等. 我国社会办医政策回顾与分析 [J]. 中国卫生政策研究, 2014, 7 (4): 1-7.

[36] 金建强. 乡村医生和乡镇卫生院临床医生向执业 (助理) 医师过渡问题与对策研究 [D]. 武汉: 华中科技大学, 2009.

[37] 兰迎春. 我国卫生工作方针的历史沿革 [J]. 卫生经济研究, 1999 (11): 11-13.

[38] 兰勇, 李玲孜. 传统农业与健康产业融合发展路径研究 [J]. 农业经济, 2022 (5): 90-92.

[39] 李艾春, 向琴, 闫朝阳, 等. 农村贫困地区老年慢病患者疾病直接经济负担及影响因素研究 [J]. 中国卫生事业管理, 2020, 37 (12): 927-931.

[40] 李彬. 村卫生室在新农村卫生服务体系中的社会角色研究 [D]. 武汉: 华中科技大学, 2008.

[41] 李昶达, 韩跃红. 国外健康治理研究综述 [J]. 昆明理工大学学报 (社会科学版), 2017, 17 (6): 54-60.

[42] 李德成. 新中国前 30 年农村基层卫生人员培养模式探究 [J]. 当代中国史研究, 2010, 17 (2): 66-73, 126.

[43] 李嘉缘. 广西赤脚医生与乡村医疗研究 (1965—1983) [D]. 南

宁：广西民族大学，2021.

[44] 李洁. 从"制度"到"生活"：新中国 70 年来公共卫生政策演变 [J]. 中国公共卫生，2019，35（10）：1281-1284.

[45] 李静. 新医改背景下杭州市村卫生室运行管理现状及发展对策研究 [D]. 杭州：杭州师范大学，2012.

[46] 李娟. 陕西赤脚医生与乡村医疗研究（1965—1985）[D]. 西安：西北大学，2016.

[47] 李里峰. 运动式治理：一项关于土改的政治学分析 [J]. 福建论坛（人文社会科学版），2010（4）：71-77.

[48] 李梅. 新时期乡村治理困境与村级治理"行政化"[J]. 学术界，2021（2）：87-96.

[49] 李明慧. 新中国成立以来我国重大传染病防治变迁研究 [D]. 济南：山东财经大学，2021.

[50] 李宁秀. 社会医学 [M]. 成都：四川大学出版社，2017.

[51] 李树华. 浅论"以药养医" [J]. 中国卫生产业，2018，15（7）：193-194.

[52] 李小雁. 健全农村公共卫生体系的现实思考 [J]. 农村经济，2006（6）：16-20.

[53] 李玉荣. 改革开放前新中国公共卫生事业的发展及其基本经验 [J]. 理论学刊，2011（3）：51-55.

[54] 李源峰. 乡村振兴战略下中国城乡融合发展研究 [D]. 武汉：武汉大学，2019.

[55] 李长明. 中国农村卫生发展现状与策略思考 [J]. 中国卫生经济，2001，20（1）：11-13.

[56] 李支腾. 县级医院面临的困境和发展出路 [J]. 医院管理论坛，2007（8）：31-33.

[57] 梁海伦，陶磊. 健康乡村建设：逻辑、任务与路径 [J]. 卫生经济研究，2022，39（3）：1-5.

[58] 梁琼，张晓波，宋雪茜. 中国老年人口健康水平空间分布及影响因素 [J]. 中国老年学杂志，2022，42（8）：1994-2000.

[59] 林淑周. 中国农村医疗保障制度变迁原因及其启示 [J]. 福建行政学院学报，2008（5）：68-73.

［60］刘丽平. 1950 年代初四川农村医疗卫生事业研究［J］. 锦州医科大学学报（社会科学版），2020，18（4）：75-81.

［61］刘柳. 长沙市公共卫生机构财政供给制度改革问题研究［D］. 长沙：国防科学技术大学，2011.

［62］刘起."健康中国 2030"规划下的农村健康治理探析［J］. 农村经济与科技，2021，32（8）：192-193.

［63］刘一凡. 乡村振兴与"三治融合"路径研究［J］. 信阳农林学院学报，2020（4）：68-71.

［64］刘永超，李曙光，尹爱田. 解读新时期农村卫生经济政策［J］. 中国农村卫生事业管理，2006（2）：15-17.

［65］鲁轶. 改革开放以来中国农村基层医疗卫生工作的历史考察［D］. 武汉：武汉大学，2012.

［66］陆杰华，汪斌. 乡村振兴背景下农村老年人健康老龄化影响机理探究：基于 CLHLS2018 年数据［J］. 中国农业大学学报（社会科学版），2022，39（1）：134-147.

［67］陆庆林. 广西计划免疫的发展及对策［J］. 中国公共卫生管理，2001（2）：128-129.

［68］路遇. 新中国人口五十年（上下）［M］. 北京：中国社会科学出版社，2016.

［69］马超，安志杰，王富珍，等. 预防为主服务健康，百年筑就免疫长城：中国共产党成立 100 年来免疫规划工作和成就回顾［J］. 中国疫苗和免疫，2021，27（6）：609-614，638.

［70］马山珊，周立. 中美两国护士注册制度的比较及其启示［J］. 解放军护理杂志，2010，27（4）：278-281.

［71］马颖颖，申曙光. 推进医药卫生治理体系和治理能力现代化的路径与对策：基于突发公共卫生事件长效应对视角［J］. 人文杂志，2020（6）：104-111.

［72］孟雯，李雪梅，刘梦佳，等. 我国 1949 年以来护理卫生政策演变及分析［J］. 中国社会医学杂志，2018，35（4）：337-339.

［73］莫淳淇. 广东省经济欠发达地区乡镇卫生院医改实施影响分析［D］. 东莞：广东药科大学，2016.

［74］彭翔，徐爱军. 新制度经济学视角下的我国农村卫生服务体系

变迁分析 [J]. 农村经济, 2012 (3): 89-93.

[75] 平欲晓, 刘月平. 乡村振兴背景下完善农村多层次医疗保障体系研究: 基于中部 S 县的调查 [J]. 农业考古, 2022, 182 (4): 247-252.

[76] 青岛市史志办公室编. 青岛市志·卫生志 [M]. 北京: 新华出版社, 1994.

[77] 任洁, 王德文. 健康治理: 顶层设计、政策工具与经验借鉴 [J]. 天津行政学院学报, 2019, 21 (3): 86-95.

[78] 沈宁, 李俊漪. 我国现行护士注册管理制度中相关问题的初步研究 [J]. 护理管理杂志, 2004 (11): 1-4.

[79] 石震, 王铭敏. 健康治理中公众参与的行为逻辑与路径构建 [J]. 中国农村卫生事业管理, 2021 (7): 487-491.

[80] 四川省地方志编纂委员会. 四川省志·卫生志 (1986—2005) [M]. 北京: 方志出版社, 2018.

[81] 四川省地方志编纂委员会. 四川省志·医药卫生志 [M]. 成都: 四川辞书出版社, 1995.

[82] 宋学勤, 李晋珩. 新中国成立 17 年间农村医疗卫生事业研究 [J]. 中国高校社会科学, 2021 (1): 82-90, 159.

[83] 孙红英. 新中国农村公共卫生体系建设的实践历程与经验启示 [J]. 广州社会主义学院学报, 2022 (4): 49-55.

[84] 孙捷. 运动式治理的优势与困境 [D]. 上海: 上海交通大学, 2020.

[85] 孙文生, 靳光华. 影响中国死亡率水平的社会经济因素的实证分析 [J]. 人口与经济, 1995 (4): 19-25.

[86] 唐丽桂. 西南地区乡村衰落具体表现及诱发问题研究 [J]. 中国农学通报, 2020, 36 (10): 158-164.

[87] 田孟. 中国农村医疗卫生事业的制度变迁与现实困境 [D]. 武汉: 华中科技大学, 2018.

[88] 汪宏, WINNIE·YIP, 刘远力, 等. 中国农村居民对医疗服务提供者的选择及其影响因素 [J]. 中国卫生经济, 1996 (11): 44-47.

[89] 汪时东, 叶宜德. 农村合作医疗制度的回顾与发展研究 [J]. 中国初级卫生保健, 2004 (4): 11-13.

[90] 汪文新, 佘悦, 王忠. 我国乡镇卫生院历史沿革实证研究 [J].

安徽农业科学，2011，39（35）：22190-22192.

[91] 汪志强，梁玉红. 论我国农村合作医疗制度的变迁轨迹 [J]. 中南民族大学学报（人文社会科学版），2012，32（4）：85-88.

[92] 王静. 对我国农村乡镇卫生院处境的思考 [J]. 黑龙江科技信息，2008（34）：132-133.

[93] 王丽敏. 乡村振兴战略视域下乡村自治、法治、德治"三治融合"的实践探索：基于河南省先进村镇的实证分析 [J]. 领导科学，2019（14）：110-113.

[94] 王培刚，等. 社会变迁与中国居民生活质量 [M]. 北京：社会科学文献出版社，2018.

[95] 王三秀，卢晓. 健康中国背景下农民健康治理参与模式重构：基于健康乡村的三重逻辑 [J]. 中州学刊，2022（4）：55-64.

[96] 王绍光. 中国公共卫生的危机与转机 [J]. 比较，2003（7）.

[97] 王帅. 建国初期党对农村公共卫生事业的探索 [J]. 黑龙江史志，2015（11）：15-16.

[98] 王思晗，瞿先国，黄诗睿. 城乡健康老龄化差异及影响因素探究 [J]. 现代预防医学，2022，49（21）：3951-3956.

[99] 王麻林. 中国农村医疗保障制度研究 [D]. 咸阳：西北农林科技大学，2012.

[100] 王颖. 新中国70年中国妇女健康事业发展回顾 [J]. 中国妇运，2019（11）：45-48.

[101] 王宇. 中国农村医疗保障制度研究 [D]. 锦州：渤海大学，2013.

[102] 王中. 国外乡村康养产业发展经验对我国的借鉴 [J]. 经济师，2020（11）：19-21.

[103] 韦雪. 广西农村儿童常规免疫接种及时评价研究 [D]. 南宁：广西医科大学，2017.

[104] 佚名. 卫生部一九八五年卫生事业发展情况统计 [J]. 中国卫生统计，1986（3）：1-3.

[105] 卫生部医政司. 关于允许个体开业行医问题的请示报告. 医政工作文件汇编（1978至1991年）[M]. 北京：中国科学技术出版社，1993.

［106］乌日罕. 新中国成立初期妇幼卫生工作研究［D］. 长春：吉林大学，2016.

［107］吴俊，叶冬青. 新中国公共卫生实践辉煌 70 年［J］. 中华疾病控制杂志，2019，23（10）：1176-1180.

［108］吴欣娟，郭娜. 百年协和护理［M］. 北京：人民卫生出版社，2021.

［109］熊建平. 农村卫生院病床使用率低原因浅析及对策［J］. 中国卫生事业管理，1990（3）：170-171.

［110］徐程，何欢，黄志勇，等. 新中国卫生健康制度变迁［M］. 成都：西南财经大学出版社，2020.

［111］徐杰. 对我国卫生经济政策的历史回顾和思考（上）［J］. 中国卫生经济，1997（10）：7-8.

［112］徐杰. 对我国卫生经济政策的历史回顾和思考（下）［J］. 中国卫生经济，1997（11）：7-9.

［113］徐鑫. 基于多源流理论的以药养医政策终结分析［D］. 长春：东北师范大学，2019.

［114］许世民，于景琮. 浅谈农村疾病谱变化及防制对策［J］. 中国农村卫生事业管理，1988（8）：42-43.

［115］闫晓彤，徐越，姚丁铭，等. 2016—2021 年浙江省农村居民健康素养分析［J］. 预防医学，2022，34（10）：1053-1058.

［116］杨功焕. 《中国人群死亡及其危险因素：流行水平、趋势和分布》的主要发现［J］. 医学与哲学（人文社会医学版），2007（6）：1-5.

［117］杨团. 农村社会健康治理的思路［J］. 中国卫生政策研究，2008，1（3）：15-21.

［118］杨迎军，张永凯. 县域乡村振兴与脱贫攻坚战略有效衔接政策分类研究：以甘肃省榆中县为例［J］. 河北师范大学学报（自然科学版），2021，45（6）：629-637.

［119］姚力. 中华人民共和国史小丛书：新中国的农村合作医疗［M］. 北京：北京人民出版社，2019.

［120］姚力. "把医疗卫生工作的重点放到农村去"：毛泽东"六·二六"指示的历史考察［J］. 当代中国史研究，2007，80（3）：99-104，128.

[121] 姚力. 卫生工作方针的演进与健康中国战略 [J]. 当代中国史研究, 2018, 25 (3): 35-43, 125-126.

[122]《中国护理管理》编辑部. 忆护理峥嵘岁月 贺祖国七十华诞 [J]. 中国护理管理, 2019, 19 (10): 1460-1463.

[123] 于亚杰. 农村合作医疗制度的历史回顾与现状反思 [J]. 法制与社会, 2015 (11): 215-217.

[124] 郁辉. 中国医疗事业发展研究 [M]. 武汉: 华中科技大学出版社, 2019.

[125] 张检, 何中臣, 唐贵忠. 乡村振兴视域下健康乡村的内涵、建设现状与路径选择 [J]. 重庆行政, 2020, 21 (4): 54-56.

[126] 张洁欣. 适宜农村三级医疗预防保健网络的层级结构研究 [D]. 武汉: 华中科技大学, 2008.

[127] 张西凡, 曲江斌, 唐颖. 我国农村卫生服务体系的发展历程、现实问题及对策思考 [J]. 卫生软科学, 2005 (3): 147-149.

[128] 张艳萍. 习近平关于健康治理的重要论述研究: 以马克思主义健康理念为视角 [J]. 治理现代化研究, 2021, 37 (5): 19-26.

[129] 张宇欣. 新中国成立初期疫情防控研究 [D]. 长春: 长春理工大学, 2022.

[130] 张愈. 建国60周年天津护理事业的发展历程 [J]. 天津护理, 2009, 17 (4): 187-189.

[131] 张自宽. "六·二六指示"相关历史情况的回顾与评价 [J]. 中国农村卫生事业管理, 2006 (9): 9-12.

[132] 赵美英, 苗艳青. 新中国70年基层卫生发展回顾与展望 [J]. 中国卫生政策研究, 2019, 12 (11): 10-15.

[133] 赵玉琳, 常樵. 我国医疗市场化的改革取向不宜改变 [J]. 经济纵横, 2006 (6): 21-24, 12.

[134] 赵云海. 我国农村卫生室的定位与发展困境研究 [D]. 西安: 西北大学, 2011.

[135] 郑鹏, 赵云龙. 乡村治理现代化: 治理主体、内在逻辑与技术路径: 第四届中国县域治理高层论坛综述 [J]. 社会科学动态, 2020 (4): 119-124.

[136] 中共中央, 国务院. 关于卫生改革与发展的决定 [Z]. 1997.

［137］中共中央文献研究室. 毛泽东文集：第六卷［M］. 北京：人民出版社，1999：176

［138］贺诚. 中央卫生部李德全部长关于全国卫生会议的报告［J］. 中医杂志，1951（1）：6

［139］周振超，黄洪凯. 象限治理：应对基层治理模糊性和碎片化难题的策略选择［J］. 理论与改革，2022（3）：70-82，153.

［140］诸葛利. 山东省县级公立医院综合改革进程和效果评估研究［D］. 青岛：山东大学，2017.

［141］WHO. Word health report 2002［R］. Geneva WHO，2002.